Brigitte Schigl

Psychotherapie und Gender. Konzepte. Forschung. Praxis.

Welche Rolle spielt die Geschlechtszugehörigkeit im therapeutischen Prozess?

Springer VS

Brigitte Schigl
Donau-Universität Krems,
Krems, Österreich

ISBN 978-3-531-18645-0 ISBN 978-3-531-19165-2 (eBook)
DOI 10.1007/978-3-531-19165-2

Die Deutsche Nationalbibliothek verzeichnet diese Publikation in der Deutschen Nationalbibliografie; detaillierte bibliografische Daten sind im Internet über http://dnb.d-nb.de abrufbar.

Springer VS

Lektorat: Eva Brechtel-Wahl
Einbandentwurf: KünkelLopka GmbH, Heidelberg

Gedruckt auf säurefreiem und chlorfrei gebleichtem Papier

Springer VS ist eine Marke von Springer DE. Springer DE ist Teil der Fachverlagsgruppe Springer Science+Business Media
www.springer-vs.de

Für Zora

Und eine neue Generation

Keywords

Gender, Psychotherapie, therapeutische Beziehung, Therapeutische Interaktion, Integrative Therapie

Gender, Psychotherapy, Patient/Therapist Interaction, Integrative Therapie

Zur Schreibweise

In dieser Arbeit wurde folgende Schreibweise gewählt: Wenn nur Frauen oder nur Männer gemeint sind, wird die jeweils betreffende weibliche oder männliche Form verwendet (z. B. Therapeutin, Therapeut). Sind beide Geschlechter gemeint, so wird die Pluralform mit Binnen-I verwendet: z. B. PatientInnen, KlientInnen. Die Bezeichnungen PatientInnen und KlientInnen werden abwechselnd gebraucht, um auszudrücken, dass es verschiedene Arten von therapeutischen oder beraterischen Aufträgen und verschiedene Schweregrade krankheitswertiger Bedürftigkeiten gibt.

Im Literaturverzeichnis wurden die Vornamen der AutorInnen angegeben, um das Geschlecht der VerfasserInnen sichtbar zu machen.

Inhalt

Small Range Theories:
Empirische Befunde und Praxis

Zum Geleit – Gendergerechte Therapie

Mit dem vorliegenden Werk von *Brigitte Schigl*, das das Thema „Gender und Psychotherapie" in den Blick nimmt, wird nach dem Erscheinen von „Genderkompetenz in Supervision und Coaching" von *Abdul-Hussain* (2011) in unserer Reihe eine weitere, breit ausgerichtete Übersicht vorgelegt, die in einer modell- und methodenübergreifenden Weise dieses für die Psychotherapie aller Richtungen und „Schulen" hochaktuelle Themen- und Problemfeld bearbeitet. Beide Bücher ergänzen sich in konsistenter Weise und konnten von uns in einer Schwerpunktbildung der Forschung zu den Themen „Gender und Identität" am „Department für Psychotherapie und biopsychosoziale Gesundheit" der Donau-Universität Krems und an der „Europäischen Akademie für biopsychosoziale Gesundheit" in Hückeswagen, Beversee angeregt und begleitet werden, ein Themenkomplex, mit dem wir uns seit vielen Jahren auseinandergesetzt haben (*Petzold, Sieper* 1998, 2012). In der Fachliteratur fehlten bislang solche umfassenden Darstellungen. *Brigitte Schigl* befasst sich seit über zwei Jahrzehnten in Theorienbildung, Forschung, universitärer Lehre und in ihrer Praxis als integrative Psychotherapeutin, Beraterin und methodenübergreifend tätige Supervisorin mit dem Genderthema, mit feministischer Theorie und mit gesundheitspsychologischen Problemen und ist durch ihr sozial- und gesundheitspolitisches Engagement bei diesen Fragestellungen eine ausgewiesene und angesehene Expertin, die dieses komplexe Thema *feldkompetent* und *fachkompetent* bearbeitet. Auf dieser Grundlage gelingt es ihr, eine seit langem bestehende Lücke zu schließen, die sie auch klar benennt: „*Eine systematische Beschäftigung mit der Gender-Perspektive steht in vielen Therapiemethoden noch aus*" (dieses Buch). Fehlende, gut zugängliche und Übersicht bietende Information stellte im Bereich der Psychotherapie nicht nur für eine *genderbewusste* Theorienbildung bislang ein gewichtiges Hindernis dar, sondern auch für eine wirksame, *genderdifferentielle* und *gendergerechte* Behandlungspraxis sowie für eine informierte *gender- und diversitätssensible* Orientierung der psychotherapeutischen Profession und ihrer Fachverbände in der Öffentlichkeitsarbeit, in der Gesundheits- und Sozialpolitik. Dieser Informationsmangel wog und wiegt schwer. Und natürlich kam das Fehlen solcher gebündelter Wissensstände, wie sie nur dieses Buch bietet, auch in der Ausbildung von Psychotherapeutinnen und Psychotherapeuten –

aller Richtungen – nachteilig zum Tragen. Nicht zuletzt gilt das natürlich für die praktische, therapeutische Arbeit dieser Profession mit Patientinnen und Patienten. Sie muss in forschungsgestützter Weise *kontextsensitiv, diversitätsbewusst* und *genderspezifisch* erfolgen, will man eine „evidenzbasierte" Behandlungspraxis gewährleisten, die den Qualitätskriterien der *Wissenschaftlichkeit*, *Wirksamkeit* und *Wirtschaftlichkeit* genügt. Wir hatten zu dieser „Triplette" der Qualitätssicherung noch die Kriterien der „*Unbedenklichkeit*" und der „*PatientInnenwürde*" hinzugefügt und in den fachlichen Diskurs eingebracht, was gerade im Kontext der Gender- und Diversitätsfragen in der Psychotherapie für die Gewährleistung von **PatientInnenintegrität** (*Petzold, Orth* 2011; *Sieper, Orth, Petzold* 2010) bedeutsam ist, denn *patient dignity* und *patient integrity* sind nicht ungefährdet. Im Genderkontext, so kann man sagen, sind sie sogar häufig gefährdet, denn Psychotherapie hat – wie alles was wirkt – Nebenwirkungen (*Märtens, Petzold* 2002; *Leitner* 2011), und auf diese ist nicht zuletzt bei Genderthemen und -problemen besondere Aufmerksamkeit zu richten. Behandlungen, die Genderspezifität vernachlässigen, stehen in der Gefahr von „Risiken und Nebenwirkungen", ja vermögen zu „Therapieschäden" zu führen (*Rauchfleisch* 2002). Genderspezifisches Wissen in der Psychotherapie ist überdies erforderlich, um den gravierenden Exklusionsproblemen zu begegnen, die sich in der mittelschichtszentrierten Psychotherapie gegenüber benachteiligten Schichten finden. Das gilt besonders gegenüber Frauen aus dem so genannten „Unterschichtsmilieu", den „MigrantInnenpopulationen", Kontexten, die natürlich auch für Männer problembebürdet sind, wenngleich in anderer Weise. Diese Gruppen stellen nur etwa 5% der PatientInnen in den Praxen niedergelassener PsychotherapeutInnen. Sie sind also völlig unterrepräsentiert und damit unterversorgt, Opfer von Exklusion durch Verletzung von Gendergerechtigkeit (*Sieper, Orth, Petzold* 2010, 34ff.)

*Brigitte Schigl*s Buch lässt sehr klar erkennen, dass die Genderthematik zentral mit den Themen der Benachteiligung, des Unrechts und der Gerechtigkeit zu tun hat und es macht deutlich, dass der gesamte Themenkomplex keine Sache ist, die nur e i n e „Therapieschule" betrifft. Sie geht alle Richtungen, Orientierungen, Schulen an, die bislang, blickt man in die Fachliteratur, nicht in der Lage waren, das Genderthema im Rahmen ihres jeweiligen methodischen Ansatzes befriedigend zu bearbeiten. Deshalb ist der Text der Autorin im besten Sinne „schulenübergreifend" und bietet für PsychotherapeutInnen jeder Provenienz umfassende Informationen. Dabei steht *Brigitte Schigl* selbst auf dem Boden der „Integrativen Therapie", was ihr diese Arbeit erleichtert hat, denn sie folgt in ihrem Vorgehen zentralen konzept- und ethiktheoretischen Leitlinien des Integrativen Ansatzes:

> „Erarbeite therapeutische Konzepte und Methoden so, dass sie an die Grundlagenwissenschaften (z. B. Psychologie, Neurobiologie, Medizin) und die Forschungsergebnisse der Psychotherapieforschung anschlussfähig sind und durch neue Forschung überprüft werden können. Entwickle Beiträge so, dass sie nicht nur der eigenen Richtung dienen, sondern für das gesamte Feld der Psychotherapie und vor allem für PatientInnen von Nutzen sind. Was wirklich grundlegend wichtig ist, muss für alle Richtungen und für PatientInnen Bedeutung haben und mit ihnen partnerschaftlich umzusetzen sein" (Therapietheoretischer Imperativ) ..
>
> Beiträge zur Psychotherapie müssen in erster Linie Beiträge zum Wohle und zur Sicherheit von PatientInnen sein, die in ihrer ‚biopsychosozialen Ganzheit' als ‚Körper-Seele-Geist-Subjekte', als Menschen im Kontext und Kontinuum ihrer Lebensspanne ernst zu nehmen sind. Deshalb müssen alle Ziele mit ihnen gemeinsam erarbeitet, angestrebt und umgesetzt werden, denn das entspricht ihrer Würde und Integrität" (idem *Petzold, Sieper* 2012).

Mit diesen Maximen im Hintergrund ist es klar, dass sich die Autorin für dieses Thema auf den zentralen Bereich psychotherapeutischen Handelns richtet, der für die Wirksamkeit von Psychotherapie die größte Bedeutung hat: die therapeutische Beziehung (*Hermer, Röhrle* 2011). Hier ist auch der Ort, an dem sich das Genderthema am klarsten als ein unabdingbares *strukturelles Merkmal* jedes therapeutischen Geschehens zeigt – ganz gleich in welcher Genderkonfiguration es stattfindet, ob in gleich- und gemischtgeschlechtlichen Dyaden oder Polyaden. Da es keine „Einzeltherapien" gibt – der Begriff ist strukturlogisch falsch –, sondern weil es sich immer um „*dyadische Therapien*" handelt oder um „polyadische Prozesse", etwa in Gruppentherapien, also immer mindestens zwei Personen am Therapiegeschehen beteiligt sind, spielen die Genderverhältnisse in der Therapie eine zentrale Rolle. Mit Genderdiskursen sind immer auch Macht/Herrschaftsdiskurse verbunden, Fragen nach Gleichheit und Differenz (*Benhabib, Butler* et al. 1991). Sie sind zugleich Herausforderungen für *gendersensible*, *gendergerechte* und *konviviale* Beziehungsgestaltung (*Orth* 2010). Genau hier liegt der große Wert des Buches von *Brigitte Schigl,* weil sie für diese Aufgaben zentrale Wissensstände, Konzepte und praxeologische Anleitungen bietet. Sie bereitet den umfangreichen Stoff systematisch auf, gibt eine kompakte historische bzw. ideengeschichtliche Übersicht zur Genderfrage und orientiert sich insgesamt an unserem wissenssoziologischen Modell des „Tree of Science", um die Thematik in ihren metatheoretischen, klinisch-theoretischen, praxeologischen und praktischen Dimensionen zu entfalten. Dabei ist stets ein Bezug auf relevante Genderforschung als Frauen- und Männerforschung und auf die Psychotherapieforschung gegeben und werden auch eigene empirische Forschungsarbeiten der Autorin beigezogen, die im Rahmen moderner, schulenübergreifender *biopsychosozialer* Psychotherapie argumentiert (*Egger* 2007; *Petzold* 2001). Sie macht sich für ihr Anliegen stark, „*nicht nur wie das Gros der bisherigen Veröffentlichungen die PatientInnen und KlientInnen zum Thema Gendersensibilität zu beschreiben, sondern ebenso uns TherapeutIn-*

nen als deren PartnerInnen im therapeutischen Prozess in den Blick zu nehmen! Alles ... zum System der Zweigeschlechtlichkeit und den Geschlechterrollen gilt für TherapeutInnen ebenso wie für deren PatientInnen. In ihren Interaktionen und Ko-respondenzprozessen spiegeln, ergänzen, verstärken oder moderieren sich geschlechtstypische Verhaltensweisen" (dieses Buch).

Man sollte meinen, man könne die Genderthematik in der Psychotherapie und ihren zahlreichen Richtungen nicht mehr ausblenden, weil die genderpsychologischen, gendersoziologischen und gendermedizinischen Forschungsbefunde zu eindrücklich die Bedeutung von Genderspezifität ausweisen. Außerdem sind mit den Genderthemen unlösbar auch die so wesentlichen Identitätsthemen verbunden (*Neisses, Schmidt-Otto* 2007; *Petzold* 2011b). Aber Identität ist bislang immer noch ein vernachlässigtes Thema in der Psychotherapie und die starke Orientierungen des psychoanalytischen bzw. tiefenpsychologischen, aber auch des humanistisch-psychologischen Feldes an *patriarchalischen* „Gründervätern" (*Freud, Jung, Perls* u.a.) wiegt schwer und ist folgenreich, und noch weit davon entfernt, überwunden zu sein. Die massiven Machtdiskurse dieser Männer imprägnieren ihre Verfahren (*Leitner, Petzold* 2009; *Huffer* 2009) und beeinflussen das wissenschafts- und berufspolitische Umfeld bis heute, so dass eine *genderspezifische* Theorienbildung und Psychotherapieforschung, sowie die Entwicklung *genderdifferentieller* Diagnostik und Therapeutik nach wie vor behindert wird und eine *gendergerechte* Praxis zu wünschen übrig lässt. Stattdessen werden immer noch Schulendivergenzen betont, wo doch eine differenz- und diversitätsfreundliche Kultur zu pflegen wäre, wie sie heute in den multi- bzw. interkulturellen sozialen Räumen spätmoderner Gesellschaften erforderlich ist, was zugleich mit „Integrationsbemühungen" verbunden sein müsste. *Gender* und *diversity* als Themen und Problembereiche sollten auch, wie wir das im Integrativen Ansatz stets praktiziert haben, in der Ausbildung von PsychotherapeutInnen diskutiert und berücksichtigt werden (*Petzold, Sieper* 1998). Auch im Bereich der Theorienbildung erscheint es uns wichtig, dass an ihr Therapeutinnen und Therapeuten in ausgewogener Weise mitwirken, um einseitige, *genderhegemoniale* Diskurse in Therapierichtungen zu vermeiden. Wir haben die „Integrative Therapie" seit ihren Anfängen in ihren Kernkonzepten gemeinsam diskutiert. Viele Schlüsseltexte wurden von uns (*Hilarion Petzold, Ilse Orth, Johanna Sieper* 2008) in vierzig Jahren der Theoriearbeit gemeinsam geschrieben und viele Praxismethoden wurden von uns gemeinschaftlich entwickelt, so dass sich weibliche und männliche Perspektiven stets ko-respondierend in Konsens-Dissens-Prozessen entfalten konnten. Wir haben diese Prozesse als sehr fruchtbar erlebt. Auf *genderplurale* Konzeptbildung wird bislang in fast allen „Schulen" der Psychotherapie noch wenig geachtet. Nicht anders steht es um ausgeglichene Genderbeteiligung in den Ausbildungsinstituten und Verbandsgremien der psychotherapeutischen Organisationen, von denen die Mehrzahl noch keine Gender- und Antidiskriminierungsbeauftragte haben – hier geht es durchaus um Fragen der Gendergerechtigkeit und es ist zu hoffen, dass das Buch von *Brigitte Schigl* dazu anregt, sich diesen Aufgaben zuzuwenden. Die genderbezogenen EU-Richtlinien verlangen verpflichtende Umsetzungsregelungen bei den Mitgliedsstaaten und zwar in jedem gesellschaftlichen Bereich. Eine Umsetzung im klinischen bzw. psychotherapeutischen Feld steht also an. Diese konsequente Anwendung des grundrechtlichen Gleichheitsprinzips hat gerade im Kontext der Heilkunde eine fundamentale ethische Bedeutung, aber auch eine klinisch-therapeutische, sind doch viele Menschen durch *Genderunrecht* in Probleme geraten und krank geworden. Im therapeutischen Raum sollte sich solches Unrecht nicht reproduzieren, und sei es in noch so subtiler Form, sondern es müsste ein Bemühen um „just therapy", um (gender)gerechte Verhältnisse die Leitlinie sein (*Petzold* 2003d; *Petzold, Sieper* 2012). Das setzt umfassende, fachkompetente Informiertheit in dieser Thematik voraus, denn selbst in Gerechtigkeitsdiskursen lauern Unrechtskonstellationen – gerade im Genderkontext: z. B. wurden „Frauenbeauftragte" von Männern als Ungerechtigkeit gesehen; was den einen Unterstützung war, war den anderen Benachteiligung. Die Möglichkeiten „ethischer Gewalt" (*Butler* 2003) müssen im Blick sein, Gewalt normativer Vorgaben, die dekonstruktiv und diskursanalytisch betrachtet und aufgelöst werden muss.

In der Psychotherapie bleibt daher noch viel zu tun, was die Genderbewusstheit in Therapieausbildung, klinischer Praxis und Qualitätssicherung anbelangt. Es besteht in der Theorie und in der praxeologischen Umsetzung bei der Genderthematik zweifelsohne ein großer Nachholbedarf, für den die sich ergänzenden Texte von *Schigl, Abdul-Hussain* und *Petzold/Orth* grundlegende Informationen und Anregungen bieten. Das vorliegende Buch macht deutlich, dass im Genderthema mit seiner Dialektik von „Differenz und Gleichheit" eine große Chance für PatientInnen und ihre TherapeutInnen liegt, miteinander „Wege der Heilung und der Förderung" zu beschreiten, die über das Ziel persönlicher Gesundung hinaus zu einer „komplexen Bewusstheit" für *Genderidentiät, Gendergerechtigkeit* und *Humanität* führen können und hoffentlich auch zu konkretem Engagement für diese Werte.

Diesem wichtigen Buch möchten wir im Bereich der Psychotherapie, Soziotherapie, Beratung und in der medizinischen und psychosozialen Hilfeleistung eine große Verbreitung wünschen, damit es lebendige Diskurse anregt und eine *gendersensible, genderspezifische* und *gendergerechte* Praxis voranbringt. Wir möchten es aber auch PatientInnen und KlientInnen für die Prozesse der Zusammenarbeit aus „informierter Übereinstimmung" (*informed consent*) auf „Augenhöhe" empfehlen und darüber hinaus allen an Genderfragen Interessierten, denn das Genderthema geht uns alle an.

Prof. Dr. Hilarion G. Petzold, Prof. Dr. Johanna Sieper
Europäische Akademie für biopsychosoziale Gesundheit
Hückeswagen, Beversee

Literatur

Abdul-Hussain, S. (2011): Genderkompetente Supervision. Mit einem Beitrag von Ilse Orth und Hilarion Petzold zu "Genderintegrität". Wiesbaden: VS Verlag.

Benhabib, Seyla, Butler, Judith, Cornell, Drucilla, Fraser, Nancy (1993): Der Streit um die Differenz. Feminismus und Postmoderne in der Gegenwart, Frankfurt a. M.: Fischer.

Butler, Judith (2003): Kritik der ethischen Gewalt. Frankfurt: Suhrkamp.

Egger, Josef .W. (2007): Theorie der Körper-Seele-Einheit: das erweiterte biopsychosoziale Krankheitsmodell. *Integrative Therapie* 4, 497-520.

Hermer, Mathias, Röhrle, Bernd (2008): Handbuch der therapeutischen Beziehung. 2 Bde. Tübingen: dgvt-Verlag.

Huffer, Lynne (2009): Mad for Foucault: Rethinking the Foundations of Queer Theory. New York: Columbia University Press.

Leitner, Anton (2001): Wo Licht ist, da ist auch Schatten. *Integrative Therapie* 1-2 Sonderausgabe. Wien: Krammer Verlag.

Leitner, Anton, Petzold, HilarionG. (2009): Sigmund Freud heute. Der Vater der Psychoanalyse im Blick der Wissenschaft und der psychotherapeutischen Schulen. Wien: Edition Donau-Universität - Krammer Verlag.

Märtens, Michael, Petzold; Hilarion G. (2002): Therapieschäden. Risiken und Nebenwirkungen von Psychotherapie. Mainz: Grünewald.

Neises, Mechthild, Schmid-Ott, Gerhard (2007): Gender, kulturelle Identität und Psychotherapie. Lengrich: Pabst Science Publ.

O*rth, Ilse* (2010): Weibliche Identität und Leiblichkeit – Prozesse „konvivialer" Veränderung und Entwicklung – Überlegungen für die Praxis II. In: *Petzold, H. G., Orth, I. Sieper, J.* (2010a): Gewissensarbeit, Weisheitstherapie, Geistiges Leben - Themen und Werte moderner Psychotherapie. Wien: Krammer, S. 245 – 278.

Petzold, Hilarion G. (2001a): Integrative Therapie – Das „biopsychosoziale" Modell kritischer Humantherapie und Kulturarbeit. Ein „lifespan developmental approach". Paderborn: Junfermann.

Petzold, H.G. (2003d): Unrecht und Gerechtigkeit, Schuld und Schuldfähigkeit, Menschenwürde - der „Polylog" klinischer Philosophie zu vernachlässigten Themen in der Psychotherapie. *Integrative Therapie* 1 (2003) 27 – 64. Bei www. FPI-Publikationen.de/materialien.htm. *POLYLOGE: Materialien aus der Europäischen Akademie für psychosoziale Gesundheit* - 2006i; http://

grative Therapie 1 (2003) 27 – 64. Bei www. FPI-Publikationen.de/materialien.htm. *POLYLOGE: Materialien aus der Europäischen Akademie für psychosoziale Gesundheit* - 2006i; http:// www.fpi-publikation.de/polyloge/alle-ausgaben/14-2006-petzold-h-g-2003b-updating-2006i-unrecht-und-gerechtigkeit.html.

*Petzold, H.*G. (2011b): „Identität" und Identitätsarbeit in Psychotherapie und Humanwissenschaften. Wiesbaden: VS Verlag.

Petzold, H. G., Orth, Ilse (2011): „Genderintegrität" – ein neues Leitparadigma für Supervision und Coaching in vielfältigen Kontexten. In: *Abdul-Hussain, S.* (2011): Genderkompetente Supervision. Wiesbaden: VS Verlag, S. 195 - 298.

Petzold, G.H., Orth, I., Sieper, J. (2008a): Der lebendige „Leib in Bewegung" auf dem WEG des Lebens – Chronotopos - Über Positionen, Feste, Entwicklungen in vielfältigen Lebensprozessen Zum Jubiläum: 25 Jahre EAG – 40 Jahre Integrative Therapie. *Integrative Therapie* 3, 255-313.

Petzold, H.G., Sieper, Johanna (1998): Einige Überlegungen zur geschlechtsspezifischen Betrachtung von Identitätsprozessen. In: *Petzold, H.G.* (1998h): Identität und Genderfragen in Psychotherapie. Soziotherapie und Gesundheitsförderung. Bd. 1 und 2, Sonderausgabe von *Gestalt und Integration*. Düsseldorf: FPI-Publikationen. S. 265-299.

Petzold, H. G., Sieper, Johanna (2012): Gerechtigkeit und the Power of Difference – Das schöpferische Potential der Genderverschiedenheit. Bei www.FPI-publikationen.de/materialien.htm - *POLYLOGE: Materialien aus der Europäischen Akademie für psychosoziale Gesundheit* – Jg. 2012.

Rauchfleisch, Udo (2002): Therapieschäden bei lesbischen, schwulen und bisexuellen Klientinnen und Klienten, in: *Märtens, Petzold* 2002, 282-292.

Sieper, Johanna, Orth, Ilse, Petzold, Hilarion G. (2010): Warum die "Sorge um Integrität" uns in der Integrativen Therapie wichtig ist - Überlegungen zu Humanität, Menschenwürde und Tugend in der Psychotherapie. In: *Petzold, H. G., Orth, I. Sieper, J.* (2010a): Gewissensarbeit, Weisheitstherapie, Geistiges Leben - Themen und Werte moderner Psychotherapie. Wien: Krammer. S. 367 – 460.

Vorwort: Was will dieses Buch und wie ist es zu lesen?

Bisherige psychotherapiebetreffende Publikationen zum Thema Gender betrachten v. a. die PatientInnen und lassen die Interaktionen mit den TherapeutInnen weitgehend außer Acht. Das stellt eine Verkürzung der Realität dar: Im beratenden oder psychotherapeutischen Prozess sind beide InteraktionspartnerInnen als geschlechtliche Wesen miteinander, aneinander und manchmal auch gegen einander wirksam. In diesem Buch wird daher ein konsequent interaktionistischer Standpunkt bezogen, der den gemeinsamen Prozess, die gegenseitige Zuschreibung (oder In-Frage-Stellung) von TherapeutInnen und PatientInnen in Bezug auf ihre gelebte und präsentierte Weiblichkeit und Männlichkeit in den Blick nimmt. Nicht nur PsychotherapeutInnen verändern ihre KlientInnen, auch KlientInnen beeinflussen ihre PsychotherapeutInnen. Insofern schließt dieses Buch eine Lücke in der Betrachtung des therapeutischen Prozesses. Es kommt der Forderung (Gahleitner & Ossola 2007, 8) nach, Daten und Fakten über den Einfluss des TherapeutInnen- bzw. KlientInnengeschlechts und ihrer jeweiligen Settingkombination zu sammeln und den Status Quo der sozialkonstruktivistischen Diskurse in Bezug auf die Psychotherapie darin auszuloten – also zu fragen: Welche Rolle spielt die Geschlechtszugehörigkeit von TherapeutIn sowie KlientIn im therapeutischen Prozess?

Meine Überlegungen für die Praxis (Kap. 6) entstammen aus meiner 20jährigen psychotherapeutischen Erfahrung mit PatientInnen und KlientInnen – Frauen wie Männern; aus meiner Beschäftigung mit integrativen und feministischen Theorien sowie der gendersensiblen Praxis der frauenspezifischen Therapie. Meinen Blick erweitert haben Forschungsergebnisse, Supervisionsprozesse und Diskussionen mit KollegInnen in Workshops, die ich zu diesem Thema durchführe.

Der Aufbau des Buches erfolgt entlang der Ordnung von Theorien und Themen nach ihrem Abstraktionsgrad und ihrer Reichweite – einem Baum der Erkenntnis – dem „Tree of Science“ (Petzold 2003a, 65). In dieses Ordnungsschema werden auf den verschiedenen Theorie-Abstraktionsebenen die für unser Thema wichtigen Denkbausteine zusammengetragen und geordnet. Das Denksystem der Integrativen Therapie (IT) wird in diesem Buch als psychotherapeutische Hintergrundfolie verwendet, vor deren Prämissen die Erkundung zum Thema Gender stattfinden soll. So sollen die kritischen Theorien der Frauen- und Geschlechterforschung für psychotherapeutisches Handeln fruchtbar werden. Die 9 Praxisthesen zu Gender in Psychotherapie werden in diesem Buch mit Erkenntnissen aus allen Ebenen des Tree of Science in Bezug gebracht: Es wird gezeigt, wie metatheoretische Annahmen sich darin spiegeln, welche Ergebnisse der Psychotherapieforschung sie stützen und wie sie sich in der Praxis genderkompetenter PsychotherapeutInnen abbilden. Dazu werden Fragen und Methoden vorgestellt.

Auf der oberen Ordnungs-Ebene des Tree of Science sind die grundsätzlichen philosophischen Theorien angeordnet – die Large Range Theories. Dies sind die Philosophien und Theorien über den Menschen als Frau und Mann und das Verhältnis der Geschlechter. Hierzu sind im Kapitel 2 die metatheoretischen Aussagen Mann- und Frausein aus Sicht der Frauen- und Geschlechterforschung dargestellt sowie anthropologische Grundlagen aus Sicht einer integrativen Therapietheorie.

Auf der nächsten Ebene der Middle Range Theories (Theorien mittlerer Reichweite) des Tree of Science werden im Kapitel 3 allgemeine sozialwissenschaftliche und psychologische Erkenntnisse zu relevanten Bereichen des Verhaltens von (gesunden) Frauen und Männern beleuchtet. Hier geht es um Unterschiede (und Gemeinsamkeiten) in der lebensgeschichtlichen Entwicklung, um Geschlechterrollen und das implizite Wissen über Geschlecht in uns und in unserer Gesellschaft. Dabei wird speziell auf Theorien eingegangen, die für den Doing Gender-Ansatz und unser Thema relevant sind.

Ebenso auf dieser mittleren Abstraktions-Ebene werden in Kapitel 4 Theorien zum therapeutischen Prozess und der therapeutischen Beziehung dargestellt. Die nächste Denkebene (Kap. 5) beleuchtet die Geschichte des Gender-Denkens im psychosozialen Feld, Annahmen zur Geschlechtlichkeit im therapeutischen Prozess und Überlegungen zur gendersensiblen und genderkompetenten Herangehensweise. Weiters widmet sich Kapitel 5 dem State of the Art des Wissens um Gender und den Aussagen der Integrativen Therapie dazu.

Am Ende jedes (Teil)Kapitels sind Fragen und Anregungen zum Weiterdenken, was das in dem Abschnitt Gesagte mit der Frage des Doing Gender im psychotherapeutischen Prozess zu tun hat, angeschlossen.

In den weiteren Kapiteln (6ff) befassen wir uns dann mit dem Feld des konkreten therapeutischen und beraterischen Tuns – auf der Ebene der Small Range Theories und Praxeologien des Tree of Science: Ergebnisse der Psychotherapieforschung zu konkreten Auswirkungen von Frau- und Mannsein werden hier vorgestellt – auch eigene Forschungs-Daten zu diesem Thema (Kap.7). Aus der Praxis werden Thesen zum therapeutischen Prozess extrahiert, in denen Geschlechtlichkeit und Gender besonders bedeutsam werden (Kap. 6). Dieses Kapitel ist mit zahlreichen Beispielen illustriert, metatheoretische und empirische Belege für die einzelnen Punkte belegen deren Konsistenz. Im abschließenden Kapitel 8 wird das Ko-respondenzmodell unter Gender-Blickwinkel betrachtet und Genderkompetenz am Beispiel der Praxisthesen erläutert. Es folgen Beispiele für „gender-troubles" entlang der Zusammensetzung der Therapiedyaden, Fragen zur eigenen Genderkompetenz und Anregungen für therapeutisches Tun zum Thema Gender.

Somit werden auf allen Abstraktions-Ebenen des Tree of Science Aussagen zum Thema Geschlechterrollen und Therapie durchgedacht und dargestellt.

In diesem Buch geht es um folgende Anliegen:

- Zum einen sollen TherapeutInnen und BeraterInnen darauf aufmerksam werden, dass die Dimension Gender eine wesentliche Rolle in der Interaktion mit ihren PatientInnen und KlientInnen spielt. Sie sollen jedoch nicht nur diese ihre KlientInnen unter gendersensibler und genderspezifischer Perspektive betrachten, sondern ebenso sich selbst als PartnerInnen im Interaktionsprozess in den Blick nehmen und verstehen. Es soll vermittelt werden, dass in diesem Prozess vor dem Schema der Zweigeschlechtlichkeit im Doing Gender Differenzen und Spezifika der jeweiligen Weiblichkeiten und Männlichkeiten hergestellt werden.
- Zum anderen sollen die Ergebnisse der feministischen und Gender-Diskurse mit Psychotherapie, speziell der Integrativen Therapie in Beziehung gesetzt und für die Theoriebildung fruchtbar gemacht werden. Ein „Gendern" des Ko-respondenzmodells als zentrale Annahme der IT stellt einen Beitrag zum Gender-Denken in der IT dar.
- Schließlich werden dazu Theorien verschiedener Reichweite und empirische Ergebnisse, die zum Verständnis von Gender in psychotherapeutischen und beratenden Prozessen wichtig sind, aufbereitet und geordnet, sodass ein Überblick über das Feld entstehen kann.

Dieses Buch ist für alle gender-interessierten PsychotherapeutInnen und BeraterInnen gedacht und behandelt das Gender-Thema in einer Weise, die für alle Therapieverfahren nützlich sein kann. Für die Integrative Therapie (IT) setzt es das Konzept des Doing Gender im zentralen Ko-respondenz-Modell um.

In diesem Sinne begrüße ich Ko-respondenzprozesse zu meinen Aussagen (besonders Kapitel 6, 8), um diese mit der Erfahrungswelt anderer in Bezug zu setzen und Mehrperspektivität zu eröffnen: brigitte.schigl@aon.at.

Ich freue mich über Ihre Erfahrungen, Rückmeldungen und Ideen!

1. Zur Einleitung: „Gender-Denken“

Die Zugehörigkeit zu einem Geschlecht ist wie Körperlichkeit und Zeitlichkeit eine der prägendsten und bestimmendsten Erfahrungen eines jeden Menschen. Besondere Brisanz erfährt diese Dimension von Geschlechtlichkeit durch die Polarisierung, die das in fast allen Kulturen vorherrschende System der Zweigeschlechtlichkeit kennzeichnet. (Die Diskussion um die Versuche dieses mit Transgender- und Intersex-Blickwinkeln auszuweiten, zeigt, wie brisant dieses Thema ist.) Wir verfügen über eine Fülle von Daten z. B. aus dem Gesundheitswesen, aus der Wirtschaft etc., die belegen, dass die Geschlechter in unserer Gesellschaft unterschiedliche Ausgangsbedingungen mit unterschiedlichen Konsequenzen vorfinden. Alle, die im psychosozialen Feld arbeiten, sind mit solchen unterschiedlichen Lebensentwürfen, Lebensqualitäten und Problemen von weiblichen und männlichen KlientInnen konfrontiert. Als PsychotherapeutInnen oder BeraterInnen sehen wir diese Fakten – wenn wir sensibilisiert genug sind, sie zu sehen – als Frauen und Männer je nach unserer Geschlechtssozialisation in unserer Biografie, unserem Milieu und unserem diesbezüglichem Bewusstseinsstand sowie unserer Werthaltungen unterschiedlich. Ebenso ist unsere Sichtweise beeinflusst von unserer individuellen Herkunft, Alter, Ethnie etc.

Dieses Buch ist dem Feld der „Gender Studies“ zuzurechnen, in denen Geschlechterverhältnisse als strukturierte wie strukturierende Bedingungen menschlichen Zusammenlebens analysiert werden. Gender Studies beschäftigen sich mit Geschlechterdifferenzen, -rollen und -identitäten und wie sich diese in verschiedenen Milieus und Kontexten manifestieren, ausgeformt und konstituiert werden (Frey, Steffen 2006). Diese Betrachtungsweise steht auch in der Tradition kritisch-psychologischen Denkens, denn, „die Prozesse der Herstellung und interaktiven Aushandlung von Geschlecht und deren Bedingungen bleiben in der psychologischen Forschung offenes und weiter zu differenzierendes Thema und Forschungsaufgabe“ (Scheffler 2004a, 546).

Das in diesem Buch in den Blick genommene Feld ist das der Interaktionen von Frauen und Männern im therapeutischen und beraterischen Tun. Psychotherapie ist ein Ort, an dem in der Interaktion zwischen PatientIn und TherapeutIn Leben wie unter einem Vergrößerungsglas sichtbar wird. Psychotherapeutisches Handeln kann sich nicht von geschlechtsspezifischen Phänomenen (Umgang mit Macht und Konkurrenz, sexueller Attraktivität etc.) freihalten. Die Geschlechtszugehörigkeit von TherapeutIn und KlientIn bestimmt die therapeutische Situation wesentlich mit. Die Frage ist nun, wie bzw. wann und in welcher Form die Geschlechterkonstellation in der therapeutischen oder beraterischen Arbeitsbeziehung konkret eine Rolle spielt und zu unterschiedlichen Wahrnehmungs- und Handlungsmustern entlang der Geschlechterkonstellation führt!

Geschlecht(sidentität) (Gender) wird in diesem Buch als Ausdruck von leiblichen, d. h. biologischen[1] Grundvoraussetzungen verstanden, die in der Folge durch individuelles Tun und intersubjektive Interaktion vor dem Hintergrund der jeweiligen gesellschaftlichen Konventionen zu Handlungsschemata geformt werden. Die Frage, ob diese Geschlechtlichkeit (gender) eine ausschließlich gesellschaftlich hergestellte Institution ist – wie viele GenderforscherInnen annehmen – oder ob es sich um Ausformungen und Eigenschaftszuschreibungen beeinflusst durch biologische Geschlechtlichkeit (sex) wie genetische Voraussetzungen oder physiologische Prozesse handelt, wird für unser Thema hintangestellt. Vielmehr interessiert hier, wie sich die Aufteilung der Welt in Männlichkeit(en) und Weiblichkeit(en) in den Interaktionen in der Psychotherapie auswirkt.

Die grundlegenden Diskurse der Annäherung an das Thema sind die der Frauen- und Geschlechtertheorien (vgl. 2.1–2.4). Die sozialkonstruktivistische Perspektive des Doing Gender wird in den Überlegungen als hauptsächlichste Theorie herangezogen (Kap. 6, 8). Die Auffassung von der Konstruktion von Geschlecht in der Interaktion ist mit den Grundannahmen moderner Psychotherapie wie der Integrativen Therapie (IT) gut vereinbar (vgl. Kap. 2.6). Zur Darstellung des psychotherapeutischen Prozesses wurde das IT-Modell der Ko-respondenz, sowie Konzepte der kollektiven mentalen Repräsentationen und social worlds (Kap. 4.2) herangezogen.

1 Die biologischen Komponenten, die das Geschlecht bestimmen, setzen sich zusammen aus genetischen, anatomisch-morphologischen Gegebenheiten und hormonellen Prozessen, die übereinstimmen müssen, um Eindeutigkeit zu produzieren (vgl. Gildemeister & Wetterer 1992).

Large Range Theories: Anthropologie und Erkenntnistheorie

2. Erkenntnis- und wissenschaftstheoretischer Hintergrund: Geschlecht als Konstruktion

Psychologie und Psychotherapiewissenschaften sind in der Beschäftigung mit ihrem Erkenntnissubjekt Mensch als ein inter- und transdisziplinäres Wissensgebiet aufzufassen. Um den Menschen als bio-psycho-soziale Entität zu verstehen, bedarf es eines über herkömmliche Grenzen zwischen den Wissenschaften hinausgehenden Blicks: Die theoretischen Metaperspektiven dieses Buchs – in der Tradition der Frauen- und Geschlechterforschung stehend – finden sich in den Grundlagen der feministischen Frauenforschung und dem sozialkonstruktivistischem Paradigma (Steins 2010). Für die empirischen Befunde wurde in Psychologie und Psychotherapieforschung recherchiert, deren Herangehensweise mehrheitlich naturwissenschaftlich geprägt ist. Die Hintergrundfolie des psychotherapeutischen Handelns entstammt der Integrativen Therapie/Theorie, die sich ebenfalls als ein über Wissenschaftsgrenzen hinausweisendes Projekt versteht (Petzold 2003a, 54ff).

Als erster Schritt sollen nun jene großen Gendertheorien dargestellt werden, die den Hintergrund bilden, vor dem wir den psychotherapeutischen Prozess in Bezug auf Geschlecht beleuchten.

2.1 Frauen- und Geschlechterforschung – Gender-Studies: Geschichte und Hintergrundannahmen

Die Frauen- und Geschlechterforschung hat sich in den letzten 50 Jahren zu einem relevanten Forschungsgebiet in den Kultur- und Sozialwissenschaften entwickelt. Sie entstand in und mit der 2. Frauenbewegung, in der feministische Forscherinnen die ungleiche Bewertung und Behandlung von Frauen und Männern quer durch alle Lebensdimensionen in den Blick nahmen, theoretisch herleiteten, empirisch darstellten und Gleichheit forderten (vgl. 2.2). Diese „gender studies“[2]

2 Bei genauer theoretischer Recherche zeigt sich ein Unterschied zwischen den Bezeichnungen „Frauen- und Geschlechterforschung‘ und „gender studies“, der über die englische Übersetzung hinausgeht. In der deutschen Bezeichnung finden wir noch die Ursprünge und den politischen Anspruch benannt, der im allgemeinen und – leichter verdaulichen – „Gender“ nicht mehr auffindbar ist. Hat sich der Begriff Gender doch schon so in Regierungsprogramme und politische

beschäftigen sich mit der Konstruktion des Unterschiedes zwischen den Geschlechtern in der Gesellschaft. Die Optiken dieser Erkenntnis- und Forschungsrichtung haben sich mittlerweile in den Kultur- und Sozialwissenschaften etabliert und in den letzten fünfzehn Jahren ihren Einzug auch in den Human- und Lebenswissenschaften gehalten. Wichtige Wegbereiterinnen in Europa waren etwa Simone de Beauvoir (1949) und Luce Irigaray (1978). Diese Autorinnen stellten die Naturgegebenheit von Geschlecht in Frage und konzipierten es als ein aus menschlichem Verhalten konstruiertes Phänomen. Der Androzentrismus, d. h. die Gleichsetzung von Mensch und Mann, der Frauen als „die Anderen", als Gegensatz (zum Männlichen) definiert, wurde als Hintergrund abendländischen Denkens benannt und in seinen anthropologischen Grundannahmen kritisiert. Es wurde analysiert, wie Körperlichkeit jahrhundertelang dazu benutzt wurde, soziale Machtverhältnisse zu legitimieren und die Ungleichheit zwischen den Geschlechtern als naturgegebenes (noch früher: gottgewolltes) Faktum hinzustellen (von Braun & Stefan 2000). In der zweiten Frauenbewegung entwickelten sich seit den 1970er Jahren einander ablösende, widersprechende, ergänzende und parallel verlaufende Diskurse (Schigl & Abdul Hussein 2012 in Vorber.), die immer neue Blickwinkel auftun. So existier(t)en die Paradigmen von Gleichheits- und Differenzdiskurs nebeneinander. Ebenso sind konstruktivistische und dekonstruktivistische Optiken als Erklärungsparadigmen möglich. Wegweisend waren die konzeptionellen Arbeiten der Feministinnen der zweiten (1970–1980er Jahre) und dritten (seit den 1990er Jahren) Frauenbewegung. Aus deren Aktivitäten entwickelte sich eine engagierte Frauenforschung, der mit einiger Verzögerung eine kritische Männerforschung folgte. Diese nahm die feministisch-theoretischen Diskurse auf bzw. spiegelt sie (Höfner 2007) und gewann in der Genderforschung weiter Bedeutung.

Das Feld der Frauen- und Geschlechterforschung ist heterogen und in ständiger Weiterentwicklung begriffen. Gemeinsam ist allen Ansätzen der politische Anspruch und eine bewusst eingenommene profeministische Werthaltung im Sinne einer Förderung der Geschlechtergerechtigkeit: Unterschiedliche Perspektiven oszillieren und ergänzen sich (Stoller 2010), wobei einige anthropologische Grundprämissen geteilt werden: Feministisch postmoderne Sicht versteht die geschlechtliche Identität auf Grundlage sozialer Normen konstruiert. Geschlecht und v. a. Geschlechterverhältnisse, wie wir sie kennen, sind nichts Naturgegebenes, sondern Ergebnis und Moment des Handelns von Männern und Frauen. Auch die herrschende Wissensgenerierung selbst wird als konstruiert betrachtet und hinterfragt, sprich: de-konstruiert (Singer 2004, vgl. auch Kap. 2.4 in diesem Buch).

Absichtserklärungen eingefügt, dass seine brisante emanzipatorische und gesellschaftskritische Bedeutung auf den ersten Blick nicht mehr erkannt wird (Frey Steffen 2006, 15f).

Geschlechterstudien beschäftigen sich also mit den Lebensbedingungen von Frauen und Männern bzw. ihrem Verhältnis zueinander sowie mit der Herstellung und Aufrechterhaltung dieser Geschlechterverhältnisse. Die Zweigeschlechtlichkeit mit ihren Implikationen wird dabei als ein zentrales Organisationsprinzip der Gesellschaft erkannt.

Dieses zeigt sich in 3 Dimensionen (Frey Steffen 2006):

- Die individuellen Konstitutionsprozesse von Geschlecht sind physische und psychische Entwicklungs- und Aneignungsprozesse, die dazu führen, dass Männer und Frauen sich in einer bestimmten (komplementären) Art und Weise verhalten. Obwohl individuell, erfolgt diese Aneignung wie die Herausbildung aller höheren psychischen Funktionen, indem sie zuerst in einer sozialen Interaktion ausgebildet und dann nach innen verlagert werden (Kölbl 2006).
- Die strukturellen Konstitutionsprozesse von Geschlecht zeigen sich auf sozialer, ökonomischer und gesellschaftlicher Ebene, etwa in der Arbeitsteilung und der Trennung von Produktion und Reproduktion mit den jeweiligen Betätigungsfeldern der Geschlechter. Ebenso in der Vergeschlechtlichung von Berufen als Männer- oder Frauenberufe oder von Orten als Männer- und Frauenorte etc. .
- Die symbolischen Konstitutionsprozesse von Geschlecht spiegeln sich in den Bildern und kollektiven Annahmen über Männlichkeit und Weiblichkeit, über Frau- und Mannsein und manifestieren sich in der Sprache, Bildern, Literatur, Filmen und anderen Medien, Dokumenten und Artefakten – sie sind in permanente rekursive Prozesse mit den individuellen und strukturellen Konstitutionsprozessen eingebunden.

Alle diese Prozesse sind miteinander verwoben und werden in Gender Studies (mit unterschiedlichem Fokus) thematisiert.

Dieses Buch beschäftigt sich mit den individuellen Konstitutionsprozessen und Bedeutungen von Geschlecht und zwar in der Mikrowelt psychotherapeutischen Handelns. Diese Ebene kann nicht unabhängig von den beiden anderen, auf die in den Interpretationen wiederholt Bezug genommen wird, gesehen werden.

Dazu werden nun die Diskurse und Theoriebildungen der Frauen- und Geschlechterstudien kurz dargestellt, um in den Interpretationen auf deren verschiedene Aspekte Bezug nehmen zu können. Diese Art der Mehrperspektivität und der transversalen (Wissens-)Verschränkung in der Betrachtung eines Gegenstandes ist sowohl in der Integrativen Theorie (Petzold 2003, 341f) wie auch in Frauen- und Geschlechterstudien (z. B. Perko 2005) eine bewährte Herangehensweise.

2.2 Theorien von Gleichheit und Differenz

Die Frauenbewegung hat sich seit ihrer Entstehung mit den Diskursen um Gleichheit und Differenz von Männern und Frauen beschäftigt. Ende des 18. Jahrhunderts stand der Kampf um gleiche (BürgerInnen-)Rechte für Frauen wie Männer im Zentrum. Es wurde postuliert, dass beide Geschlechter gleich(wertig) seien in Bezug auf ihr Menschsein, ihre potentiellen Fähigkeiten und ihren Wert. Dieser Begriff der Gleichheit wurde in der feministischen Debatte der zweiten Frauenbewegung ab den 1970er Jahren in der Forderung nach Gleichberechtigung und Chancengleichheit aufgegriffen (z. B. Gerhard 1978). Die Frauenbewegung prangerte die jahrhundertelang bestehende Definitionsmacht von Männern an: Männliches Wissenschaftsverständnis schaute auf den Untersuchungsgegenstand „Frau" aus der männlichen Beobachtungsperspektive und kam so zu merkwürdigen Befunden einer biologisch fundierten Weiblichkeit und ihren Problemen. Weiblichkeit wurde als Gegenpol zu Männlichkeit gesehen und beide Geschlechter sowie die ihnen zugeschriebenen Eigenschaften und Lebensfelder wurden als unterschiedlich benannt (Beer 1987).

Im Diskurs der Gleichheit wird nicht zwischen verschiedenen Frauen (und Männern) unterschieden: Die Geschlechter fallen unter den im Gleichheitsdiskurs verankerten kollektiven und generalisierten Subjektbegriff „Frau" bzw. „Mann". Frauen wären durch die im Patriarchat geteilten Erfahrungen von Unterdrückung und Marginalisierung in ihrer Betroffenheit gleich, so die Annahme. Sie teilten die alltägliche Lebenserfahrung der Benachteiligung, die im Slogan „Das Private ist politisch" öffentlich gemacht wurde. Dieser kann als eine erkenntnistheoretische Prämisse gelesen werden und legitimierte subjektive, weibliche Erfahrung als Erkenntnisweg. Die qualitativen Forschungsansätze der Frauen- und Geschlechterforschung greifen dies auf. Theoretisch wurde der Gleichheitsdiskurs später wegen seines implizit innewohnenden Androzentrismus kritisiert: Der Mann sei hier noch immer der Maßstab; postmoderne Skepsis gegenüber jeglicher Generalisierungen von Subjekten wie „der Frau" oder „dem Mann" wurde auch im Diskurs um Diversity geäußert (z. B. Mohanty 1988). Wesentlich ist, dass der Gleichheitsdiskurs die Annahme von der Veränderbarkeit der Geschlechterrollen begründet – das bisher Ungleiche soll ja angeglichen werden! Er stellt somit eine Absage an qua Natürlichkeit zugeschriebene männliche und weibliche Lebensbereiche dar (Prengel 2006).

Die Forderung nach Gleichheit findet ihren gesellschaftlichen Niederschlag heute in Programmen etwa des Gender-Mainstreaming oder Gender-Budgeting und in Frauenquoten – institutionalisierten Bemühungen, Frauen und Männern in Bildung, Wirtschaft und Politik zu gleicher Teilhabe zu verhelfen.

Wenn wir aus diesem Blickwinkel auf die Kategorie Geschlecht im therapeutischen Prozess schauen, müssen wir Fragen nach der Gleichbehandlung von weiblichen und männlichen PatientInnen durch ihre TherapeutInnen stellen. Weiters gilt es bei der Erforschung der Wirksamkeit von Psychotherapie zu analysieren, ob Männer und Frauen gleich gut von Psychotherapie profitieren oder ob männliche und weibliche TherapeutInnen gleich gut arbeiten. Hierfür gibt es einige empirische Daten, die solche Fragen beantworten. Ebenso beinhaltet dieser Diskurs die Forderung, an männliche und weibliche KlientInnen die gleichen diagnostischen Kriterien anzulegen. Auf Seiten der TherapeutInnen wäre die Feminisierung dieses Berufs anzumerken und zu analysieren, ob damit auch eine gesellschaftlich geringere Bewertung einhergeht.

Der Diskurs um Differenz – seit den 1980er Jahren hervorgegangen aus den Arbeiten des Autorinnenkollektivs des Mailänder Frauenbuchladens „Libreria delle donne di Milano" und der Veroneser Philosophinnengruppe „Diotima" mit der Autorin Adriana Cavarero – stellt die Antithese zu dem Bestreben nach Gleichheit dar. Die Rezeption der französischen Denkerinnen Hélenè Cixous, Luce Irigaray und Julia Kristeva nahm von den USA ihren Ausgang und kehrte dann als Diskurs der Differenz v. a. über die Veröffentlichungen von Luce Irigaray (1987) nach Europa zurück. Dieser Diskurs entwickelt eine feministische Ethik und konstatiert weibliche Werte, die sich von männlichen unterscheiden. Die feministische Idee der Geschlechterdifferenz unterscheidet sich dabei in Anlehnung an Jacques Derridas „différance" (1972) grundlegend vom herkömmlichen (patriarchalen) Begriff der Differenz. Während dieser mit Ungleichheit, Gegensatz oder Dualismus konnotiert ist, wird Differenz im philosophisch-feministischen Sinn als unhierarchisch betrachtet. Sie gefährdet die Autonomie und den Wert der Teile, zwischen denen sie besteht, nicht.

Dem Denken der Differenztheoretikerinnen nach (z. B. Cavarero 1990, 99f) sind die zwei Geschlechter biologisch, historisch und ontologisch bestimmt, grundlegend unterschiedlich und können nur gemeinsam die Menschheit repräsentieren. Männliches und Weibliches müsse jeweils völlig für sich, parteilich und ohne jeden Vergleich und Bezug gedacht werden. Die gesellschaftliche Position von Frauen und Männern wird als kulturell hervorgebracht analysiert.

Der Differenzdiskurs postuliert eine symbolisch zu verstehende mütterliche Ordnung und weibliche Genealogie. In diesen Bezügen sollen sich Frauen durch andere Frauen in ihrer Subjekthaftigkeit weiterentwickeln („affidamento"). Frauen soll in diesen Beziehungen ohne männlichen Vergleich die Möglichkeit gegeben werden, mit- und aneinander zu wachsen, voneinander zu lernen und ihre eigenständige Subjektivität zu entwickeln (Kahlert 2004). Das widerspricht etwa einer (Lacan'schen) psychoanalytischen Theorie, wonach es keine vom Mann unabhängige weibliche Subjektivität geben kann. Durch weibliche Genealogien sollen weibliche Werte entwickelt und durch eine bessere, weibliche Ethik die Gesellschaft zum Positiven verändert werden. Aus Sicht moderner Entwicklungspsychologie ist hier kritisch anzumerken, dass die Entstehung von Subjektivität ohne Intersubjektivität nicht möglich ist – diese wird natürlich auch mit Männern stattfinden. Aus konstruktivistischer Sicht ließe sich auch einwerfen, dass eine unabhängige Geschlechtlichkeit weder bei Frauen noch bei Männern möglich ist, da die Geschlechterrollen polarisierend im binären System der Zweigeschlechtlichkeit angelegt sind.

Frauen werden im Differenzdiskurs nicht vereinheitlicht, sondern in ihrer individuellen Vielfalt gesehen. Ihre Parallele fand dieses Differenzdenken in den 1970er und 1980er Jahren in einer Männerbewegung, die sich auf die Suche nach authentischer Männlichkeit machte. Die Protagonisten dieser mythopoetischen Richtung wie z. B. Robert Bly (1991) oder Sam Keen (1992) verstanden Männer und Frauen als grundsätzlich andersartig, sie strebten nach einer Herstellung einer neuen, guten Männlichkeit, nicht nach einer Auflösung der Geschlechtergrenzen. Mit den Aussagen der Feministinnen solidarisch erklärten sich Autoren, die Männlichkeit, wie sie sich darstellte, als defizitär und pathologisch begriffen (vgl. Wieck 1990). Männer sind aus dieser Sicht Opfer der eigenen patriarchalen Herrschaft und sich psychisch und emotional entfremdet.

Wenn wir die Paradigmen des „pensiero della differenza sessuale" und der kritischen Männerbewegung auf unser Thema anwenden, stellt sich etwa die Frage, wer denn wen in der Therapie behandeln sollte: Sie lässt sich aus dem Differenzdenken folgendermaßen beantworten: Frauen könnten mit anderen Frauen besser therapeutisch arbeiten als Männer. Weibliche TherapeutInnen hätten eine grundsätzlich andere, eigene Herangehensweise. Männer und Frauen als KlientInnen bräuchten Unterschiedliches und fänden jeweils beim eigenen Geschlecht die optimale therapeutische Begleitung. Männer müssten mit Männern arbeiten, um sich selbst zu finden und entlang neuer Werte neu zu definieren.

Der Gedanke der Differenz und Parteilichkeit bildet eine der Grundlagen der feministischen Psychotherapie und vieler geschlechterspezifischer Angebote in Therapie und Pädagogik (vgl. Kap.5).

Insgesamt kann man heute von einer Gleichzeitigkeit und Ergänzung der Paradigmen von Differenz und Gleichheit ausgehen, je nachdem welchen Betrachtungswinkel man wählt (Gildemeister & Robert 2008, Stoller 2010)

2.3 Sozialkonstruktivistische Theorien: Doing Gender und Hegemoniale Männlichkeit

Die Unterscheidung von „sex“ als dem biologischen und „gender“, als dem sozial konstruierten Geschlecht wurde in den 1950er Jahren in der (psychiatrischen) Beschäftigung mit Transgender-Personen entwickelt, um die Unterschiedlichkeit von biologischer Körperlichkeit und empfundener/gelebter Männlichkeit oder Weiblichkeit zu beschreiben. Die feministische Theoriebildung übernahm diese Begrifflichkeiten ab den 1970er Jahren, um zu verdeutlichen, dass aus ihrer Sicht Frau- und Mannsein von sozialen Zuschreibungen und individuellen Interaktionen abhängig ist. In weiterer Folge fand der Begriff Gender breite Rezeption und dient wahrscheinlich auch zu einer besseren gesellschaftlichen Akzeptanz feministischer Forderungen – beinhaltet er doch beide Geschlechter und wirkt deshalb neutral. Dennoch bleibt die Begrifflichkeit von Sex und Gender nicht unhinterfragt: Die weitere Theorieentwicklung der Frauen- und Geschlechterforschung hat das Konzept durchaus kritisch gesehen, führt es doch die abendländische Spaltung in Körper und Geist fort (Butler 1991, 31).

Die mit dem Begriff Gender verbundenen Bedeutungen und Werte gehen nicht aus der biologischen Grundlage Sex hervor, sondern werden von der Gesellschaft hergestellt. Dieser Gedanke wurde schon von Simone de Beauvoir entwickelt: In ihrem Werk „Das andere Geschlecht“ (orig. 1949, 1988) analysiert sie die gesellschaftliche Konstruktion von Mannsein als Subjekt und Frausein als „das Andere“, von der männlichen Norm Abweichende sowie die Sozialisationsprozesse der Vergeschlechtlichung: „Man kommt nicht als Frau zur Welt, man wird es“ (334). In der ethnomethodologischen Studie von Harold Garfinkel (1967) zur „Frauwerdung“ einer Mann-zu-Frau-Transgender-Person „Agnes“ wird deutlich, wie sehr die Prozesse der Darstellung des eigenen Geschlechts und der Geschlechtszuschreibung durch andere aufgrund sozialer Konventionen erfolgen. Hier wurde die wechselseitige Konstruktion von (geschlechtlicher) Normalität beschrieben, indem eine Abweichung von dieser alltäglichen Normalität analysiert wurde. Meilensteine in der empirischen Entwicklung der Gender-Konzepte sind auch die Studien von Suzanne Kessler und Wendy McKenna (1978) zur Alltagszuschreibung von Geschlecht oder medizinischen Interventionen bei Babys, deren biologisches Geschlecht uneindeutig ist (Kessler 1990).

Der Sex-Gender Ansatz unterteilt Geschlecht in eine soziale und eine biologische Dimension. Die Theorie blieb jedoch in ihrer Annahme, zwischen biologischem und sozialem Geschlecht unterscheiden zu können und zu müssen, immer noch biologistisch, so die kritische Argumentation. Demgegenüber plädiert Hagemann-White (1993) für die „Nullhypothese“, dass es keine naturhaft vorgeschriebene Zweigeschlechtlichkeit gebe, sondern nur verschiedene kulturelle Konstruktionen von Geschlecht.

Candace West und Don H. Zimmerman fassen die Sex – Gender Unterscheidung in einem weitergehenden Modell des „Doing Gender" (1987) neu: Sie eliminieren damit den „heimlichen Biologismus" (Gildemeister 2004, 132) der Sex-Gender Differenz und postulieren eine dreigeteilte Begrifflichkeit:

- „sex" ist die bei der Geburt vorgenommene Klassifikation des Geschlechts aufgrund sozial vereinbarter und biologischer Kriterien.
- „sex-category" ist die alltägliche Zuordnung zu einem Geschlecht. Sie wird sozial gebildet durch die geleistete Darstellung des Individuums und muss nicht mit sex übereinstimmen.
- „gender" entsteht in der Interaktion zwischen Individuen. Es bedeutet eine gegenseitige Herstellung und intersubjektive Bestätigung von Geschlechtszugehörigkeit aufgrund eines den jeweiligen gesellschaftlichen Geschlechterbildern angemessenen Verhaltens.

Geschlecht wird somit als soziale Konstruktion definiert. Die gesellschaftlich postulierte Existenz zweier Geschlechter gilt als historische und soziokulturelle Entwicklung, die durch fortlaufende soziale Praxen hervorgebracht und permanent reproduziert wird (vgl. Wetterer 2004, 122).

Carol Hagemann-White gilt als Pionierin dieser konstruktivistischen Denkrichtung im deutschsprachigen Raum. Sie postuliert, dass Gender ein performativer Akt, ein Tun und nicht ein Sein ist (Hagemann-White 1993, 68). Gesellschaftliche Aspekte, wie die Einteilung der Menschen in zwei Geschlechtsklassen und die damit verbundenen entsprechenden Sozialisationsprozesse und Verhaltenserwartungen kommen dabei ebenso zum Tragen wie die vom Individuum internalisierten Verhaltensweisen und Darstellungsprozesse seines/ihres Geschlechts. Frauen- und Männerbilder werden als komplementäre Geschlechtsstereotype entlang von Dualismen wie aktiv/passiv, stark/schwach oder sach-/beziehungsorientiert erst gesellschaftlich definiert. Dabei hat aus Sicht des Doing Gender die weibliche oder männliche Person nicht eine bestimmte Eigenschaft, weil sie einem bestimmten Geschlecht angehört. Vielmehr werden aufgrund der Zuordnung zu einem Geschlecht von ihr Handlungen, die in diese Zweiteilung passen, gesetzt und von den anderen dann dementsprechend beantwortet. Auf diese Weise wird Zweigeschlechtlichkeit und Geschlechterdifferenz als Orientierungsrahmen hergestellt. Alle alltäglichen Handlungen und Interaktionen sind demnach durch Geschlecht geprägt, und diese Kategorie Geschlecht wird permanent neu konstruiert und inszeniert. Dies geschieht ebenso, wenn es in den Interaktionen gar nicht explizit um Geschlecht geht – Doing Gender ist nicht nur das angelernte Verhalten, wie man sich einem Mann/ einer Frau gegenüber zu verhalten habe (z. B. Türe aufhalten, nicht widersprechen, vorgehen lassen…). Doing Gender manifestiert sich auch bei scheinbar vom Geschlecht unabhängigen Interaktionen – etwa in Körpertonus, Stimmlage, Sprechrhythmus, der Art wie Menschen sich präsentieren – und die ist je nach Geschlecht (subtil) unterschiedlich (Kothoff 2002).

In moderner, sozialkonstruktivistischer Sicht bedeutet dies, dass die Ebene der individuellen Interaktion und der gesellschaftlichen Institution immer zusammenspielen (Gildemeister & Robert 2008): Interaktion als kleinster Baustein des Sozialen lässt unendlich viele Möglichkeiten des Handelns zu – soziale Situationen sind grundsätzlich offen. Deshalb ist die Herstellung einer gemeinsamen Definition der jeweiligen Situation mit vorgebahnten oder zu entwickelnden Handlungsoptionen zwischen den InteraktionspartnerInnen nötig. Die dazu nötigen Aushandlungsprozesse werden nicht zuletzt durch die (wahrgenommene/vermutete/zugeschriebene) Geschlechtszugehörigkeit der Beteiligten geprägt. Individuen nutzen ihr Gender-Wissen, um sich gegenseitig als Männer und Frauen zu identifizieren und zu definieren und stellen dabei Geschlechtlichkeit erst her (Doing Gender). Diese Festlegungen entlang von Mustern von Weiblichkeiten und Männlichkeiten können als kommunikative Leitlinien und somit Entlastung für die Offenheit und Störanfälligkeit von Kommunikationssituationen genutzt werden.

Institutionen sind Bündel von solchen Verhaltensweisen und -regeln, regulative Muster sozialen Handelns und Strukturen menschlichen Zusammenlebens. Sie entstehen aus sozialem Handeln und gehen diesem ebenso als „Orientierungshilfe und normativer Erwartungsfahrplan" (Gildemeister & Robert 2008, 19) voraus. Entlang von an die Wahrnehmung geknüpften Erwartungen (alt/jung, männlich/ weiblich, zugehörig/fremd etc.) werden die bei anderen beobachteten Verhaltensweisen als stimmig oder unpassend kategorisiert. So werden genau „die Merkmale von Männlichem und Weiblichem entwickelt, welche angeblich die differente Institutionalisierung begründen" (Kotthoff 1994, 162 cit. Gildemeister & Robert 2008, 21). Diese alltäglichen Institutionalisierungen werden kaum / nicht reflektiert. Sie laufen meist automatisiert ohne bewusste Entscheidung ab und führen zu einem „Unsichtbarwerden des Offensichtlichen" (Gildemeister & Robert 2008, 21). Somit sind in der Performanz der Geschlechter nicht biologische Gegebenheiten sondern damit verbundene Zuschreibungen und Implikationen relevant: „nicht der Unterschied konstituiert die Bedeutung, sondern [erst] die Bedeutung die Differenz" (Gildemeister 2004, 132): Geschlecht im Sinne von Gender wird von den InteraktionspartnerInnen entlang der gesellschaftlich verfügbaren Modelle von Weiblichkeiten und Männlichkeiten in sozialen Interaktionen erst hergestellt.

Im Kontext der sozialkonstruktivistischen Theorien ist das Konzept der „hegemonialen Männlichkeit“ (Carrigan, Connell, Lee 1985 dt. 1996) der kritischen Männerforschung wichtiger Bezugspunkt. In ihren Studien über die Konstruktion von Männlichkeiten arbeitet Robert (später Raewyn) W. Connell (1999) das gesellschaftlich dominierende Bild von Männlichkeit heraus. Männer sollten nicht als homogene Kategorie gesehen, sondern in ihren multiplen Männlichkeiten berücksichtigt werden. Unter hegemonialer Männlichkeit versteht Connell das zu einer bestimmten Zeit sozio-kulturell vorherrschende Deutungsmuster von Männlichkeit zur Legitimation der gesellschaftlichen Vormachtstellung von Männern gegenüber Frauen und marginalisierten Männern, wie z. B. Homosexuellen (Connell 1999). Es wird als Idealbild verwendet, obwohl (fast) kein realer Mann diesem Bild entspricht. So versucht sich das Patriarchat immer neu zu organisieren und produziert je nach den Anforderungen des Zeitgeists neue Bilder von Männlichkeit, neue Hegemonien (Connell 2002). Diese unterstützen die heterosexuelle Orientierung und die Institution der Ehe. Frauen könnten keine ähnliche Hegemonie ausbilden, da es keine patriarchatsähnliche generelle Dominanzstruktur von Frauen gäbe – wenngleich sie natürlich auch Machtbeziehungen haben. Frauen im Patriarchat hätten als Pendant eine „emphazised feminity“, die eine (unbewusste) Mitwirkung an den Strukturen eigener Unterdrückung und Zustimmung zu männlicher Führung beinhaltet. Dieses Konzept der Hegemonie als einer mehr durch Einwilligung als durch offenen Zwang geschaffener Vorherrschaft entlehnt Connell vom italienischen Philosophen Antonio Gramsci. Wichtiger Gesichtspunkt in Connells Theorien ist die Herstellung von Männlichkeit in homosozialen Gruppen (Meuser 2004): Männer bestätigen anderen Männern ihr Mannsein. So wird fraternalistisch männliche Geschlechtsidentität ausgebildet und gefestigt. Die „patriarchale Dividende“ meint eine Komplizenschaft zwischen Männern, die alle aufgrund ihrer Geburt als Mann Vorteile aus der Vorherrschaft von Männern ziehen. In Anlehnung an Bourdieu ist für die Identitätsbildung von Männern und die Herausbildung des männlichen Geschlechtshabitus eine doppelte Distinktions- und Dominanzstruktur von Männlichkeit notwendig: Männer müssen sich einerseits gegenüber „den Frauen“ oder unmännlichen Männern abgrenzen und andererseits mit anderen Männern zusammenschließen. Weitere wichtige Aspekte der konstruktivistisch-empirischen Männlichkeitsforschung sind die Analyse der Dominanzstruktur heterosexueller über homosexuelle Männer und die Beschreibung marginalisierter Männergruppen – wobei hier andere Aspekte wie Bildung und Ethnie in den Vordergrund rücken. Connells Theorien zum Geschlechterverhältnis beziehen sich auf zentrale Ebenen wie gesellschaftliche Machtstrukturen, Produktionsbeziehungen und Arbeitsteilung, emotionale Bindungsstrukturen und sexuelles Begehren sowie symbolisch-kulturelle Repräsentationen (Höfner 2007, 291).

Das breit rezipierte Doing Gender-Konzept ist in den Postulaten einer geschlechtersensiblen psychosozialen Arbeit auffindbar – oft vermischt mit Diskursen der Differenz: Es spiegelt die Annahme, dass die aktuelle Ausformung von Geschlechtlichkeit gesellschaftlich bedingt sei und Männer und Frauen aufgrund dieser gesellschaftlichen Bedingtheit unterschiedliche psychosoziale Angebote und therapeutische Interventionen bräuchten (Schigl 2011). Das Konzept der hegemonialen Männlichkeit, die Implikation von multiplen Männlichkeiten und die Marginalisierung von Männern durch Männer sind auch Grundlage für spezifische männerreflektierende Psychotherapie (vgl. Kap. 5.2 und 5.3). In Bezug auf unser Thema ist es wichtig, sich vor Augen zu halten, dass in der Doing Gender-Perspektive nicht (nur) die Unterschiede zwischen Männern und Frauen untersucht werden, sondern v. a. die Prozesse der Unterscheidung bzw. ihre Folgen. Uns beschäftigt, ob/wie sich dieses Doing Gender, das kollektiv inszeniert und vollzogen wird und auf sozialer Übereinkunft basiert, auf der Mikroebene der therapeutischen Beziehung auswirkt. Denn die Orientierung entlang der den Geschlechtern zugeschriebenen Verhaltensweisen und Eigenschaften hilft in offenen, unsicheren Situationen. Psychotherapeutische Prozesse sind für KlientInnen (und ihre TherapeutInnen?) mit großer Wahrscheinlichkeit verunsichernd. Es liegt daher nahe, dass hier immer wieder Verhalten und Verhaltenserwartungen entlang der Geschlechterstereotypen zur Orientierung herangezogen werden.

2.4 Die Konstruktion von (Zwei)Geschlechtlichkeit: Dekonstruktivismus, Queer Theories und Diversity

Geschlecht nicht als etwas Naturgegebenes zu betrachten, sondern als ein Konstrukt, das produziert wird, ist eine Perspektive, die unserem Alltagsverständnis (das oft auch ForscherInnen ihren Überlegungen zugrunde legen) sehr fremd erscheint. In unserem Alltag nehmen wir es als selbstverständlich, dass es zwei Geschlechter gibt und alle Menschen den Kategorien Mann und Frau zuzuordnen sind. Wir glauben, dass diese Zuordnung primär und eindeutig ist, d. h. in „objektiven", biologisch gegebenen Unterschieden in Genetik, Anatomie und Physiologie gründet, auf die wir in der Regel keinen Einfluss haben. Fast alle Menschen westlich-angloamerikanischer und auch vieler anderer Gesellschaften sind überzeugt, dass das Geschlecht von Geburt an feststeht und sich im Laufe des Lebens nicht mehr ändert. Dieses verbreitete Gender-Wissen wird durch kritische Betrachtung der Systeme von Zweigeschlechtlichkeit und Heteronormativität in Frage gestellt (Laqueur 1992). Im Folgenden sollen einige Grundgedanken dieser Theorien dargestellt werden, sofern sie für unsere kritische Betrachtung psychotherapeutischen und beraterischen Handelns relevant sind. Erkenntnistheoretisch liegt dem (de)konstruktivistischen Denken die Annahme zugrunde, dass die Unterscheidung von Sex vs. Gender, biologischem vs. sozial überformtem Geschlecht selbst Ausdruck einer gesellschaftlichen Praxis ist, die zu Unrecht vermittelt, dass es einen „natürlichen" Geschlechtskörper jenseits der sozialen Konstruktionsprozesse gäbe. Denn: Die Natur des Menschen ist seine Kultur![3]

Erste und wichtige Impulse erhielt die Kritik der natürlichen Zweigeschlechtlichkeit durch die Studien von Suzanne Kessler und Wendy McKenna (1978), die aufzeigen, dass auch wissenschaftliche Untersuchungen über Geschlechterunterschiede am Alltagswissen anschließen und die Existenz der Geschlechter nicht beweisen, sondern voraussetzen (Wetterer 2004, 124). Ebenso wegweisend war Kesslers (1990) bahnbrechende empirische Untersuchung über den Umgang mit Neugeborenen, bei denen keine sichere Geschlechtszuschreibung möglich ist. Ihre Analysen zeigen, dass es in einer westlichen, angloamerikanischen Gesellschaft unmöglich ist, eine Geschlechts-Unsicherheit zu dulden: Die Medizin verwendet das Vorhandensein eines entsprechenden männlichen Penis als Entscheidungsgrundlage für eine geschlechtliche Zuordnung – und nicht wie offiziell postuliert die Zusammenschau von anatomischen, genetischen und hormonellen Faktoren! Weiters gehen unsere Annahmen von einem binären Geschlechtersystem aus, was auch nicht in jeder Gesellschaft der Fall ist. Kulturanthropologische Studien zeigen, dass es Gesellschaften gibt, in denen unsere Alltagsannahmen über Geschlecht keine Gültigkeit haben. Dort gibt es mehr als zwei Geschlechter, etwa ein drittes oder es ist ein Zwischengeschlecht möglich (Maccoby 2000). Geschlecht ist somit nicht überall unwandelbar oder durch die Genitalien allein bestimmt (Lindemann 1993, Herdt 1994). Beispiele sind etwa die Hijra in Südindien, die Kathoeys, „ladyboys" in Thailand, die Two Spirit der Lakota und Blackfoot-Kultur in Nordamerika, die Fa'afine, und Fakaleiti im Südpazifik etc..

Die theoretischen Überlegungen zur Zweigeschlechtlichkeit sind wesentlich beeinflusst durch die Arbeiten Judith Butlers, die seit den 1990er Jahren auch in Europa breit rezipiert wird. Sie initiierte und prägte die „poststrukturalistische" Denkrichtung in der Frauen- und Geschlechterforschung. Butler arbeitet in ihren Analysen quer über mehrere wissenschaftliche Disziplinen und verwendet Theorien aus Geschichte, Philosophie – v. a. Michel Foucault und Jacques Derrida –

3 Selbst die modernen neurobiologischen Ansätze, die immer wieder herangezogen werden, um Unterschiede biologisch zu konstituieren, sind sich darüber einig, dass das Gehirn ein soziales Produkt ist und die Engrammierung entlang sozialer Situationen und kontextueller Anreize vor sich geht (z. B. Hüther 2001).

Sozialwissenschaften, Sprach- und Medientheorie oder auch der Psychoanalyse, sowie lesbisch-feministische Theorien (Villa 2003, 12). Butler zeichnet keine neuen oder alternativen Bilder von Frauen und Männern, und verfährt auch nicht naturwissenschaftlich-empirisch. Sie versucht vielmehr anhand von Texten diskursanalytisch die Erzeugung der vermeintlichen Naturhaftigkeit der Geschlechter zu belegen, d. h. die Diskurse zu Weiblichkeiten und Männlichkeiten zu dekonstruieren (Butler 1991). Als „Dekonstruktion" (Derrida 1972) wird dabei die Aufdeckung von Hierarchien, Normen, Werten bezeichnet, die durch Analyse dessen, was, wie und vor allem was **nicht** gesagt wird, erfolgt. Ein dekonstruktives Lesen bedeutet, nach den Prozessen der Produktion von Texten und den ihnen zugrunde liegenden Normen und Werten zu fragen (für dieses Buch siehe Kap. 2.5). Des Weiteren wird die Idee der Konstruktion selbst reflektiert. Besonders interessant ist die Offenlegung von „blinden Flecken" im Text, also die Frage nach der Differenz zwischen bewusst und unbewusst Vermitteltem. Butler geht somit nicht nur von der Existenz eines individuellen, sondern ebenso eines gesellschaftlichen und sogar diskursiven Unbewussten aus. Als „Diskurse" bezeichnet Butler Denk- und Sprachsysteme als Orte der Konstruktion von Gender wie etwa der Biologie, Medizin, Psychologie und der Rechtswissenschaften: In diesen Denksystemen werden Zweigeschlechtlichkeit, Geschlechterdifferenz und Heterosexualität meist als unhinterfragte Voraussetzung angenommen, damit aber diskursiv reproduziert. Wir können nur das denken, was wir über sprachlich-diskursive Prozesse aufgenommen haben. Vor dem gesellschaftlichen Hintergrund verhalten sich Frauen und Männer in performativen Sprechakten (Derrida 2004, 90ff) und anderen Handlungen so, dass sie in die Ordnungsschemata von Geschlecht passen und einander in den Konstruktionen als sinnvolle, nachvollziehbare „intelligible Geschlechter" erkennen. Butler problematisiert Frau- bzw. Mannsein als eine prinzipiell „in sich instabile Angelegenheit" (Villa 2004, 143), die von vielfältigen Ambivalenzen und Unmöglichkeiten geprägt ist und immer von neuem performativ hergestellt werden muss. Sie postuliert damit auch ein dekonstruktivistisches „Undoing Gender" (Butler 2004) und fragt letztlich nach den Hintergründen der gesellschaftlichen Geschlechterinszenierung.

Als eine Erklärung für diese Teilung der sozialen Welt in männlich und weiblich wird in der Gender-Literatur die gesellschaftlich institutionalisierte Arbeitsteilung für das „sameness taboo" (Rubin, 1975, zit. nach Wetterer 2004, 124) verantwortlich gemacht: Mit diesem Tabu des Gleichseins löst die Gesellschaft die existentielle Frage der Reproduktion, indem sie ihr spezielle Räume und ein dafür verantwortliches Geschlecht zuweist. Darüber hinaus hat die immer wieder inszenierte Geschlechterdifferenz die wichtige Aufgabe, als Orientierung für Jugendliche in der Aneignung geschlechtlicher Identität zu sein (Rendtorff 2006). Differenz schafft auch Spannung und (oft) Anziehung, wie sie in den Mythen und Narrativen, eben den kulturellen Diskursen der Menschheit um Liebende immer wieder thematisiert werden.

Für die Analyse des konkreten psychotherapeutischen Handelns bedeutet die dekonstruktivistische Sichtweise, dass wir unser Augenmerk nicht nur auf das richten dürfen, was gesagt und getan wird, sondern ebenso auf das, was nicht gesagt/getan wird (z.B. ist es nicht üblich zu fragen, welche sexuelle Orientierung jemand hat, oder welchem Geschlecht er/sie sich zurechnet). Ebenso darf eine Analyse dessen, welche Gender-Diskurse im Hintergrund eines Psychotherapie-Verfahrens wirken, nicht vergessen werden (vgl. Kap. 5.1). Und schließlich: Wer kommt in Psychotherapie, wer wird PsychotherapeutIn, wer vergibt wie Diagnosen oder sagt, wann jemand gesund ist (Kap. 7.1)? Mit der Zweigeschlechtlichkeit haben wir ein System, das uns auch in Psychotherapie und Beratung hilft (aber zugleich auch erschwert), unser Verhältnis zueinander zu definieren.

Judith Butler gilt auch als eine der Wegbereiterinnen der sogenannten „Queer Theories", da sie die heterosexuelle Matrix systematisch in Frage stellt (1991, 61f). Die gay and lesbian studies beschäftigten sich in den 1980er Jahren v.a. mit Prozessen der Ausgrenzung und Abwertung nicht-heterosexueller Menschen. Mit zunehmender Beachtung auch anderer, nicht zur heterosexuellen Mehrheit gehörenden Individuen, wie intersexueller und Transgender-Personen fand eine Ausweitung und Forschungsverlagerung zu sozialkonstruktivistischen Prozessen statt. Geschlecht(skörper) und Sexualität werden in den Queer Theories nunmehr als Instrumente und zugleich Effekte moderner Benennungs-, Regulierungs- und Normalisierungsverfahren begriffen. Heteronormativität, die Zwei-Geschlechter-Ordnung und das Primat der Heterosexualität bedingen und stabilisieren einander, indem sie wechselweise ihre Naturhaftigkeit postulieren (Hark 2004).

In unserem Zusammenhang geht es darum, herauszufinden, ob und wie Heterosexualität als Norm in der Psychotherapie gilt, vorausgesetzt und hergestellt wird.

Die Analyse empirischer Daten weist insgesamt eher darauf hin, dass Menschen ein Kontinuum darstellen als dass sie in zwei differente Gruppen („Frauen" und „Männer") auseinanderfallen, auf die ein geschlechterklassifikatorisch ungeübtes Auge gar nicht so leicht kommen würde (Tyrell, 1986 zit. nach Wetterer 2004, 124). Andere Merkmale sind ebenso wichtig und könnten zur Unterscheidung verwendet werden. Wegweisend sind die „postcolonial studies" in der Tradition der black theory (z.B. Angela Davis 1982). Sie schärfen den Blick für andere Merkmale, die ebenso stark und omnipräsent sind wie die geschlechtliche Zugehörigkeit und die Wahrnehmung von Subjekten beeinflussen. VertreterInnen dieser Denkrichtung der Diversität stellen das alleinige Subjekt „Frau“ oder „Mann“ in Frage, da in Interaktionen Menschen nie nur als geschlechtliche Wesen, sondern immer in Verbindung mit anderen Zuschreibungen wie Alter, Ethnie, Klassenzugehörigkeit etc. wahrgenommen werden. Sarah Fenstermaker und Candance West (2001) nennen dieses Phänomen in Anlehnung an Doing Gender „doing difference“. Die soziale Situation und der Kontext bestimmen, wie relevant die Variable Geschlecht wird, bzw. ob sie von anderen Diskriminierungslinien überlagert und moderiert wird.

Die sich aus dem Diversitätsdiskurs (z. B. Krell et al. 2007) ableitenden Perspektiven gehen zwar über den in diesem Buch behandelten Fokus hinaus, sind aber in der Betrachtung unserer Fragstellung nicht von der Hand zu weisen. Verallgemeinernde Aussagen zu Frauen und Männern in der Therapie dürfen deshalb nur sehr vorsichtig vorgenommen werden – auch wenn Psychotherapie in weiten Teilen (noch) eine (weiße) Mittelschichts-Dienstleistung ist (Garfield 1994, 206). Wir nehmen unsere PatientInnen nie nur als Männer und Frauen, sondern immer auch in ihrem Alter, ihrer Herkunft, ihren körperlichen Merkmalen, ihrem Bildungsgrad etc. wahr und reagieren darauf. All diese Aspekte von Diversity moderieren die Variable Geschlecht (Knapp & Wetterer 2007). Besondere Aufmerksamkeit verdienen diese Faktoren, wenn sie wesentlich zum Leidensdruck beitragen, etwa bei PatientInnen mit körperlicher Behinderung oder bei KlientInnen mit Migrationshintergrund.

Die hier nur kurz vorgestellten Diskurse aus der Frauen- und Geschlechterforschung bilden den Hintergrund für unsere weiteren Überlegungen. Auf der Basis dieser Denkfiguren soll Geschlecht definiert werden als universale Kategorie, die im gesellschaftlichen Diskurs zur Verfügung gestellt und in jeder Interaktion neu hergestellt und bestätigt wird. Geschlecht / Gender wird verstanden als etwas, das durch unser Denken und Handeln zur primären Ordnungskategorie unserer Welt wurde und das wir durch die Zuordnung von Menschen in die Kategorien weiblich und männlich täglich unbewusst wie bewusst vielfach wiederherstellen (= Doing Gender). Diese Konstruktion von Geschlecht ist das Ergebnis historischer Entwicklungen und einer fortlaufenden sozialen Praxis (Wetterer 2004).

In den Kapiteln 2.1–2.4 haben wir uns mit den Grundannahmen der modernen Theorien zum Geschlecht beschäftigt. Bevor diese mit Theorien mittlerer Reichweite und empirischen Daten in Bezug gesetzt werden, sollen die Prozesse der Erkenntnisgenerierung in diesem Buch selbst in den Blick genommen werden.

2.5 Erkenntnistheoretische Überlegungen: Das Beobachten des Beobachtens – Triplexreflexion und Metahermeneutik zur Reflexion eigener Involviertheit

Wenn wir uns mit der Herstellung von Geschlecht und den Beziehungen zwischen Männern und Frauen beschäftigen, sind wir immer Erkennende wie Erkannte zugleich – keine/r kann sich entziehen. Das ist der Grund dafür, dass Geschlechterfragen so kontrovers diskutiert wurden und werden, vermengen sich hier doch religiöse, weltanschauliche und politische Haltungen mit ganz persönlichen und alltagspraktischen Bezügen. In der Frauen- und Geschlechterforschung konstatiert Sandra Harding (1991), dass Wissensgenerierung selbst ein Geschlecht hat – es ist nicht unerheblich, ob sie durch Männer oder Frauen erfolgt. Auch in der Integrativen Therapie (IT) sind wir der Ansicht, dass epistemologische Prozesse vor dem Hintergrund ihrer Zeit und der erkennenden Person erfasst werden müssen. Wenn wir die Frage nach der Rolle der Geschlechter in Psychotherapie und Beratung stellen, gilt es, sich die eigene Stellung zu den Geschlechter-Diskursen bewusstzumachen.

Die hier eingenommene wissenschafts- und erkenntnistheoretische Position ist kritisch-sozialwissenschaftlich dem Differenz- und v. a. sozialkonstruktivistischen Diskurs verpflichtet[4]. Die Denkweise der IT als disziplinüberscheitende, weitausgreifende, systematische (Merleau-Ponty 1964, Petzold 2003a, 392) Metahermeneutik ist den Überlegungen zugrundegelegt, "… eine Suche nach einer gewissen Exzentrizität, der Versuch, obgleich selbst im heraklitschen Strom schwimmend, immer wieder Überblicke zu gewinnen, um nicht richtungslos dahinzutreiben, dabei aber die eigene Strömungsrichtung, d. h. die eigene Erfahrung, zu hinterfragen, um die Welt, die Anderen und damit sich selbst nicht zu verlieren." (cit. Petzold 2003a, 393). Dieses Beobachten des eigenen Beobachtens (und Erklärens) des untersuchten Feldes kann in Termini der IT als eine „Triplexreflexion" (Petzold 2007, 132) bezeichnet werden: Eigene Wahrnehmungen werden mehrperspektivisch modifiziert und elaboriert sowie in der Betrachtung der zugrundeliegenden Theorien auf einer Metaebene hinterfragt:

Die Zweigeschlechtlichkeit als Wissenssystem erweist sich als integraler Bestandteil auch wissenschaftlicher Grundlagenforschung. Ein Vergleichen aufgrund einer Datenspaltung in männlich/weiblich liegt jedoch genau in jener Denktradition der Zweigeschlechtlichkeit, in der ForscherInnen jene Unterschiede replizieren,

4 Obwohl für das hier untersuchte Thema nicht direkt von Bedeutung, mag für manche die Frage nach der nature-nurture-Debatte mitschwingen, die ich hier nicht direkt behandle, die aber in den grundgelegten Diskursen enthalten ist.

nach denen sie fragen[5]. Damit ist für alle Arbeiten zu Doing Gender, zu denen auch die vorliegende zu zählen ist, die Herausforderung der Beobachtung der eigenen Beobachtung gegeben – ein selbstreflexiver Prozess, in dem die Auseinandersetzung mit eigenen Gender-Annahmen vorangehen und diese begleiten muss. Alle Untersuchungen zum Thema Gender können in der Perspektive des Doing Gender auch gelesen werden als Beispiele der Praxis der fortwährenden Herstellung der zweigeschlechtlichen Teilung unserer Welt (Gildemeister 2004). Insofern können die hier behandelten Fragen und die aus der Forschung zitierten Erkenntnisse zu Männern und Frauen als Produkt des Denkens in der Dichotomie männlich/weiblich betrachtet werden. Wir können uns dieser Doppeldeutigkeit und Doppelbödigkeit nicht entziehen, nur unsere Position kritisch metareflektieren.

Erkenntnissubjekt wie auch Erkenntnisobjekt sind in diesem Sinne als konstruiert und reproduziert vorausgesetzt (Kahlert 2000, 24). Dies bedeutet, den Boden von Schuldzuschreibungen, wie sie in den Anfängen feministischer Forschung erfolgten, zu verlassen: Das Handeln von Frauen und Männern ist jeweils voneinander abhängig: Eine simple Opfer-Täter-Dichotomisierung greift bei den komplexen Prozessen aufeinander bezogenen, individuellen Handelns vor dem Hintergrund gesellschaftlicher Institutionalisierungen viel zu kurz (Thürmer-Rohr 2004). Männlichkeit und Weiblichkeit werden in ihrer Konzeptualisierung grundsätzlich reziprok, in Interaktion generiert, verstanden. Die hier zur Anwendung kommenden Erkenntnisprozesse sind phänomenologisch und erfahrungsgegründet konzipiert, sie setzen eine systematische Reflexion und Analyse von Interaktionsprozessen und der daraus entstehenden Praxis von Doing Gender voraus.

Unterschiedliche Bewertungen v. a. aber auch ökonomische und gesellschaftliche Marginalisierungen von Frauen wie von Männern bewegen sich entlang komplexer Prozesse, in denen auch andere Aspekte als das Geschlecht eine Rolle spielen. Für diese wesentlichen Annahmen sei auf Intersektionalität und die Diskurse von Diversity (Becker-Schmidt 2007) verwiesen. Intersektionalität meint die Überschneidung von verschiedenen Diskriminierungsformen in einer Person – wenn etwa rassistische, sexistische oder andere Be- und Abwertungsformen einander überlagern und ggf. verstärken (z. B. Frau, alt, Migrantin).

2.6 Anthropologische Grundsätze der IT in Hinblick auf Gender

Für die Beschäftigung mit der Rolle des Geschlechts in der psychotherapeutischen Beziehung auf der Ebene der Large Range Theories sollen nach der Darstellung

5 Methodisch betrachtet bedeutet das die Entscheidung, Geschlecht in der statistischen Analyse als die abhängige oder unabhängie Variable zu verwenden.

der Geschlechtertheorien und einer Reflexion über die Herausforderungen der Wissensgenerierung auf diesem Gebiet (Wissenschaftstheorie und -kritik) nun die anthropologischen Grundannahmen psychotherapeutischen Handelns erläutert werden, die für den hier gewählten Betrachtungsfokus der Interaktion im Prozess von Bedeutung sind. Dabei wird das Verfahren der Integrativen Therapie (IT) als Modell herangezogen, dessen Stärke es ist, in einem breiten Rahmen Theorien aus den Humanwissenschaften zu ordnen, miteinander in Bezug zu setzen und für die Psychotherapie fruchtbar zu machen. IT versteht sich dabei wie auch die Frauen- und Geschlechterforschung als inter- und transdisziplinäres Unterfangen, in dem plurales Wissen generiert und geordnet wird. Die Ordnung verläuft entlang des Tree of Science (Petzold 2003a, 396f), der auch diesem Buch als Struktur unterlegt ist. In der IT wird im Tree of Science auf Ebene der Large Range Theories unter dem Punkt der Anthropologie explizit „Gendertheorie" (Petzold 2003a, 65) genannt. Genauer betrachtet müsste der Begriff eigentlich im Plural verwendet werden, da die Gendertheorien, wie wir gesehen haben, nicht einheitlich sind, sondern einander ergänzende Qualitäten haben.

Welche Metaannahmen bestimmen nun die therapeutische Beziehung als den Raum, in dem sich Geschlecht abbildet und hergestellt wird? Hier sind an erster Stelle die einander in der Therapie begegnenden Menschen, TherapeutIn und KlientIn zu nennen. Beide werden in der IT in ihrer jeweiligen Subjektivität als Frau und Mann in existentialistischem Da-Sein in der Welt, ihrem sozialen und ökologischen Umfeld und ihrer Zeit verstanden. In einem intersubjektiven Prozess erschaffen sie gemeinsam ihre (geteilte) Wirklichkeit – sie sind in „Ko-respondenz" (Petzold 1991a, 2003a, 94f) (vgl. Kap. 4.2.1).

Männer und Frauen werden als Körper-Seele-Geist-Subjekte betrachtet, die in der Gegründetheit ihres Leibes in der Welt sind – ohne diese Leiblichkeit ist lebendiges Menschsein nicht vorstellbar: Wir sind als Leibsubjekte eingebettet in Kontext und Kontinuum und durch unser differentielles und integriertes Wahrnehmen, Verarbeiten und Handeln unlösbar mit unserer Lebenswelt und mit anderen Menschen verflochten (Petzold 2003a, 1065f). Petzold betont dabei, dass „…die subjektive Interpretation der eigenen Leiblichkeit als Mann und Frau (die Genderperspektive ist unverzichtbar) von den kultur-, schicht-, ideologiebestimmten Einflüssen unabtrennbar" (Petzold 2003a, 1052) ist. Der Leib ist nicht allein als materiell biologischer Körper konzipiert, er ist die Schnittstelle von biologischem und soziokulturellem Geschehen (Petzold 2009c, 2010f) (vgl. Kap. 4.2.2 und 4.2.3).

Auf der gesellschaftstheoretischen Ebene sieht die IT den Menschen mit Aristoteles als „zoon politikón", der als Subjekt nur mit anderen Menschen gedacht werden kann. Frauen und Männer sind in ihrer Entwicklung ko-kreativ, d. h. dass sie erst durch andere Menschen ihre Identität und Hominität (Sieper, Orth, Petzold 2010) herausbilden und entfalten können. Menschen leben in ihren „social worlds“ (Moscovici 2001) und sind verwoben in vielfältige Polyloge (Petzold 2002c), die sie verbinden. Die ökologische Perspektive des Kontexts und Kontinuums stellt Menschen als mit anderen Menschen in Aushandlungsprozessen verbundene, schöpferische Wesen dar. Sie sind abhängig von ihrer physikalischen und sozialen Umwelt und entwickeln sich lebenslang, bestimmt durch die Bedingungen ihrer historischen Zeit. Orth (2002) beschreibt ein Selbstverständnis als Frauen und Männer, das durch Werte und Normen von Jahrhunderten der Geschichte geformt ist und heutige Menschen via Enkulturation, die in der Sozialisation vermittelt wird, prägt.

Wenn wir diese anthropologischen Grundlagen analysieren, so können wir hier eine gute Kompatibilität mit differenztheoretischen Diskursen und Doing-Gender-Annahmen konstatieren. Die im Basisaxiom seit 1988 „…der Mensch als Mann und Frau…“ (Petzold 2001g) ausgedrückte Sicht weist auf ein Bewusstsein für unterschiedliche weibliche und männliche Lebensrealitäten hin. Ebenso können die sozialkonstruktivistischen Annahmen des Doing Gender gut in die Metatheorien der IT integriert werden: Sie bieten eine Sicht des Menschen als eines von seiner Zeit mit ihren Diskursen, ihren gesellschaftlichen Freiheiten und Begrenzungen geformten Individuums. Dabei werden diese in konkreten intersubjektiven Prozessen ausgehandelt und so Lebensräume und -bedingungen, Formen von Weiblichkeiten und Männlichkeiten für sich und andere hergestellt.

Als ein Verfahren, das eine „klinische Philosophie“ (Petzold 2003a) vertritt und sich der Wichtigkeit von Metatheorien bewusst ist, beschäftigt sich die IT mit ethischen Fragen[6] und plädiert für Konvivialität, ein freundliches Miteinander beider Geschlechter (Orth 2002) und Integrität (Sieper, Orth & Petzold 2010) in melioristischer (Petzold 2009d) Absicht. Gender-Integrität ist explizit ein Anliegen (Petzold & Orth 2011). Die Grundregel der Integrativen Therapie (Petzold 2000a) zeigt die explizite und verbindliche Beschäftigung mit ethischen Fragen. Diese Haltung ist mit einem Streben nach mehr Geschlechtergerechtigkeit wie im Gleichheitsdiskurs gefordert, gut vereinbar. Eine Konnektivierung der Diskurse der Frauen- und Geschlechterforschung mit der IT erschwert jedoch die in der IT deklarierte Orientierung auf den Weltbezug in einer evolutionsbiologischen und evolutionspsychologischen Perspektive (Petzold 2003a, 66). Dies ist auch die Stel-

6 In den letzten Jahren haben Publikationen zu ethischen Problemen und kultur-philosophischen Fragen in der IT zugenommen– besonders die BegründerInnen der IT Hilarion Petzold, Ilse Orth, und Johanna Sieper beschäftigen sich in ihren Aufsätzen zum Verfahren vermehrt mit solchen übergeordneten Themen, wie ein Blick in die Veröffentlichungen z. B. www.fpi-<publikationen.de zeigt.

le, an der die sehr gute Kompatibilität und Anschlussfähigkeit von IT und Frauen- und Geschlechterforschung einer Irritation ausgesetzt wird. Die Annahme von einer soziokulturellen Überformung der Leiblichkeit teilt die IT mit der Frauen- und Geschlechterforschung. Über die Hereinnahme ultimativer evolutionsbiologischer und evolutionspsychologischer Erklärungen jedoch besteht Dissens zwischen IT und Frauen- und Geschlechterforschung. Die anderen Integratoren auf der Ebene der Metatheorien sind durchaus erfüllt. Hier wären weiterführende Untersuchungen und tiefergehende Vergleiche notwendig.

Die in diesem Buch gewählten Perspektiven der Frauen- und Geschlechterforschung – v. a. die Differenz- und sozialkonstruktivistischen Theorien – sind mit den anthropologischen, gesellschaftstheoretischen und ethischen Grundannahmen der IT gut vereinbar. Die Arbeit von Protagonistinnen der IT (z. B. Frühmann 1985) hat schon früh Sensibilität in Bezug auf Gender gezeigt In der IT-Therapieausbildung sind seit den 1970er Jahren wesentliche Ausbildungsschritte wie Einzellehrtherapie sowohl bei einem männlichen wie einer weiblichen LehrtherapeutIn verpflichtend. Eine gegenseitige Rezeption der Ansätze der (v. a. frühen) IT und feministischer therapeutischer Praxis war durch die in beiden Konzepten vorhandene Betonung der Leiblichkeit (Freytag 1992, 72f; Orth 2002), der Entwicklung im gesellschaftlichen Feld, der phänomenologischen Grundhaltung des intersubjektiv-konstruktivistischen Beziehungsmodells und der Prozessorientierung leicht möglich (Gahleitner & Ossola 2007). Die inhaltlich-theoretische Konstruktion der IT ist so geartet, dass sie an feministische Theorien gut anschlussfähig bzw. mit feministisch-therapeutischer Praxis kompatibel ist und umgekehrt. Eine Nähe der Denkweisen ist durch ihre gleichzeitige Entstehungsgeschichte gegeben: Die zweite Frauenbewegung, die StudentInnenbewegung und kritische politische Initiativen beeinflussten einander und griffen auf ähnliche Grundannahmen und Referenz-PhilosophInnen wie Foucault, Derrida, Merleau-Ponty, Lévinas, Habermas, Marcel, Beauvoir und existentialistische Überlegungen zurück (Vogel 2007, Leitner 2010). In dieser Zeit und vor diesem Hintergrund wurden auch die humanistischen Therapieverfahren in Europa rezipiert und weiterentwickelt.

Middle Range Theories:
Psychologie und Therapietheorie

3. Sozialpsychologische Theorien und Forschungsergebnisse zu Frauen und Männern

In diesem Abschnitt soll die Sicht auf Frauen und Männer auf einem Theorielevel mittlerer Reichweite weiter untersucht werden: Hierzu werden Aussagen der Entwicklungspsychologie (z. B. Oerter & Montada 2008) herangezogen sowie Sozialisationstheorien aus der Frauen- und Geschlechterforschung (z. B. Kämmerer 2008, Gildemeister & Robert 2008, Steins 2010). Die so erarbeiteten Grundlagen werden dann für die Sicht auf die therapeutische Situation herangezogen. Kritisch-dekonstruktivistisch ist hier anzumerken, dass es sich bei allen Erkenntnissen immer um soziokulturell geprägte Ansichten von psychologischer Entwicklung handelt.

Insgesamt muss vorangestellt werden, dass geschlechtsspezifische Fragestellungen und Geschlecht als Analysekategorie im Sinne von Gender-studies in der akademischen Psychologie noch immer randständig sind (Bierbaumer 2011). Die empirische Psychologie folgt einem weitgehend naturwissenschaftlich-positivistischen Erkenntnisparadigma und schreibt Geschlechtsunterschiede eher fest, als dass sie sie erklärt, kritisch diskutiert oder gar hinterfragt. Die empirische Forschung sucht nach sog. „traits“ (Eigenschafts-Annahmen) im Sinne einer differentiellen Persönlichkeitstheorie und liefert auch (sozio)biologische Erklärungsversuche dafür (Scheffler 2004a). Die Wissensbestände der Humanwissenschaften sind an die Alltagstheorien über Zweigeschlechtlichkeit angeschlossen (vgl. Kapitel 2.4). So wird bei psychologisch-soziologischen Untersuchungen über die Aneignung von geschlechtstypisierendem Verhalten bei Jungen und Mädchen oder über die Unterschiede zwischen erwachsenen Frauen und Männern durch die Wahl des Untersuchungsdesigns oft Altbekanntes eher festgeschrieben als hinterfragt[7]. Ebenso wird bei empirischen Datenanalysen oft vernachlässigt, dass die Variabilität innerhalb der Gruppe der Frauen und innerhalb der Gruppe der Männer größer ist als Unterschiede zwischen den Geschlechtern (Hare-Mustin & Marecek 1990). Generalisierte Daten können auch nicht für Aussagen über eine konkrete individuelle Ausprägung verwendet werden: Die Feststellung etwa, dass Männer

7 Man denke an die zahlreichen Publikationen der psychologischen Ratgeberliteratur, wie Männer und Frauen sind.

größer sind als Frauen oder Frauen einfühlsamer als Männer gilt ja auch nicht in jedem Einzelfall. Sie ist auch nicht geschlechtsspezifisch, d. h. ausschließlich bei dem einen oder anderen Geschlecht anzutreffen, sondern bei der Mehrzahl der Individuen des jeweiligen Geschlechts vorhanden. Weiters muss klar sein, dass geschlechtstypische Verhaltensweisen kontextabhängig und variabel sind und v. a. entlang der Dimensionen Ethnie, Hierarchie und Schicht/Bildung oder Alter (Hannover 2010) variieren. Es muss hier bedacht werden, dass bei Metaanalysen zumeist us-amerikanisch-eurozentrische Studien ausgewertet werden (vgl. Kritik aus dem Diskurs um Diversity und die Postcolonial Studies). Es liegt bei (fast) allen psychologischen Ergebnissen zu Entwicklung und Unterschiedlichkeit bei Frauen und Männern keine wirkliche Transkulturalität vor und somit auch keine Repräsentativität, die erlauben würde, generalisierend von den Frauen und den Männern zu sprechen. Dies stets vor Augen zu haben ist in sich multikulturell entwickelnden Gesellschaften mit hohen Migrationspopulationen wichtig! Weitere Diversity Faktoren wie Schicht (nur 5 % der ambulanten Psychotherapie-PatientInnen stammen aus der einkommensschwächsten Schicht), regionale Herkunft (auch Land/Stadt) und spezifische Milieus prägen Männlichkeiten und Weiblichkeiten (Petzold 2011b).

3.1 Geschlechtsidentität und ihre Entwicklung

Was bedeutet das Frau- bzw. Mannsein für ein Individuum und wie entwickelt sich diese Überzeugung, einem bestimmten Geschlecht und nur diesem[8] unwandelbar anzugehören? Bei Geschlechtsidentität geht es um unsere Selbstdefinition von Frau-Sein bzw. Mann-Sein und um das Erfüllen von Geschlechterrollen im täglichen Handeln.

„Wir werden nicht als Mädchen geboren, wir werden dazu gemacht", meinte Ursula Scheu 1977 in der Tradition von Simone de Beauvoir und vertrat damit früh einen konstruktivistischen Ansatz, der besagt, dass Geschlechtlichkeit (im Sinne von Gender) ein Prozess der Aneignung und Formung ist, der vor dem aktuellen Zeithintergrund im familialen und mikrosozialen Feld stattfindet. Die Geschlechtsidentität stellt einen Teil der personalen Identität von Menschen dar.

Geschlechtsidentität hat verschiedene Dimensionen (Egan & Perry 2001)

- sich selbst als weiblich/männlich zu erkennen,
- von anderen ebenso erkannt zu werden,
- „typisch" für dieses Geschlecht zu sein,

8 Menschen wie Transgender und Intersex-Personen kämpfen genau mit diesen Themen!

- zufrieden mit dem eigenen Geschlecht zu sein und
- den erlebten sozialen Druck, den Geschlechterrollen zu entsprechen.

Als Geschlechterrollen werden alle bewussten und unbewussten Erwartungen an das eigene und das Verhalten anderer in Bezug auf Geschlecht definiert. Geschlechterrollen überformen die biologischen Merkmale mit den sozialen Normen der Zweigeschlechtlichkeit. Geschlechtsidentität ist bis zu einem gewissen Grad flexibel und wird während des Lebens ausgebaut und verändert; sie ist immer schicht- und kulturspezifisch geprägt!

Zum Begriff der Geschlechterrolle muss angemerkt werden, dass er in der kritischen Genderforschung auch kritisiert wird: Dieses Konzept unterscheidet „nicht konsequent zwischen den Erwartungen, die an Menschen gestellt werden und ihrem tatsächlichen Handeln“ (Carrigan, Connell & Lee 1996, 45). Es vernachlässigt auch die Vielfalt individueller Lebensvollzüge und pathologisiert Abweichungen, ist insofern statisch. Die sich entwickelnden verschiedenen (neuen) Formen von Weiblichkeiten und Männlichkeiten würden in dieser Sichtweise ausgeblendet oder nur als Störfälle der tradierten Norm gesehen.

Die GeschlechtspartnerInnen-Orientierung (choice of love object) legt die Richtung des Begehrens fest, wobei als Norm die heterosexuelle, dichotom-komplementäre Liebesbeziehung gesellschaftlich postuliert wird. Auf dieser Ebene sind wesentliche Auseinandersetzungen mit den bedeutenden Anderen wie Affiliations- und Reaktanzphänomene, Trennungs- und Beziehungsfähigkeit angesiedelt.

Die Entwicklung einer stabilen geschlechtlichen Identität und deren Ausformung in adäquaten Weiblichkeiten und Männlichkeiten sieht die Psychologie als eine Entwicklungsaufgabe für Männer wie für Frauen. Dabei zeichnet sich ein Wandel in der Diskussion ab. Die Übernahme traditioneller Geschlechterrollen als universelles Entwicklungsziel wird abgelöst durch die Vorstellung der Ausformung maskuliner <u>und</u> femininer Eigenschaften in einer Person (Trautner 2008). Diese Aneignung mithilfe der Umwelt ist ein Prozess, der ab der Geburt seinen Lauf nimmt. Kinder lernen schon im ersten Lebensjahr, Menschen anhand von Bewegungs- und Sprechmustern als Männer oder Frauen zu unterscheiden. Bereits mit zwei Jahren können Kinder Gegenstände in die Kategorien „für Jungen“ und „für Mädchen“ entlang der Geschlechterstereotypen recht gut einordnen. Bis zum Ende des 3. Lebensjahrs lernen sie, sich selbst und andere nach dem Geschlecht zu kategorisieren (Trautner 2008). Zunehmend entwickelt sich in der Interaktion mit der sozialen Umwelt das Gefühl, selbst dem einen oder anderen Geschlecht anzugehören. Diese Gewissheit wird immer sicherer und tut mit dem Wissen um die Geschlechtskonstanz ca. ab dem 5. Lebensjahr einen weiteren Schritt. Die Entwicklungspsychologie setzt im Alter von ca. 6–8 Jahren das sichere Wissen um die eigene Geschlechtlichkeit, deren Stabilität sowie deren implizite (gesellschaftliche) Normen an (z. B. Osten 2000, 244f; Hannover 2010, Boeger 2010). D. h. in diesem Alter haben Kinder die Überzeugung, dass es (auch symbolische) Gegenstände, Aktivitäten und Eigenschaften gibt, die besser zum einen als zum anderen Geschlecht passen. Diese Stereotypientreue schlägt sich in der Wahl ihrer Kleidung, Spiele und Aktivitäten nieder. Kinder im Vorschulalter betrachten Geschlechterrollen als Naturgesetze und beginnen in eher geschlechtshomogenen Kombinationen miteinander zu spielen. Im Grundschulalter differenzieren und flexibilisieren sich die Geschlechterkonzepte von Kindern (sofern sie nicht sie selbst betreffen) (Trautner 2008). In der Pubertät formt sich die Geschlechtsidentität weiter und in neuen Aspekten aus. Die schulischen Interessen, Fächerwahl und spätere Berufswahl entsprechen dabei weitgehend den geschlechtstypischen Rollenverteilungen. Zur Frage, wann, ob und wodurch die Akzeptanz von geschlechtsuntypischer Aktivität wieder ansteigt und sich die Stereotype flexibilisieren, gibt es keine eindeutigen Ergebnisse der entwicklungspsychologischen Forschungen (Ruble, Martin & Berenbaum 2006).

Die Entwicklung der Geschlechtsidentität ist nie abgeschlossen, da wir uns im Laufe unseres Lebens mit altersentsprechend modifizierten, neuen Verhaltensweisen entlang geschlechtlicher Normen auseinandersetzen müssen. Eine erste Stabilität sollte nach der Pubertät in der Adoleszenz mit einer einigermaßen realistischen Einschätzung des eigenen Potentials erreicht sein. Mit dem Eingehen einer (stabilen) Paarbeziehung, dem Ausfüllen von Berufsrollen und der Auseinandersetzung mit eigener Elternschaft werden im Erwachsenenalter neue Modifikationen der Geschlechtsidentität möglich.

Geschlechtliche Identität kann somit als bio-psycho-sozialer Prozess, der zwischenmenschlich kommuniziert wird, betrachtet werden. Sie hat genetisch-biologische, kulturelle, inter- und intrapsychische Elemente: Die Kategorisierung als männlich oder weiblich wird nach anatomischen Gegebenheiten und gesellschaftlichen Übereinkünften[9] bei der Geburt festgelegt. Diese Zuweisung wird dann von allen weiteren Menschen, denen das Kind in seinem Leben begegnet, übernommen. Die sozialen Botschaften und geschlechterbezogenen Skripte, die sich ein Kind aneignet, entspringen der es umgebenden kulturellen Meso- und Makroebene und tönen gleichsam durch die individuellen Interaktionen mit den Bezugspersonen hindurch (Gildemeister & Robert 2008).

In der Psychotherapie arbeiten wir mit Dimensionen der Geschlechtsidentität: Mit der Zufriedenheit mit dem eigenen Geschlecht, den Möglichkeiten und der Art, es zu leben, sowie der in Richtung der Geschlechterstereotype gehende so-

9 Die Eindeutigkeit der geschlechtlichen Anatomie ist bei weitem nicht so sicher gegeben, wie man vermuten könnte, vgl. Studie Kessler (1990) Kapitel 2.4.

ziale Druck kommen in vielen Therapieprozessen zur Sprache. Die Frage der sexuellen Orientierung wird meist unhinterfragt als heterosexuell angenommen und nur bei deutlichen Hinweisen auf Unsicherheit oder bei explizitem Therapieauftrag bzw.-ziel im therapeutischen Prozess fokussiert.

Erklärungsansätze für die Entwicklung der Geschlechtsidentität kommen aus verschiedenen Paradigmen psychologischer Forschung (Asendorpf 2007), auch in den Gendertheorien sind Aussagen über Identitätsbildung enthalten (Höfner & Schigl 2011). Neben der biologischen Betrachtung der Ontogenese mit genetischen und hormonellen Voraussetzungen werden in den letzten Jahren auch evolutionspsychologische Ansätze herangezogen. Ich konzentriere mich hier auf sozialisationstheoretische Ansätze gemäß den in Kap. 2 vorgestellten anthropologischen Grundannahmen.

a. Lerntheoretische Annahmen: Die Bekräftigungstheorie erklärt die Übernahme von Geschlechterrollen durch miteinander verschränkte Interaktionsprozesse. Die Bezugspersonen von Kindern erwarten unterschiedliches Verhalten von Jungen und Mädchen. Sie bekräftigen die Kinder entlang dieser Erwartungen in mehr oder minder sichtbaren Belohnungs- und Bestrafungsmechanismen. Diese zeigen sich z. B. in Äußerungen wie: „Das macht ein Mädchen/Junge nicht!". Meist sind sie aber viel subtiler wie z. B. in nonverbaler Bestätigung durch Blicke, Gesichtsausdruck, zugewandter Körpersprache von „passendem" oder der Nichtbeachtung von zum Geschlechterstereotyp „unpassendem" Verhalten durch das soziale Umfeld. Diese Auffassung konnte in Metaanalysen zu elterlichen Reaktionen auf kindliches Spielverhalten – v. a. bei Vätern – bestätigt werden (Trautner 2008).

   Lernen durch Imitation und Identifikation/Lernen am Modell: Mädchen und Jungen ahmen das Verhalten von Modellen nach bzw. identifizieren sich mit ihnen und übernehmen deren Verhalten. Solche Modelle sind zum einen leibhaftige Personen, mit denen die Kinder in Kontakt sind – Eltern, Verwandte, PädagogInnen – zum anderen auch Figuren aus Büchern oder Filmen. Dass die Mädchen sich an die weiblichen, die Jungen an die männlichen Vorbilder halten, wird mit der „Ähnlichkeitshypothese" zu erklären versucht. Ihr zufolge werden besonders jene Personen nachgeahmt, die in Hinblick auf die Dimensionen, die für die Selbstwahrnehmung relevant sind, als ähnlich zur eigenen Person erlebt werden. Verhaltensweisen und Einstellungen werden auch eher von einem Modell übernommen (Bandura 1977), zu dem eine emotionale Beziehung besteht und das mit sozialer Macht ausgestattet ist. Die Ähnlichkeitshypothese ist allerdings empirisch nicht nachweisbar (Faulstich-Wieland 2000a, 111) und die selektive Nachahmung gleichgeschlechtlicher Modelle findet erst statt, wenn geschlechtstypische Einstellungen und Verhaltensweisen bereits ausgeprägt sind (Ruble, Martin & Berenbaum 2006).

b. Sozialisationstheoretische Annahmen sind als Entwicklung im Kontext „in einem Wechselspiel von sozialen und individuellen Konstruktionsprozessen" (Grundmann 1999 cit. Nestvogel 2004, 156) konzipiert. Sie postulieren eine „Differenzielle Sozialisation" für Jungen und Mädchen. Diese sieht die Interaktionen im umgebenden Beziehungsfeld der Kinder als ausschlaggebend für den Erwerb geschlechtsspezifischen Verhaltens. Schon während der Schwangerschaft haben Eltern spezielle geschlechtsbezogene Erwartungen für ihr ungeborenes Kind. Noch bevor das Baby geboren ist, beginnt die geschlechtliche Sozialisation: In den Vorstellungen und Fantasien von Mutter und Vater werden Verhaltensweisen aus deren Sozialisation aktiv und bahnen Reaktionsbereitschaften auf Signale des Kindes entlang des Geschlechtsrollenverhaltens. Diese Verhaltensbereitschaften können als kollektiv interiorisierte, genderspezifische Muster betrachtet werden, die in den Reaktionen auf das Kind zum Tragen kommen. Die konsequente, mehr oder minder subtile, aber durchgängige Andersbehandlung von Mädchen und Jungen durch ihre Umwelt ist demzufolge hauptsächlich für die Entwicklung der Unterschiede verantwortlich. Beispiele dafür sind die „Baby X"-Studien, bei denen sichtbar wurde, wie stark die Interaktion von Erwachsenen mit einem Kleinkind von der Information über dessen Geschlecht abhängig sind (z. B. Stern & Karraker 1989).

Ergänzend wird die Bedeutung der gegenseitigen Sozialisation der Mädchen und Jungen in ihrem Umgang miteinander betont. In deren Interaktionen wird geschlechterrollenkonformes Verhalten mit sozialer Anerkennung von Gleichaltrigen belohnt, abweichendes Verhalten mit Ablehnung quittiert. Diese via Peers soziokulturell vermittelten Klischees wirken wie eine Selbstzensur, mit der sich Kinder sehr wirksam gegenseitig in ihren Weiblichkeiten und Männlichkeiten bestärken.

Weiters kommt die sogenannte Selbstsozialisation zum Tragen: Mit der Selbstzuordnung zu einem Geschlecht ist bei Kindern eine starke Motivation für geschlechtstypisierendes Verhalten zu entdecken (Maccoby 2000). Mädchen und Jungen sozialisieren sich also auch aktiv selbst auf geschlechtstypische Eigenschaften in Interaktions- und komplexen Symbolsystemen hin, sie vollziehen sozusagen die eigene Sozialisation nach schon verinnerlichten Modellen[10].

10 Der Einfluss der Film- und Werbeindustrie, die mit überakzentuierten Männer- und Frauenstereotypien arbeitet und ungefiltert in das erst wachsende Urteilsvermögen der Kinder dringt, darf hier nicht unterschätzt werden (Osten 2000, 215; Kotthoff 2002).

c. Kognitionstheoretische Ansätze: Die Geschlechterschema-Theorie (Martin 2000) besagt, dass das Verständnis für die Geschlechterdifferenzierung selbst die treibende Kraft ist, die für das eigene erkannte/zugeordnete Geschlecht typischen Merkmale zu übernehmen und positiv zu bewerten. Als Geschlechterschema wird die Repräsentation sämtlicher geschlechtsbezogener Informationen in semantischen Netzwerken und Skripts verstanden. Es ist als aktiver Konstruktionsprozess des Kindes zu verstehen, bei dem durch die Geschlechterdifferenzierung der Umwelt entsprechende Inhalte aufgenommen werden – die selbst wieder einen selektiven Effekt auf die Bildung weiterer Schemata und die Zuordnung von Inhalten haben. Ein Kind übernimmt mit seinem Lernen über die Welt auch die gelebte Geschlechterdifferenzierung in seine kognitiven Schemata und informationsverarbeitenden Prozesse. Die Geschlechtsidentität – d. h. das Selbstkonzept des eigenen Jungen-/Mädchen-/Mann-/Frau-Seins wird an das jeweilige Geschlechterschema angepasst. Das Own-Sex-Schema ist dabei die spezifische, engere und detailreichere Version für das eigene Geschlecht innerhalb eines allgemeinen Overall-Schemas für Männer und Frauen. Vorliegende entwicklungspsychologische Untersuchungen stützen diese konstruktivistischen Theorien (Ruble, Martin & Berenbaum 2006).

Es ist nicht möglich, den Geschlechterschemata zu entgehen[11] und eine entwicklungspsychologische Überschau deutet darauf hin, dass alle Faktoren darauf abzielen, individuelle Entwicklung in eine geschlechtstypische Richtung zu lenken (Trautner 2008, 649). Geringe Unterschiede zwischen Mädchen und Buben werden verstärkt und auf verschiedene Kontexte generalisiert. Sie setzen sich dann im Leben immer weiter fort und finden ihr Endprodukt in unterschiedlichen Frauen- und Männerwelten (Hagemann-White 2005).

Auf das Thema Gender in Therapie und Beratung bezogen heißt dies Folgendes: Man kann den therapeutischen Prozess als eine weitere Neu-/Nach-/Sekundär-Sozialisation bezeichnen (Krause-Girth 2004; vgl. auch Petzold 2003a, 77 und Kap. 4.2.1). Daraus folgt, dass Adaption und Modifikation von Geschlechterrollen oder Gender-Konstrukten in der Therapie möglich ist. Wir können dabei als PsychotherapeutInnen streckenweise Vorbild und Modell sein, wenn unsere PatientInnen in ähnlichen social worlds leben. Wir bestätigen oder ignorieren, verwerfen oder unterstützen verschiedene Handlungen der PatientInnen, in denen immer auch Annahmen über Geschlecht mitschwingen, und können so (möglicherweise) mit Geschlecht verknüpfte Handlungsbereitschaften modifizieren. Beispielsweise beinhaltet der therapeutische Prozess bei Patientinnen mit Essstörungen immer

11 Wenn auch Ansätze eines undoing gender (Hirschauer 1996) denkmöglich sind, herrscht doch immer eine grundlegende Zuordnung von Personen zu Geschlechtern.

auch eine Auseinandersetzung mit der Selbstdefinition als Frau und der Performanz der Geschlechterrolle (z. B. Krebs 1991, Schigl 2010a). Ob diese Einflüsse und Bemühungen allerdings ausreichen, um Geschlechterschemata maßgeblich zu ändern, darf besonders bei kurzen Prozessen in Frage gestellt werden!

3.2 Geschlechterstereotypen und Geschlechternormen: „gender-beliefs", Skripts und Schemata

Würde man aus der Kenntnis eines einzigen Merkmals wichtige Punkte im Lebensweg eines Menschen vorhersagen müssen, so wäre die Geschlechtszugehörigkeit als Merkmal am besten geeignet (Trautner 2008, 625). Die Natur legt fest, ob wir biologisch männlich oder weiblich zur Welt kommen[12]. Die Kultur jedoch regelt dann, was es im Weiteren bedeutet, männlich oder weiblich zu sein.

In der Psychologie werden Maskulinität und Feminität heute als zwei voneinander unabhängige Dimensionen aufgefasst, was bedeutet, dass in einem Menschen sowohl feminine als auch maskuline Anteile vertreten sein können (Alfermann 1996). Daneben hält sich die herkömmliche Auffassung von zweipolig organisierten Geschlechterstereotypen im Alltagsverständnis und wirkt von dort auch auf die wissenschaftliche Welt (vgl. Kap. 2.4).

Um die Entwicklung der Geschlechtsidentität zu verstehen, ist die Beachtung der Geschlechterstereotype nötig. Die oben erläuterten Geschlechterschemata sind ja die individuelle Variante der gesellschaftlichen (bzw. jeweils milieubezogen ausgeformten) Frauen- und Männerbilder. Diese werden in der soziologischen Forschung als „Geschlechterstereotypen" bezeichnet. Unter Stereotypen versteht man kulturell-soziale und individuelle Urteile, die meist vereinfachend (auch ausgrenzend) sind und die weite Teile einer Gesellschaft teilen. Sie kommen v. a. zum Tragen, wenn pauschal über „den/die anderen/e" (als Geschlecht, als Ethnie, als Profession etc.) gesprochen und geurteilt wird. In Geschlechterstereotypen (ebenso wie in allen anderen Attributionen) sind Normen enthalten, an deren Konstruktion soziale, ideale, funktionale aber ebenso subjektive Komponenten beteiligt sind (Franke 2001).

Im Allgemeinen helfen Stereotypen[13] im Alltag z. B. in Hinblick auf Geschlechternormen, weil sie die Strukturierung unserer vielfältigen Umwelt in der

12 D. h. mit welchen mehr oder weniger eindeutigen genetischen, anatomischen und physiologischen Merkmalen wir ausgestattet sind – „sex".

13 Die feministische Literatur verwendet überwiegend den Begriff „Geschlechterstereotypen" oder „Geschlechternormen". Vielleicht weniger negativ konnotiert könnte man auch Begriffe wie Verhaltensmuster, Narrative, Skripts und Schemata verwenden.

Erstverarbeitung erleichtern. Sie können allerdings auch Grundlage für einen Bias, wie zum Beispiel die Überschätzung der eigenen (Ingroup), bei gleichzeitiger Unterschätzung einer anderen Gruppe (Outgroup) sein. Geschlechterstereotypen beinhalten Aussagen, wie eine „richtige Frau" oder ein „richtiger Mann" ist bzw. in bestimmten Situationen zu sein hat. Diese Geschlechterstereotypen sind implizites, verleiblichtes, habituiertes, gesellschaftliches wie individuelles Wissen, das „sozialen Sinn" konstituiert und bei Missachtung zu Irritationen führen kann (vgl. social worlds Kap 4.2). Diese Stereotypisierung aufgrund des Geschlechts erfolgt zumindest in den ersten Augenblicken eines Kontakts automatisch, ohne bewusste Kontrolle (Zenmore, Fiske & Kim 2000). Geschlechterstereotypen und -normen sind somit implizite, gesellschaftlich produzierte und geteilte Wissenssysteme (gender belief systems). Durch sie wird die Geschlechterdifferenz wahrgenommen, bewertet, legitimiert, begründet und als selbstverständlich – natürlich – angenommen (Dölling 2007). Bleibt dies unreflektiert, bestimmen die Rollenerwartungen an die Geschlechter die Einstellungen zu den männlichen und weiblichen InteraktionspartnerInnen mit.

Das Geschlechterwissen ist auf verschiedenen Ebenen angesiedelt: Subjektiv-inkorporiertes, feld- bzw. milieuspezifisches und gesellschaftlich-objektiviertes Geschlechterwissen durchdringen einander. Sie sind Orte der individuellen, der Mikro-, Meso- oder Makroumwelt, die Bewertungs- und Einordnungsschemata zu Männlichkeit und Weiblichkeit bereitstellen (Wetterer 2010).

Geschlechterstereotypen bzw. -normen und Geschlechterwissen beeinflussen die individuelle Entwicklung (vgl. 3.1). So erfolgt eine ständige Rekonstruktion eines normativen Ideals, an dem das Verhalten des Individuums abhängig von seiner Geschlechtszuweisung gemessen wird.

Als Geschlechterstereotype werden Frauen traditionell die Hauptkomponenten Wärme und Expressivität mit Merkmalen von Passivität, Emotionalität, Hingabe, Beziehung, Schwäche und Naturnähe zugeschrieben. Männern hingegen werden Konzepte der aufgabenorientierten Kompetenz mit Attributen wie Rationalität, Aktivität, Tapferkeit, Führung, Energie, Willenskraft und Kultur zugesprochen (Kolip 1997, 57). Petra Kolip spricht von geschlechtlich aufgeladenen, „sexuierten" Eigenschaften (ebd. 68). Männer und Frauen stellen sich auch selbst weitgehend entlang dieser Pole dar (Altstötter-Gleich 2004). In den letzten 25 Jahren zeigt sich dabei eine Erhöhung der Selbstzuschreibung von Instrumentalität (bewältigendes, zweckgerichtes Verhalten) bei Frauen, bei weiterhin geringer Expressivität (Ausdrucksverhalten) bei Männern (Eckes 2004). Situationsfaktoren, die vermehrt zur Aktivierung von Geschlechtsrollenstereotypen beitragen, sind (Hannover 2010, 37):

a. gemischt-geschlechtliche (im Unterschied zugeschlechtshomogenen) (Gruppen)Konstellationen,
b. laufende soziale Vergleiche zwischen den Geschlechtern,
c. geschlechtstypisierte Aktivitäten und
d. die Betonung von Aspekten physischer Attraktivität.

In der aktuellen Ausformung von Weiblichkeiten und Männlichkeiten ist, wie schon mehrfach dargestellt, Alter, Ethnie und Schichtzugehörigkeit etc. ausschlaggebend und als moderierender Bewertungsfaktor zu berücksichtigen (Eckes 2004).

Zweifelsohne ist in westlichen Gesellschaften in den letzten 50 Jahren auf dem Gebiet der Geschlechterstereotypen viel in Bewegung geraten. Man könnte somit entgegenhalten, dass diese Überlegungen überholt sind, weil Frauen (auch gestützt und geschützt durch Versuche staatlicher Gleichstellungspolitik) alle Chancen in unserer Gesellschaft hätten, weil Normen für Männer wie Frauen durchlässig würden und sich auflösten. StudentInnen sind meist überzeugt, dass die Geschlechtszugehörigkeit in ihrem Leben keinen Unterschied mehr mache. Erst bei der Frage, wer denn Kinder wolle und die Hauptverantwortung in deren ersten Jahren übernehmen und die berufliche Karriere unterbrechen würde, zeigen sich die Differenzen. Das offizielle, politisch korrekte diskursfähige Geschlechterwissen ist nur die Oberfläche eines latenten, nach wie vor traditionell stereotypisierten, verleiblichten Wissens. Dieses bestimmt v. a. im Reproduktionsbereich weiter unser Handeln (Wetterer 2005).

Wenn wir die Überlegungen zu Geschlechterstereotypen und -normen auf den psychotherapeutischen Prozess anwenden, dann heißt dies, dass Vorstellungen über Männlichkeiten und Weiblichkeiten sowie jeweils adäquates Verhalten sowohl bei TherapeutInnen wie auch bei PatientInnen immer mitzudenken sind. In jeder therapeutischen Interaktion, in jeder Auslegung einer in der Psychotherapie erzählten Situation schwingen die gender belief systems beider InteraktionspartnerInnen mit. Wir müssen uns fragen, wie wir als Therapeutinnen und Therapeuten mit Verhalten umgehen wollen, das von diesen Normen abweicht, oder wie wir auf die Übererfüllung solcher Normen reagieren.

So stellen sich etwa die Fragen: Wie verhalten sich männliche und weibliche PsychotherapeutInnen einem weinenden Klienten oder einer offen aggressiven Patientin gegenüber? Wieweit nehmen wir ein vom Stereotyp abweichendes Verhalten bewusst als solches wahr? Empfinden wir es dann als etwas zu Korrigierendes oder zu Begrüßendes? Und: Wie geschlechtsrollenkonform präsentieren wir uns unseren KlientInnen gegenüber? Wieweit ist dies auch im Sinne einer guten therapeutischen Passung sinnvoll? Ist uns bewusst, woher wir unser Geschlechterwissen nehmen (vgl. Kap. 6 und 8)?

3.3 Forschungsergebnisse zu weiblichem und männlichem Verhalten

Zum Thema Unterschiede zwischen Männern und Frauen ist eine unüberschaubare Zahl an Forschungen publiziert worden, von detailreichen Einzelstudien bis zu großen Metaanalysen. Die Studien unterscheiden sich je nachdem, ob sie Geschlecht als individuelles biologisches Merkmal betrachten, als soziale Kategorie oder als eine Dimension der Selbstwahrnehmung (Trautner 2008). Dementsprechend unterschiedlich fallen auch die Ergebnisse der Untersuchungen aus.

In vielen Forschungsergebnissen findet sich eine mehr oder minder signifikante Unterscheidung zwischen den Gruppen der Männer und der Frauen: Bei diesen Vergleichen handelt es sich zumeist um Mittelwertsunterschiede (Merz 1979, Eagly 1995), in neueren Studien wird meist eine sog. Effektstärke des Geschlechts aufgrund von Metaanalysen berechnet. Bei der Betrachtung dieser exemplarischen, meist differenztheoretischen Daten sei nochmals darauf hingewiesen, dass die Unterschiede von Eigenschafts- oder Handlungsausprägungen innerhalb der Gruppe der Frauen oder der Gruppe der Männer jeweils größer sind als die generalisierten Unterschiede zwischen Frauen und Männern gesamt. Der Grad der Differenz bei den als „typisch weiblich" oder „typisch männlich" konnotierten Umgehens- oder Erlebensformen variiert beträchtlich und ist abhängig von der untersuchten Situation. Erkenntnistheoretisch kritisch lässt sich anmerken, dass die basalen Annahmen dieser Studien auf den von Garfinkel (1967) als schwer hinterfragbare Axiome bezeichneten Regeln aufbauen, die besagen, „dass es zwei und nur zwei Geschlechter gibt, dass das Geschlecht einer Person invariant ist, dass die Abgrenzung eindeutig ist und es keine Zwischenabstufungen gibt und dass die Dichotomie männlich/weiblich eine natürliche ist" (Kolip 1997, 58). Weiters möchte ich nochmals ins Gedächtnis rufen, dass die Untersuchungen fast ausschließlich an weißen Mittelschichtsangehörigen (oft StudentInnen und jüngeren Erwachsenen) durchgeführt werden – eine Verallgemeinerung auf andere Ethnien, Kulturen, Altersstufen etc. ist nicht nachgewiesen!

Die ersten Versuche von PsychologInnen, Eigenschaften zu messen und zu typisieren, mündeten vielfach in einer Festschreibung von Stereotypen (vgl. Geschlechtsrolleninventar von Bem 1974, Spence 1974 cit. Bischof-Köhler 2004, 5). Auf einer symbolischen Konstitutionsebene wurde in diesen geschlechtstypisierenden Skalen Frauen „Expressivität" mit mehr Engagement für Beziehungen und mehr Bedürfnis nach emotionalem Ausdruck und Austausch zugeschrieben; Männer dagegen als „instrumentell", d. h. aufgaben- und lösungsorientiert, mehr nach Dominanz und Autonomie strebend konzipiert.[14].

14 Hier ist gut erkennbar, wie ForscherInnen das (re)produzieren, was sie zu erforschen glauben!

3.3.1 Erziehung und Unterschiede in der Kindheit

In Bezug auf Geschlecht und Erziehung ist Ursula Scheu (1977) eine feministische Pionierin in der Beschreibung der Entwicklung von/zum Mädchen. Zum Thema geschlechtsspezifische Sozialisation sind seit ihrem programmatischen Buch eine Fülle von Publikationen erschienen (z. B. früh: Hagemann-White 1984 und Bilden 1991; Kolip 1997, Maccoby 2000, Eckes & Trautner 2000, neuer: Rendtorff 2003, Ruble, Martin & Berenbaum 2006). Diese unterstützen großteils die Beobachtungen zur unterschiedlichen Behandlung von Mädchen und Jungen ab dem Säuglingsalter.

In Untersuchungen zum Geschlechterstereotyp ist gut belegt, dass Eltern von ihren Kindern je nach Geschlecht anderes erwarten (Eccles et al. 2000). Dies zeigt sich sowohl in den verbalen Kommunikationen, wie in der konkreten Intervention der Bezugspersonen. Unterschiedliche Reaktionsformen der Eltern beim kindlichen Spiel sind für die Geschlechter belegt: Mütter verzichten dabei eher auf eine geschlechtsspezifische Festlegung des Spielverhaltens (Hagemann-White 1984, 52), Väter hingegen nehmen mehr Einfluss auf die geschlechtsrollenkonforme Entwicklung, besonders in der Erziehung ihrer Söhne. Jungen, die „weibliches“ Spielzeug bevorzugen, werden durch die väterliche Teilnahme am Spiel gemäß deren geschlechtsspezifischen Erwartungen korrigiert. Der Rückgriff auf Emotionalität und Verarbeitung der Erfahrungen (mit Hilfe der Puppe bei Mädchen) wird bei Jungen traditionell weniger gestattet. Mädchen erhalten weitaus seltener Verstärkung durch ihren Vater, weder in die eine noch in die andere Richtung (Ruble, Martin & Berenbaum 2006). Es gibt für Mädchen also keine Festlegung im Spielverhalten in dem Maß, wie das für Jungen gilt. Hier bildet sich die Annäherung von Frauenrollen an Männerrollen durch den Gleichheitsdiskurs ab, die allerdings nur in eine Richtung erfolgt: Frauen haben die Erlaubnis zu mehr „Männlichkeit“, aber Männer sollen nicht „weiblich“ sein. Mütter wie Väter unterstützen Jungen stärker im Leistungs- und Wettbewerbsverhalten, in Bestrebungen nach Unabhängigkeit und Affektkontrolle und sie strafen Jungen generell mehr. Mädchen gegenüber äußern Eltern mehr zärtliche Gefühle und billigen wilde Spiele weniger (Trautner 2008). Die Sauberkeitserziehung beginnt bei Mädchen in westlichen Gesellschaften meist früher. Es dominiert weiter das Bild vom adretten kleinen Mädchen. Die Kategorisierung in Jungen- und Mädchenspielzeug wird zudem von Industrie und Handel massiv vorstrukturiert (Benard & Schlaffer 1997).

Die Beziehungen von Müttern zu ihren Kindern sind durch ein höheres Maß an wechselseitiger Intimität gekennzeichnet. Weibliche Caregiver vermeiden mehr als männliche direkte Auseinandersetzungen. Väter erteilen ihren Kindern häufiger Befehle, necken und foppen sie mehr. Väter spielen mit Kindern beiderlei Geschlechts wilder als Mütter und sie üben insbesondere auf Söhne mehr oder minder subtil Druck aus, Robustheit und körperliche Belastbarkeit zu zeigen. Diese Formen des Umgangs und Spiels der Erwachsenen mit Kindern entsprechen dem Umgang der Kinder untereinander in ihren geschlechtshomogenen Spielgruppen und konstatieren so einen „männlichen“ oder „weiblichen“ Interaktionstyp (Bischof-Köhler 2004). In dieser elterlichen Interaktion zeigt sich eine Rollenfestlegung, die an Vorstellungen über geschlechtstypisierendes Verhalten geknüpft ist (Osten 2000, 245f).

Beide Geschlechter zeigen ab der Vorschulzeit große Rigidität in Bezug auf geschlechtsbezogene Konzepte und Einstellungen (Trautner 2008). Die Geschlechterrollenpräferenz ist bei Jungen dabei generell ausgeprägter (Ruble, Martin & Berenbaum 2006), sie wählen mit höherer Wahrscheinlichkeit „jungentypisches“ Spielzeug als Mädchen „mädchentypisches“. Jungen zeigen eine größere Wettbewerbsorientierung als Mädchen (Trautner 2008). Weitgehend unabhängig vom Geschlecht der Modellperson imitieren sie jenes Verhalten, das zu ihrem Geschlechterstereotyp passt.

***Exkurs* in feministische entwicklungspsychologische Theorien**

Mädchen und Jungen finden von Beginn an unterschiedliche Voraussetzungen für die Entwicklung ihrer geschlechtlichen Identität vor. Diese sind durch die unterschiedlichen Erwartungen und Anforderungen an die Geschlechter durch die soziale Organisation unserer Gesellschaft, was Betreuung und Erziehung von Kindern betrifft, bestimmt. Feministische Analytikerinnen wie Christiane Olivier (1989), Jessica Benjamin (1993) oder Nancy Chodorow (engl. 1978, 1994) haben aufgrund dieser unterschiedlichen Geschlechterkonstellationen in der Pflege von Kleinkindern das prototypisch für das männliche Geschlecht konzipierte Freud'sche entwicklungspsychologische Modell kritisiert. Chodorow formuliert eine neue tiefenpsychologische Erklärung zur Entwicklung weiblicher Identität: Durch die mehrheitlich von Frauen geleistete Betreuung von (Klein)Kindern sind sowohl kleine Jungen wie Mädchen mit einer hauptsächlich weiblichen Welt konfrontiert. Während des zweiten Lebensjahrs macht das männliche Kind die Erfahrung, dass es ein anderes Geschlecht als die Mutter (bzw. die anderen mehrheitlich weiblichen Betreuungspersonen) hat. Er muss sich als „anders“ als sie definieren, um zu einer eigenen geschlechtlichen Identität zu kommen. Dies ist der Grund, warum nach Chodorow die männliche Entwicklung von Unterscheidung, Trennung und Streben nach Autonomie gekennzeichnet ist. Die geschlechtsspezifische Entwicklung des männlichen Kindes erfordert nach der für beide Geschlechter anfänglich gleichen Identifikation mit der Mutter eine frühere Abwendung von der primären Identifikationsfigur für Söhne. Eine zu enge, nahe und liebevolle Mutterbindung könnte männliche Geschlechtsidentität bedrohen.

Mädchen erleben eine längere präödipale Phase, in der Nähe, geschlechtliche Gleichheit und Identifikation mit der Mutter die Geschlechtsidentität stützen und nicht bedrohen. Allerdings ist ihre Autonomieentwicklung, eine eigene getrennte Selbstrepräsentanz zu bilden und eine von der Mutter getrennte, weibliche Identität aufzubauen, schwieriger. Mädchen suchen laut Chodorow deshalb mehr Gleichheit und Identifikation, diese sind für sie weniger bedrohlich. Die Entwicklung von Autonomie und Eigenständigkeit ist für das weibliche Geschlecht hingegen die eigentliche Herausforderung. Mädchen bleiben der Mutter in ambivalenter Beziehung verhaftet, die Loslösung von ihr erfolgt bei paralleler Zuwendung zum männlichen Geschlecht als Liebespartner nie so vollständig wie bei männlichen Kindern. Chodorow wird allerdings auch von feministischer Seite kritisiert, sie klebe zu sehr an der Psychoanalyse Freuds und nehme die weiße Mittelschichtsfamilie als Modell bzw. stelle durch ihre These des „Mutterns" ein Weiblichkeitskonstrukt erst her.

Christiane Oliviers (1989) feministisch-psychoanalytische Überlegungen zur größeren Selbstsicherheit bei Jungen gehen ebenfalls von den hauptsächlich weiblichen primären Pflegpersonen von Kindern aus. Diese würden die Kinder je nach Geschlecht subtil unterschiedlich behandeln und andere Atmosphären des Wertes, des „Begehrens" je nach Geschlechtszugehörigkeit des Kindes evozieren. So würde Mädchen ein Gefühl des Nicht-so-interessant-Seins und Nicht-so-Gefallens vermittelt, da die gleichgeschlechtlichen (heterosexuellen) Pflegepersonen die gegengeschlechtliche Spannung bei ihnen nicht aufbauen. Das wirke sich dann auf die weitere Entwicklung des Selbstwerts der Mädchen negativ aus. Olivier fordert ein stärkeres Engagement der Väter in der (Kleinst)Kindbetreuung, um hier gleiche Verhältnisse für die Geschlechter zu schaffen. Auch ihr Ansatz wird von feministischer Seite kritisiert, da sie nur heterosexuelles Begehren aber homoerotische Bewunderung nicht in Betracht zieht.

Eingang gefunden haben beide Thesen in westeuropäische und angloamerikanische Überlegungen und Argumente zur stärkeren Einbindung von Vätern in die Baby- und Kleinkindpflege und -erziehung, der die Geschlechterstereotypen auch in Form von gesellschaftlich-wirtschaftlicher Organisation entgegenstehen (Dörfler 2005)

3.3.2 Sprache und Kommunikation

Sprache ist in der Auseinandersetzung mit Geschlechtlichkeit ein Thema ersten Ranges. Man denke an die – noch immer – geführten Diskussionen zur Sichtbarmachung von Frauen in der (deutschen) Sprache und Regelungen zum geschlechtergerechten Sprachgebrauch. Schon früh beschäftigte sich die Frauen- und Geschlechterforschung mit unterschiedlichen Sprachstilen von Männern und Frauen (z. B. Trömel-Plötz 1994). Deborah Tannen (1991) bringt in soziolinguistischen Untersuchungen Beispiele für unterschiedliche Sprechstile von Frauen und Männern. Sie zeigt auf, dass Mädchen und Buben verschieden sozialisiert werden und deshalb heranwachsend unterschiedliche Arten des verbalen Verhaltens entwickeln. Der Erwerb einer weiblichen oder männlichen Sprachmelodie, Intonation und Prosodik kann als Doing Gender betrachtet werden (Kotthoff 2002).

Entwicklungspsychologische Beobachtungen zeigen, dass sich Sprachvermögen bei Mädchen schneller entwickelt als bei Jungen. Mädchen wird schon in der Kleinkinderzeit mehr Kompetenz in der Kommunikation zugeschrieben: Erwachsene sprechen mit weiblichen Kleinkindern differenzierter, länger und häufiger als mit männlichen. Bei Jungen werden in der Entwicklung länger Zwei- und Drei-Wortsätze akzeptiert. Mädchen scheinen auch besser zuzuhören und das Gesagte aufzunehmen (Maccoby 2000, 158).

Männer konzentrieren sich, um den Inhalt und Sinn der empfangenen Botschaft zu entschlüsseln. Sie empfangen Informationen gleich gut wie Frauen, verarbeiten sie aber anders. Bei Frauen wird zusätzlich die rechte Gehirnhälfte aktiviert, sodass Fantasien, Emotionen und räumliche Wahrnehmungen den Spracherkennungsprozess begleiten. Frauen scheinen bessere Senderinnen, sie sind mimisch expressiver und eindeutiger (Brizendine 2008). Frauen wird ein kooperativer, Männern ein kompetitiver Gesprächsstil zugeschrieben (Kotthoff 2002). Andere Studien problematisieren diese Zuschreibungen geschlechtstypischen Sprechens und bringen Belege, dass nicht das Geschlecht, sondern der Kontext und die Beziehung über Gesprächsstil oder Länge und Häufigkeit der Redebeiträge entscheidet (Kelle 2004, 362).

Es gibt Hinweise darauf, dass die Geschlechter unterschiedliches nonverbales Kommunikationsverhalten haben (z. B. Suwelak 1998). Die Bewegungen von Männern sind raumgreifender, Frauen haben im sozialen Umgang geringere Distanzen zu anderen Personen (Kämmerer 2008).

3.3.3 Emotionen

Viele Studien zu Differenzen bei Erwachsenen finden Belege, dass Frauen im Bereich von Emotionen, deren Erkennung und Ausdruck Männern überlegen sind (z. B. Lozo 2010). Schon kleinen Mädchen gegenüber wird in der Interaktion häufiger thematisiert, wie sich das Kind gerade fühlt oder fühlen könnte oder gefühlt hat (Maccoby 2000).

Frauen drücken Gefühle von Liebe, Angst, Trauer und Freude, Männer hingegen Gefühle von Verachtung, Einsamkeit, Stolz, Schuld und Vertrauen häufiger und intensiver aus (Brody 2000). Frauen zeigen sich im Durchschnitt leichter durch den Emotionsausdruck anderer ansprechbar und lassen sich leichter von Gefühlen anderer anstecken. Frauen drücken Gefühle auch mimisch differenzierter aus (Baron-Cohen 2004). Ihre Fähigkeit zu Empathie gegenüber beiden Geschlechtern ist höher, wenn es auch Hinweise darauf gibt, dass die – mehr rationale – Perspektivenübernahme des Standpunkts von anderen bei beiden Geschlechtern gleichermaßen gegeben ist. In einer Metaanalyse über 205 Studien kommen Kathryn Dindia und Mike Allen (1992) zum Ergebnis, dass Frauen eher über Gefühle sprechen als Männer, sowohl über ihre eigenen, wie über die anderer Menschen. Frauen öffnen sich emotional v. a. gegenüber anderen Frauen und in nahen Beziehungen. Alan Feingold (1994) berichtet in seiner Meta-Analyse, dass Frauen signifikant höhere Angstwerte als Männer haben. Frauen sprechen mehr über traurige Erlebnisse und hören auch von anderen (Frauen) mehr darüber (Fivush & Buckner 2000). Frauen schämen sich intensiver und häufiger als Männer, v. a. im Zusammenhang mit ihrer Körperlichkeit und Intimität sowie in Situationen, bei denen es um soziale Kompetenz und Leistung geht (Kämmerer 2004).

Zu Ärger und Wut sind die Ergebnisse differenziert: Frauen drücken Wut eher verbal, Männer im Handeln aus; unterschiedlich sind auch die Anlässe, die zu (großem) Ärger führen (Kämmerer 2008, Lozo 2010). Einschränkend gilt es bei solchen Ergebnissen zu bedenken, dass sich die uns geläufigen Ansichten über direkte und indirekte Aggression nicht in einheitlichen psychologischen Definitionen dieses Verhaltens abbilden; weiters, dass solche Gefühlsäußerungen und -handlungen (aus ethischen Gründen) in experimentellen Settings nur unzureichend untersucht werden können; dass darüberhinaus bei Beobachtungen im Feld oft die Vorannahmen der ForscherInnen reproduziert werden. Insofern ist bei allen direkten Vergleichsstudien Vorsicht bei der differenzgeleiteten Interpretation der Daten geboten. Wiederum fehlen Studien, die die Ergebnisse auf andere Diversity-Faktoren hin untersuchen!

Generell finden viele Untersuchungen eine mehr „expressive“ Qualität von Frauen und bestätigen so den Geschlechterstereotyp. Diese Unterschiede verschwimmen jedoch, wenn Studien nicht (nur) auf Selbsteinschätzungen der Versuchspersonen beruhen – v. a. dann, wenn sie retrospektiv sind. Denn Frauen merken sich Ereignisse mehr in emotionalen Details. Sie berichten dann im Nachhinein über intensivere Gefühle als Männer, obwohl sich die Selbsteinschätzungen zum Zeitpunkt des Geschehens nicht nach Geschlechtern unterscheiden (Lozo 2010)! Die Selbstreports von Männern und Frauen bewegen sich entlang der Geschlechterstereotypen und produzieren diese in den Untersuchungen immer wieder aufs Neue. Die Unterschiede verschwimmen, wenn nicht nur global nach sich selbst zugeschriebenen Gefühlen in fiktiven Situationen gefragt wird, sondern die Emotionen in konkreten, real stattfindenden Situationen von RaterInnen beobachtet werden. Die Kontextbedingung erweist sich hier als die wichtigste moderierende Variable für die Emotionalität von Frauen und Männern. Weiters gilt es auch hier wieder auf die anderen Diversity Faktoren hinzuweisen, die in den meisten Studien (mit europäisch bzw. us-amerikanisch sozialisierten Mittelschichts-Versuchspersonen) nicht berücksichtigt werden.

3.3.4 Soziales Erleben und interpersonelle Muster

Ab dem dritten Monat beginnen Mütter ihren Töchtern überwiegend „soziales Verhalten“ nahe zu bringen. Sie sprechen mehr und differenzierter mit weiblichen Babys. Bei Söhnen wird zu diesem Zeitpunkt schwerpunktmäßig die kinästhetische Stimulation gefördert. Die Gefühlsäußerungen von Jungen werden mehr imitiert, die von Mädchen mehr moduliert und interpretiert (Haviland 1985). Die Merkmale eines „Mädchenstereotyps“ und eines „Jungenstereotyps“ (Scheu 1977) sind schon früh zu erkennen. Mädchen werden auch kulturübergreifend zu mehr Hilfeleistung v. a. in der Pflege und Beaufsichtigung von (Klein)kindern angehalten (Bischof-Köhler 2004) – wobei sich in den Reaktionen von Kleinkindern auf Babies noch keine Unterschiede ausmachen lassen (Hagemann-White 2005). Mädchen zeigen ein erhöhtes Interesse an harmonischen, innigen, exklusiven persönlichen Freundschaftsbeziehungen und haben mehr Interesse an einer nahen Form von Fürsorglichkeit und gegenseitiger Bezogenheit (Huber 1994, Hartwig 2004). Männer scheinen bei FreundInnen im Gegensatz zu Frauen eine weniger intime und vertraute Bezogenheit vorzuziehen (Buunk 2003, 432). Lothar Böhnisch und Reinhard Winter (1997) erklären dies damit, dass mit zunehmendem Alter die Selbsterfahrung und -bestätigung über Gefühle bei Jungen durch die Sozialisation gehemmt und deren Aufmerksamkeit nach außen gelenkt wird. Diese Externalisierung kennzeichne männliche Lebensbewältigung, in welcher Innenschau und Selbstbeschäftigung meist weniger ausgebildet sind. Die fürsorglichen und empathischen Tugenden der Männer werden im Laufe der soziokulturellen Entwicklung weniger gepflegt bzw. haben sich anders entwickelt als die der Frauen. Männliche Fürsorglichkeit ist anders ausgerichtet als weibliche, argumentiert Doris Bischof-Köhler (2004, 346f): Ihr Interesse gehe eher in Richtung allgemeiner oder instrumenteller Verantwortung als detailreicher pflegerischer Aktivität.

Frauen wird generell zwar mehr prosoziales Verhalten zugeschrieben, bei genauer Betrachtung ist in vielen Kontexten das prosoziale Verhalten beider Geschlechter aber gleich (Petermann, Niebank & Scheithauer 2004, 215).

Motivational scheint das Bestreben nach Affiliation bei Frauen höher zu sein (Pinnow 2010). Susan Cross und Laura Madison (1997) sehen die Ursache dafür in einer unterschiedlichen Konzeption des „Selbst" bei Männern und Frauen. Sie konzipieren, dass Frauen einen „wechselseitig abhängigen" Selbstentwurf haben, während Männer einen „unabhängigen" Selbstentwurf entwickeln. Diese Selbstentwürfe entstehen im Rahmen der sozialen Erfahrungen im Laufe des Lebens und bestimmen die Ziele und Werte sowie das Erleben. Diese Argumentation ist jedoch wohl zu kurz gegriffen, denn Frauen wie Männer brauchen soziale Bindungen und Beziehungen, um Identität aufbauen zu können. Beide Geschlechter beziehen sich aber unterschiedlich auf andere: Männer scheinen gruppenbezogene, Frauen eher dyadische Settings für Beziehungen zu bevorzugen (Pinnow 2010). Männliches (Selbst)bewusstsein ist stärker von der Zugehörigkeit zu bedeutsamen Kollektiven geprägt – was den „unabhängigen" männlichen Selbstentwurf wieder in Frage stellt. Frauen sind mehr auf emotionale Nähe zu einzelnen Menschen eingestellt (Gardener & Gabriel 2004). So erinnern sich Frauen auch besser an Ereignisse, die mit Beziehungen zu (einzelnen) anderen Personen zu tun haben, während Männer besser gruppale Ereignisse im Gedächtnis behalten. Diese unterschiedliche Erinnerung an emotionsgeladene Situationen ist ein Beispiel dafür, wie die geschlechtsspezifische Sozialisation unterschiedliche Prägnanzen in der Informationsverarbeitung und -speicherung prozessiert. So unterscheiden sich als subjektiv wichtig empfundene Gedächtnisinhalte und tragen so zu unterschiedlichen inneren Bildern, Vernetzungen und Narrationen über sich und die Welt bei Frauen und Männern bei.

3.3.5 Aktive Selbstbehauptung

Bezüglich der motorischen Aktivitäten lassen sich bei männlichen und weiblichen Babys im ersten Lebensjahr keine Unterschiede feststellen (Eckes & Trautner 2000). Das höhere Aktivitätsniveau von männlichen Kindern wird ca. ab dem. 2.-3. Lebensjahr registriert. Eleanor Maccoby (2000) beschreibt in ihrem Überblick über Sozialisationsforschung Verhaltensunterschiede bei Mädchen und Jungen in geschlechtshomogenen Gruppen: Mädchen benutzen häufiger als Jungen konfliktmindernde Strategien, sie sprechen mehr und ausführlicher miteinander über sich selbst. Sie beziehen sich wechselseitig mehr aufeinander und versuchen, soziale Beziehungen aufrechtzuerhalten, indem sie Feindseligkeiten und Dominanz verdeckter ausagieren. Sie zeigen ein höheres Maß an Selbstdisziplin, was darauf hinweist, dass die Selbstregulation schon im Kindesalter unterschiedlich ist. Jungen bevorzugen Aktivitäten, in denen „wilder", ausagierender Körpereinsatz gefordert ist. Sie sind raumgreifender und scheuen sich weniger vor direkter – auch handgreiflicher – Konfrontation (Bischof-Köhler 2004). Jungengruppen bilden deutlich sichtbarere Dominanzhierarchien aus. Sie schließen sich gegen die Erwachsenenwelt offener ab als Mädchen und rebellieren offensichtlicher gegen Regeln der Erwachsenen. Dabei ist der Druck innerhalb von Jungengruppen in Bezug auf geschlechtskonformes Verhalten viel stärker als bei Mädchen. Individualität in Form von Abweichung oder Einzelgängertum wird Mädchen in der Gruppe häufiger zugestanden. Die Aufrechterhaltung von Stereotypen und die damit verbundene Abgrenzung werden von Jungen stärker forciert. Die Durchsetzungs- und Wettbewerbssituationen von Mädchen und ihre aggressiven Strategien sind oft subtiler („indirekte Aggression") konstruiert, ihre Definition dessen, was anstrebenswert ist, ist verborgener als das leichter beobachtbare Erkundungs- und Rangordnungsverhalten der Jungen (z. B. Orenstein 1996). Kritisch anzumerken ist, dass es sich bei allen diesen Ergebnissen um Untersuchungen aus dem westlichen Kulturkreis, meistens der weißen bürgerlichen Mittelschicht handelt – was die Verallgemeinerbarkeit dieser Aussagen für viele andere social worlds einschränken dürfte!

Inhalte der für Frauen vorgesehenen Geschlechtssozialisation sind zumeist immer noch (mehr) Harmonie, Anpassung mit wenig(er) aggressiven Verhaltensanteilen, während Männern mehr Autonomie, Dominanz und eine höhere Aggressivität, aber weniger Verletzbarkeit zugebilligt wird (Maccoby 2000, Gildemeister & Robert 2008). Im weiteren Lebensverlauf verhalten sich Frauen dann auch eher konfliktmildernd als Männer, die sich offener in direkten Auseinandersetzungen messen und sichtbarere Verhaltensweisen von Dominanz und Wettbewerb zeigen. Männer zeigen sich auch körperlichen Risiken gegenüber unbekümmerter (Bischof-Köhler 2004).

Frauen sind durch sozialen Gruppendruck leichter beeinflussbar als Männer, sie können in sozialen Interaktionen auch leichter als Männer einen Perspektivenwechsel vornehmen (Cross & Madson 1997). So wie weibliche Dominanz eine andere Tönung, nämlich eine „prosoziale" Dominanz durch Helfen, Organisieren und Zuweisen hat als männliche, „egoistische, aggressive" Dominanz, (Bischof-Köhler 2000, 346f), ist männliche Fürsorglichkeit anders – mehr instrumentell und weniger empathisch – gefärbt als weibliche.

3.3.6 Kritische Zusammenfassung

Die Anzahl an Studien zu den Geschlechterdifferenzen ist inzwischen fast unüberschaubar, eine gezielte Analyse der Ergebnisse nach zugrundeliegenden Metatheorien und Forschungsmethodik sowie der Ausweis der Forschungs-Kontexte wäre dringend notwendig. Wenige Publikationen versuchen die Forschungsergebnisse unter dem Blickwinkel der Genderforschung zu sichten (z. B. Eagly & Beall 2004 und v. a. Steins 2010 für Teilgebiete psychologischer Forschung). Fragestellungen und Ergebnisinterpretationen von Studien zu den Geschlechtsunterschieden sollten immer mit den Hintergrundannahmen der ForscherInnen in Bezug gesetzt werden: In einigen Bereichen replizieren die Studien die oben (3.2.1–3.2.5) angerissenen Geschlechterdifferenzen. Viele Geschlechtsunterschiede relativieren sich jedoch bei genauerer Analyse der Daten oder bei differenzierteren, neueren Untersuchungen (Eckes 1997): Immer wieder wird als wichtige Variable der soziale Kontext (siehe Kap. 3.2) benannt, in dem das jeweilige Verhalten untersucht wird. V. a. ältere Studien replizierten kulturelle Stereotypien. Selbst das Konzept der emotionalen Frauen und instrumentellen Männer wird in Metaanalysen angezweifelt (LaFrance & Banaji 1992 cit. Lozo 2010, 49). Viele Resultate zur Differenz sind unter anderen (experimentellen) Kontextbedingungen nicht wiederholbar. Die Ergebnisse enthalten oft die Werthaltungen der AutorInnen und generalisieren unzulässig.

Weiters enthalten viele der Fragebogen/Selbstrating-Untersuchungen den Bias, dass in der Selbstwahrnehmung und -darstellung soziale Erwünschtheit und Geschlechterstereotype einfließen. Die in psychologischen Untersuchungen gefundenen unterschiedlichen Ergebnisse liegen oft in verschiedenen Konzeptionen oder auch Messinstrumenten der zu messenden Variablen begründet (Petermann, Niebank & Scheithauer 2004, 213). Dies zeigt sich z. B. beim Thema Empathie, zu dem – wie die sozialen Neurowissenschaften belegen – auch Kognitives gehört (Decety & Ickes 2009).

Generell kann man den Stand des Wissens heute folgendermaßen umreißen: Sucht man Unterschiede, findet man sie, die Gemeinsamkeiten im Verhalten von Frauen und Männern werden eher ausgeblendet (Lozo 2010, 52). Die Ergebnisse sind uneinheitlich und oft widersprüchlich und wir finden unterschiedliche Interpretationen der psychologischen Forschung zum Thema Geschlechtsunterschiede vor. Ein allgemein anerkannter und leicht rezipierbarer Wissensstand ist dazu noch nicht erarbeitet.

Insgesamt kann festgehalten werden, dass alle jeweils einem Geschlecht zugeschriebenen Eigenschaften und Verhaltensweisen nie exklusiv sind. Sie mögen unterschiedliche Tönungen und Ausformungen entlang der Geschlechterstereotypen haben und sind immer in starkem Ausmaß kultur-, schicht-, kontext-, feld- und altersabhängig. Ebenso darf die Bewertung nicht vergessen werden, an die Eigenschaftszuschreibungen entlang der Geschlechterrollen gesellschaftlich gebunden sind. Von Analysen aus dem Diskurs um Gleichheit wissen wir, dass „weiblich“ konnotierte Verhaltensweisen geringer bewertet werden als sogenannte „männliche“ (vgl. Hagemann-White 1984, 12f). Diese These stützt die Beobachtung, dass Mädchen und Frauen zunehmend „männlich“ konnotierte Eigenschaften zeigen (ohne die „weiblichen“ aufzugeben). Jungen und Männer bekunden hingegen in geringerem Maß Interesse an der Entwicklung von „weiblich“ konnotierten Eigenschaften.

Weiters gilt es zu bedenken, dass unter sozialkonstruktivistischer Perspektive „männliches“ und „weibliches“ Verhalten einander immer bedingt. Die Verhaltensschemata von Männern und Frauen sind miteinander verzahnt, bauen aufeinander auf und bringen sich wechselweise hervor (Bourdieu 2005). Es gibt kein isoliertes Tun, Frauen wie Männer sind immer in Interaktion mit realen oder vorgestellten anderen – die IT bezeichnet dies als „Polylog“ (Petzold 2002c).

Wenn wir die in Kapitel 3 dargelegten Ergebnisse auf die psychotherapeutische Behandlung umlegen, dann können wir annehmen, dass sich auch im psychotherapeutischen Prozess unterschiedliche Weiblichkeiten und Männlichkeiten und Geschlechterstereotypen zeigen. Bewusstheit über die geschlechtsspezifische Sozialisation sollten TherapeutInnen ebenso mitbringen wie anderes entwicklungspsychologisches Wissen – und dieses nicht nur auf KlientInnen, sondern auch in der Reflexion auf sich selbst anwenden! Wir müssen uns als TherapeutInnen bewusst sein, an welchen Stellen wir selbst in Polaritäten von männlich-weiblich denken und automatisiert Zuschreibungen an die Geschlechter übernehmen und reproduzieren.

Wenn wir etwa die Hannover'schen (2010) Kategorien (siehe Kap. 3.2) auf den therapeutischen Prozess anwenden, können wir annehmen, dass gemischtgeschlechtliche Therapiedyaden (oder -gruppen) mehr Anreize beinhalten, sich innerhalb der Geschlechtergrenzen zu präsentieren und wahrzunehmen. Dass die Ausübung und die Inanspruchnahme von Psychotherapie eine geschlechtstypisierende Aktivität ist, kann vermutet werden, wenn wir die Mehrheiten von weiblichen Klientinnen und Therapeutinnen betrachten. Die Themen der physischen Attraktivität werden vielfach explizit von PatientInnen – hier wahrscheinlich vermehrt von Frauen als von Männern[15] eingebracht. Wie wir aus Untersuchungen zur Attraktivität (z. B. Aronson, Wilson & Akert 2008) wissen, spielt diese in der Interaktion eine gewichtige Rolle. Es tut sich die Frage auf, inwieweit sich TherapeutInnen mit

15 Man denke an Patientinnen mit Essstörungen, dysmorphen Störungen oder mit durch plastische Chirurgie veränderten Körperteilen, bei denen das Thema Schönheit und Attraktivität eine zentrale Rolle in den präsentierten Inhalten einnimmt.

einer Beeinflussung durch die Attraktivität Ihrer KlientInnen beschäftigen, inwieweit sie diese als Anziehung, als Gefährdung oder als Konkurrenz wahrnehmen.

3.4 Doing Gender im Beruf

Die Untersuchung von Arbeitszusammenhang und Arbeitsteilung hat in der Frauen- und Geschlechterforschung eine lange Tradition (Notz 2004). Analog zur Queer- und Transgender-Forschung, die interessante neue Blickwinkel für die Betrachtung der heterosexuellen Welt brachte, erhellen ethnomethodologische Untersuchungen über Frauen und Männer in „geschlechtsuntypischen" Berufen Mechanismen der alltäglichen Reproduktion von Geschlecht in Arbeitszusammenhängen (Williams 1989, 1993 zit. Gildemeister 2004, 137). Die Konstruktionsweisen von „Normalität" lassen sich ja v. a. dort gut beobachten, wo diese Normalität durchbrochen wird. Am Beispiel von männlichen Krankenpflegern oder weiblichen Soldatinnen wird klar, dass Männer in Frauenberufen erhebliche Vorteile geltend machen können und gute Aufstiegschancen haben. Frauen in Männerberufen hingegen haben viel größere Schwierigkeiten, die Karriereleiter zu erklimmen. Männer in frauendominierten Berufen betonen ihre Geschlechtszugehörigkeit, Frauen in männerdominierten Berufen versuchen hingegen, ihr Weiblich-Sein in den Hintergrund treten zu lassen (Heintz et al. 1997 zit. Gildemeister 2004, 137). Ein weiteres Ergebnis aus dem Feld der Gender-Arbeitsforschung ist, dass fast alle Tätigkeiten gesellschaftlich als männlich oder weiblich eingeordnet werden können (Wetterer 2002). Mit dieser Einteilung ist zumeist auch eine Wertung verbunden, nach der dann feminisierte Berufe einen weniger hohen gesellschaftlichen Stellenwert haben (Kämmerer 2008). Weiters wird nach der Rollenkongruenztheorie vermutet, dass die weibliche Geschlechtsrolle mit Führungsaufgaben (besonders in Krisen) als inkongruent wahrgenommen wird (Eckes 2004, 173).

Für unsere Fragestellung sind Ergebnisse zum Arbeits- und Berufsfeld ebenfalls interessant, da mit 2/3 Therapeutinnen (und Klientinnen) Psychotherapie eine von Frauen dominierte Profession ist. Manche Autorinnen (z. B. in neuerer Zeit Kämmerer 2008) wagen aus den ungleichen Befunden zu den Geschlechterdifferenzen mehr oder minder vorsichtig die Schlussfolgerung, dass Frauen für die Ausübung des Berufs der PsychotherapeutIn besser geeignet wären. Allerdings, so Annette Kämmerer, wären „wir dabei, etwas zu verlieren, was für die psychische Ganzheit der Menschen unerlässlich ist, nämlich die Integration männlicher und weiblicher Konstruktions-, sprich Lebensentwürfe in das individuelle Wachsen und Werden" (Kämmerer 2008, 1522). Diese Entwicklung wird uns noch weiter beschäftigen, da beide Tendenzen in der österreichischen und deutschen Psychotherapie-Ausbildung zu verzeichnen sind. Es gibt immer weniger Männer, die sich für eine Psychotherapie-Ausbildung interessieren. Das spiegelt sich in berufspolitischen Gremien und Ausbildungskommissionen wider, in denen Frauen die überwiegende Mehrheit stellen. Weiters sei angemerkt, dass die Gefahr der Statusminderung mit der Zuschreibung eines „Frauenberufs" auch finanzielle Einbußen mit sich bringt – ebenfalls ein Abbild gesellschaftlicher Prozesse des Arbeitsmarkts.

4. Therapeutische Beziehung und Therapieprozess

Nach der Darstellung der Meta-Theorien zur Frauen- und Geschlechterforschung (Kap. 2) und Theorien mittlerer Reichweite zur Geschlechtsidentität und Geschlechterdifferenz aus der Psychologie (Kap. 3) sollen nun diejenigen Überbegriffe erläutert werden, die wir brauchen, um das, was sich in einem therapeutischen oder beratenden Prozess zwischen BehandlerIn und KlientIn ereignet, zu verstehen. Stichworte hierzu sind (therapeutische) Interaktion, (therapeutische) Beziehung und (therapeutischer) Prozess. Nach einer allgemeinen Darstellung werden die Annahmen der IT zu diesen Begriffen beschrieben. Sie sollen dann im Weiteren als handlungs- und betrachtungsleitendes Modell für die Frage nach der Bedeutung der geschlechtlichen Ordnungskategorien in der Therapie und Beratung dienen.

4.1 Allgemeine Definitionen

Schon seit den Anfängen psychotherapeutischer Behandlung richtet sich die Aufmerksamkeit auf den (heilenden) Prozess zwischen BehandlerIn und Behandelten. Dieser psychotherapeutische Prozess steht seit den 1980er Jahren im Mittelpunkt der Psychotherapieforschung – mit besonderer Beachtung des Zusammenhangs zwischen Prozess und Erfolg (Tschuschke et al. 1994, 294). Die den Prozess prägende Beziehungsqualität zwischen TherapeutInnen und ihren PatientInnen wurde zuerst als „unspezifischer Wirkfaktor" benannt und in vielen Studien als zentral für den Heilungserfolg identifiziert (Orlinsky, Ronnestad & Willutzki 2004). Die Variable des Geschlechts der TherapeutInnen und KlientInnen wird dabei – so sie überhaupt erhoben wird – zumeist differenzgeleitet analysiert (ähnlich wie in der psychologischen Forschung siehe Kap. 3.3). Elaboriertere Studien zur geschlechtsspezifischen Interaktion in Therapie und Beratung existieren nur wenige (Rudolf 2006). Denn – so Strupp (1991, 14) – „eine zwischenmenschliche Beziehung, die den Kern jeder Psychotherapie darstellt – wird immer unaussprechliche, unfassbare Elemente beinhalten…". Ob wohl die Tönung durch die Geschlechtszugehörigkeit der ProtagonistInnen dazu zählt?

In den verschiedenen Forschungsbeiträgen werden die Begriffe „therapeutische Interaktion“, „therapeutische Beziehung“ und „therapeutischer Prozess“ synonym gebraucht. Die verschiedenen Therapieverfahren haben unterschiedliche Schwerpunkte und Inhalte für die einzelnen Begriffe gesetzt (vgl. Petzold 1996; Hermer & Röhrle 2008).

4.1.1 Therapeutische Interaktion

Interaktion ist soziologisch gesprochen die kleinste Einheit des Sozialen. Psychotherapie besteht aus sozialen Interaktionen zwischen PatientIn und TherapeutIn. In der Definition der Psychotherapie nach österreichischem Psychotherapiegesetz wird der Begriff „Interaktion“ schon im ersten Satz angeführt[16]. In der metatheoretischen Auffassung des Sozialkonstruktivismus (Berger & Luckmann 1980) ist jede Wirklichkeit – wie eben hier Geschlechterrollen – das Ergebnis fortlaufenden Interagierens aller an einer Situation Beteiligten (vgl. Kap. 2.3). Das bedeutet, dass in der Psychotherapie das Verhalten der TherapeutInnen und das Verhalten der PatientInnen voneinander abhängig ist und sich permanent wechselweise bedingt. Es geht in der therapeutischen Interaktion nicht nur um sprachlichen Austausch, sondern auch um nonverbale und paraverbale Kommunikation und Interaktion (Bänninger-Huber 1996, Lamacz-Koetz & Petzold 2009). PatientInnen wie TherapeutInnen bringen vor dem Hintergrund ihrer soziokulturellen Situation ihre eigene lebensgeschichtliche Besonderheit in verbalen und nonverbalen Zeichen ein und gestalten beide in gegenseitiger Einflussnahme das therapeutische Geschehen durch ihre Interaktionen.

4.1.2 Therapeutische Beziehung

Sie ist das Herzstück der Psychotherapie und liefert das „Milieu“, in das der Therapieprozess eingebettet ist (Streek 2004, 21f). Alles ereignet sich im Rahmen dieser therapeutischen Beziehung und konstituiert sie zugleich. Die Beziehung ist Mittel und Werkzeug der Einflussnahme in der Psychotherapie. Die Psychotherapieforschung gelangte in den 1980er und 1990er Jahren zu dem Ergebnis, dass eine geglückte therapeutische Arbeitsbeziehung („helping alliance“) die Grundlage des

16 § 1. (1) Die Ausübung der Psychotherapie im Sinne dieses Bundesgesetzes ist die nach einer allgemeinen und besonderen Ausbildung erlernte, umfassende, bewusste und geplante Behandlung von psychosozial oder auch psychosomatisch bedingten Verhaltensstörungen und Leidenszuständen mit wissenschaftlich-psychotherapeutischen Methoden in einer Interaktion zwischen einem oder mehreren Behandelten und einem oder mehreren Psychotherapeuten mit dem Ziel, bestehende Symptome zu mildern oder zu beseitigen, gestörte Verhaltensweisen und Einstellungen zu ändern und die Reifung, Entwicklung und Gesundheit des Behandelten zu fördern.Internet: http://www.psychotherapie.at/ueber_psychotherapie

Heilungserfolgs darstellt. Dieser kann als Modifikation des impliziten Beziehungswissens und -verhaltens der PatientInnen (Stern et al. 1998 zit. Streek 2004, 12) über sich und die anderen bezeichnet werden. Die therapeutische Beziehung im Prozess ist die Matrix, die über das Medium der Kommunikation gestaltet wird. Sie prägt den Stil, in dem TherapeutIn und PatientIn miteinander kommunizieren und interagieren (Streek 2004, 21f). In den psychodynamischen Therapien wird angenommen, dass die therapeutische Beziehung durch Übertragung und Gegenübertragung beeinflusst wird und deren geglückte Bearbeitung und Auflösung einen Weg zur Heilung darstellt.

4.1.3 Therapeutischer Prozess

Der therapeutische Prozess besteht aus der Gesamtheit der Interaktionen von TherapeutIn und PatientIn über die Zeit hinweg und wird von beiden gemeinsam gestaltet. Das psychotherapeutische Verfahren wirkt via Setting (Frequenz, Dauer, Modus der Sitzung etc.) und angewandter Methoden auf den Prozess ein.

In der Psychotherapieforschung (z. B. Schiepek 2000) unterscheidet man Strukturvariablen und Prozessvariablen. Zu ersteren zählen die Person der TherapeutIn und KlientIn sowie Methode und Setting. Im zweiten ist die Qualität des zwischen ihnen entstehenden Prozesses subsummiert, v. a. jene der oben genannten therapeutischen Beziehung.

4.2 Der therapeutische Prozess in der IT

In der IT wird der therapeutische Prozess als eine persönliche und gemeinschaftliche Auslegung von Erleben, Bewusstsein, emotionalen und kognitiven Vorgängen sowie Willens- und Motivationsprozessen (Leitner 2010, 89ff) betrachtet. Psychotherapie ist dabei immer ein Geschehen und ein Handeln zugleich. Das Geschehen bezieht sich auf den intersubjektiven Prozess (s. u. Kap. 4.2.1) zwischen KlientIn und TherapeutIn, der gemeinsam gestaltet und ausgelegt wird und in ein indikationsspezifisches Handeln der TherapeutIn einfließt.

4.2.1 Die therapeutische Beziehung: Das Ko-respondenzmodell

Das Grundaxiom der Ko-respondenz ist Herzstück der IT und beinhaltet alle wesentlichen Faktoren, um den Therapieprozess (und menschliche Interaktion generell) zu verstehen. Die Schreibweise Ko-respondenz drückt in sich schon die Wechselseitigkeit und das gemeinsame, zwischen zwei (oder mehreren) Subjekten stattfindende Geschehen aus.

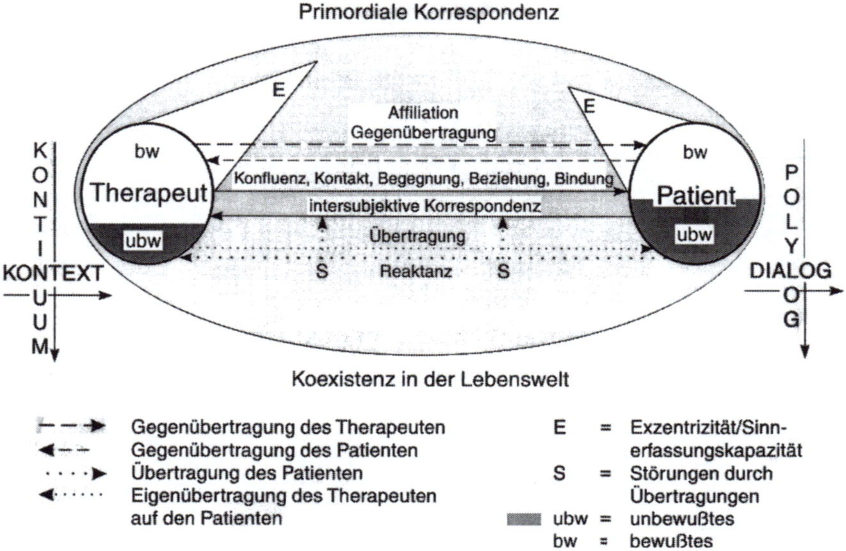

Abbildung 1: Das Ko-respondenzmodell (Petzold 2003a, 71)

Abbildung 1 enthält alle wesentlichen Elemente dieses Modells (vgl. Petzold 2003a, 71f u. 990f): Voraussetzung für Ko-respondenz zwischen zwei Subjekten ist die Koexistenz in der Lebenswelt und im zeitlichen Hintergrund (Schuch 2001b) – dem Kontinuum. Diese vor allem anderen bestehende – primordiale – Verbundenheit konstituiert Hominität (vgl. Kap. 2.6). TherapeutIn und KlientIn sind in zwischenmenschlicher Relationalität in verschiedenen Beziehungsmodalitäten verbunden. Diese können – abgestuft in ihrer Intensität – von Kontakt über Begegnung bis zur (Arbeits)beziehung reichen. Die intersubjektive Ko-respondenz geht von der grundsätzlichen, existentialistischen „Andersheit des/der Anderen" aus. Ko-respondenz wird über den leiblichen, d. h. verbalen und nonverbalen Dialog (= Interaktion) und eingebettet in viele (mikro-, meso- und makroökologische) Hintergrund-Polyloge von beiden PartnerInnen in der therapeutischen Situation hergestellt. Dabei wirkt als einander zuwendende Kraft die Affiliation – das Bedürfnis des Menschen, die Gesellschaft anderer zu suchen (Buunk 2003, 426; Petzold & Müller 2007). Als Antagonistin dieser Motivation, sich nahe zu sein, hat jeder Mensch Strebungen der Reaktanz in sich, die die Einschränkung der Handlungsmöglichkeiten, wie sie durch Nähe entsteht, aufheben und die eingeschränkte Freiheit (wieder) herstellen möchte (Bohner 2003, 292). Die tiefenpsychologischen Konzepte von Übertragung und Gegenübertragung, die laut IT in der therapeutischen Ko-respondenz ebenfalls wirksam werden können, sind hier etwas anders – enger – konzipiert als in der psychoanalytischen Theorie (Schuch 1991). Übertragung wird in der IT klinisch eng gefasst als unbewusst fixierte Reproduktion alter Szenen und Atmosphären in einem pathologischen, auf früheren (meist familialen) Erfahrungen beruhenden Interaktionsmuster (Petzold 2003a, 990f), das prinzipiell von beiden Beteiligten im therapeutischen Geschehen ausgehen kann.[17] Als Gegenübertragung verstehen wir in der IT alle empathischen Resonanzen auf Übertragungen – also die Mitkonstruktion an einer Atmosphäre, Szene oder Relationsform. TherapeutIn und PatientIn haben bewusste und unbewusste Anteile – idealtypisch wären die unbewussten Anteile der TherapeutIn kleiner als die der PatientIn (Schuch 2001a) – wie im grafischen Modell idealtypsich dargestellt. Als ein Moment der Überschau und Selbstreflexion sind TherapeutIn wie PatientIn mit der Fähigkeit zur Exzentrizität und Sinnerfassungskapazität ausgestattet.

In der IT werden vier Wege der Heilung und Förderung beschrieben, die in diesem therapeutischen Prozess (auch nebeneinander) gegangen werden können: Es ist dies der Weg

- der Bewusstseinsarbeit, die zu Sinnfindung führt,
- der Nach- und Neusozialisation und der korrigierenden emotionalen Erfahrungen,
- der Erlebnisaktivierung und alternativen Erfahrungsmöglichkeiten
- sowie der Solidaritätserfahrung (Petzold 2003, 77f).

Wenn wir das Ko-respondenzmodell in Bezug auf die Frage nach der Bedeutung von Weiblichkeit und Männlichkeit im therapeutischen Prozess betrachten, finden wir darin alle Elemente enthalten, die für eine umfassende Beobachtung der Herstellung von Geschlecht in der Therapie nötig sind: Die therapeutische Beziehung ist geprägt von beiden PartnerInnen im psychotherapeutischen Prozess. Dazu gehört die Art und Weise, wie TherapeutIn und KlientIn ihre Geschlechtsrollen auffassen, welche Inhalte und Verhaltensweisen sie damit verknüpfen bzw. miteinander realisieren. Die Beziehung zwischen den TherapeutInnen und ihren KlientInnen oder PatientInnen stellt nach übereinstimmendem Ergebnis der Psychotherapieforschung das bedeutendste heilende Agens in der psychotherapeutischen Behandlung dar (Strupp, 1993). Dieser Heilfaktor ist mitbestimmt durch

17 Die Selbsterfahrung in der Therapieausbildung dient dazu, den KandidatInnen solche Prozesse bewusst(er) zu machen, sodass sie sich nicht unbemerkt im therapeutischen Kontext realisieren – denn auch TherapeutInnen haben Übertragungen!!

die Art, wie die ProtagonistInnen ihre Geschlechtszugehörigkeit in der Interaktion bewusst bzw. unbewusst inszenieren und einsetzen. In der therapeutischen Arbeitsbeziehung kann das Beziehungsgeschehen (vor dem Hintergrund eventueller Übertragungsprozesse und deren Bearbeitung) als Neu-Stiftung von Identität intensiv erlebt werden und die Art, wie Frau- oder Mannsein interpretiert wird, größte Bedeutung haben.

Aus tiefenpsychologischer Sicht kann Übertragung als Kompromissbildung zwischen der Inszenierung unbewusster Konflikte und Relationalitätsfiguren aus Szenen der Vergangenheit und der Antwort der PatientInnen auf die Persönlichkeit, die Interventionen bzw. die (auch mögliche) Übertragung der TherapeutInnen beschrieben werden. Das Geschlecht stellt dabei eine Strukturvariable dar, die Einfluss auf die psychotherapeutische Situation nimmt. Hier kann nur wieder betont werden, dass nie allein die PatientIn oder TherapeutIn eine Interaktion bestimmt, sondern immer beide an der Beziehung und dem Prozess in wechselseitiger Aktion und Re-aktion beteiligt sind (Jaenicke 2009). Wie die Gender-Aspekte ins Ko-respondenz-Modell eingeschrieben werden können, wird in Kapitel 8.1 näher ausgeführt.

4.2.2 *Leiblichkeit*

Der „Leib“ ist ein zentrales Axiom der Anthropologie der IT (vgl. Kap. 2.6). Die bewusst gewählte, etwas altertümlich anmutende Bezeichnung „Leib“ beinhaltet die belebte Körperlichkeit (Organismus) und die seelischen sowie kognitiven und mentalen Prozesse (Psyche und Geist) des Menschen, der als bio-psycho-sozial-ökologisches Wesen definiert ist. Der lebendige Leib ist in ständiger Veränderung und unlösbar mit der Welt und Zeitlichkeit – Kontext und Kontinuum – verbunden („embedded“ Petzold 2003, 1067, 1087). Der Leib-Begriff beinhaltet Subjekthaftigkeit und Personalität: Alle unsere Erfahrungen werden leiblich eingeschrieben – man denke nur an Mimikfalten, die Gesichtsausdrücke nachzeichnen, an Narben von Verletzungen, an Körperhaltungen, die Abbild der Art des In-der-Welt-Stehens sein können oder die engrammierten Gedächtnisinhalte im Gehirn. „Gegenwärtiges Erleben und vorgängige Erfahrungen aus den Archiven des Leibes werden (…) wirksam in einer wechselseitigen Durchdringung von Innenwelt und Außenwelt, Vergangenheit und Gegenwart, Unbewusstem und Bewusstem“ (Petzold 2003, 889). So ist der Leib der Ort, an dem Materielles (Genetik, Anatomie, Physiologie) sich mit Transmateriellem (Gefühle, Erinnerungen und Erfahrungen, Einstellungen und Haltungen gegenüber der Welt etc.) verbindet (Petzold 2009c).

Für die hier gewählte Perspektive von Gender in der Psychotherapie halte ich den Leibbegriff der IT für überaus fruchtbar: In ihm verschränken sich die Kategorien des als männlich oder weiblich klassifizierten Geschlechtskörpers („sex", „sex category" vgl. Kap. 2.3), mit Gender, das unter Einfluss von Epoche, Gesellschaft und Kultur in der Interaktion zwischen Menschen permanent hervorgebracht wird. Leiblichkeit beschreibt, wie der Körper durch unsere Erfahrungen und unseren Lebensstil habitualisiert wird – wenn Habitus als das Körper gewordene Soziale begriffen wird (Bourdieu 2004). Die Vergangenheit, die diesen Habitus hervorgebracht hat, wirkt dabei in der leiblichen Gegenwart des Individuums fort.

Die „sex category" kann dem Aufforderungscharakter (Petzold 2003, 534) des Leibes zugeordnet werden, der eine unmittelbare Einordnung in Weiblich-Männlich-Schemata durch die soziale Umwelt mit sich bringt. Man denke nur an die Fragen der freundlichen Menschen, die beim Anblick eines Babys als erstes (weil wichtigstes?) Kriterium sofort zu wissen verlangen, ob das betreffende Kind ein Junge oder Mädchen sei! Im Leib haben sich die Geschlechterrollen inkarniert, sexuelle Erfahrungen, solche der Reproduktion – ein Kind empfangen/gezeugt, geboren, gestillt zu haben, sowie auch unangenehme Erlebnisse wie Übergriffe im Zusammenhang mit Geschlechtlichkeit bis hin zu traumatisierenden Grenzverletzungen, die ebenfalls gender-typisch geprägt sind. In dieser Leiblichkeit begegnen einander TherapeutIn und KlientIn und erkennen einander auf den ersten Blick als Männer und Frauen[18].

4.2.3 Kollektive mentale Repräsentationen und soziale Netzwerke

Wenn der Leib jener Ort ist, an dem Einflüsse aus der Umwelt in ihrer individuellen Ausprägung sichtbar werden, dann gilt es nun den Blick auf diese beeinflussenden Faktoren zu werfen: Die IT verwendet dafür den soziologischen Begriff der „social world(s)" (Petzold 2003, 667f). Sie versteht darunter komplexe soziale Repräsentationen, „représentations sociales" (Moscovici 2001, erstm. 1961), auch kollektiv-mentale Repräsentationen genannt, als die von einer Gruppe von Menschen geteilte Sicht auf die Welt. Eine social world ist eine gemeinsame Interpretation der Wirklichkeit durch belief systems – Glaubenssätze – wie Meinungen, Wertanschauungen, Loyalitäten, Traditionen oder emotionale Verbundenheiten. Diese kann auf einer Mikroebene (Familien- und Freundessystem), einer Mesoebene (Berufsgruppe, Organisationszugehörigkeit) oder einer Makroebene (soziale Schicht, gesellschaftliche Subgruppen) angesiedelt sein. Soziale Welten sind „Ensembles geteilter symbolischer Konstrukte" (Petzold 2003a, 669) und können als bezugsgruppenspezifische Interpretations- und Konsensgemeinschaften verstanden werden, die durch ihre Haltung und ihr Handeln gegenüber der Welt, die-

18 Welche Irritationen dabei die Therapie von trans- oder intersexuellen Menschen auslösen kann, ist vielfach beschrieben (z. B. Rauchfleisch 2006).

se wiederum in einer bestimmten Art und Weise erschaffen. Die IT betont dabei die Wichtigkeit solch geteilter sozialer Welten, die Menschen das notwendige Zugehörigkeits- und Verbundenheitsgefühl geben und Identität schaffen (Petzold & Petzold 1991b). Diese kollektiven sozialen Repräsentationen bilden sich via Enkulturation und Sozialisation individuell ab und werden als subjektiv-mentale bzw. persönliche Repräsentationen bezeichnet (Petzold 2003, 1052f).

In Bezug auf die Frage nach Doing Gender in der Psychotherapie ist das Konzept der kollektiven sozialen Repräsentationen grundlegend: Geschlechterstereotypen (vgl. Kap. 3.2) sind implizites, zeitabhängiges, gesellschaftlich- und milieuspezifisches (Steinrücke 2005) sowie verleiblichtes individuelles Wissen, das „sozialen Sinn" (Bourdieu 1993) konstituiert und bei Missachtung zu Irritationen führt. Durch dieses milieutypische Gender-Wissen werden Frauen wie Männer auf ihre Geschlechtszugehörigkeit verwiesen und verweisen ihrerseits andere darauf: Es sind Meinungen, wie wir uns als Männer und Frauen in bestimmten Situationen zu verhalten haben, was Frauen und Männer ausmacht und kennzeichnet. Dabei ist wichtig zu erwähnen, dass hier regional, ethnisch, subkulturell unterschiedliche Männlich- und Weiblichkeiten nebeneinander existieren. Der in den social worlds gegründete soziale Sinn der Geschlechterrollen führt zu handlungsrelevantem Wissen „gender accountability" (Wolf 2010). Diese „geschlechtliche Zurechnungsfähigkeit" wird in Alltagssituationen und auch in der psychotherapeutischen Situation erwartet und hergestellt. PatientInnen erwarten von ihren männlichen und weiblichen TherapeutInnen subtil Unterschiedliches (vgl. Kapitel 7.1.2 und 7.3) und greifen auch in der therapeutischen Situation auf die ihnen in ihren social worlds vermittelten und individualbiografisch ausgeformten Frauen- und Männerbilder zurück. Diese oft als „Übertragungen" fehlgedeuteten Prozesse sind eher automatisierte, unbewusste Schemata favorisierter Beziehungsaufnahme und Interaktion – kollektive und subjektive mentale Repräsentationen in Bezug auf Gender.

In IT-Termini ausgedrückt bedeutet Übernahme der Geschlechtsidentität (vgl. 3.1), dass der informierte Leib als lernfähige und -willige, interagierende Körper-Seele-Geist-Einheit komplexe soziale Repräsentationen übernimmt und zu komplexen persönlichen und subjektiv mentalen Repräsentationen transformiert und integriert (Petzold 2003a 526f, 1052 – vgl. auch Kap 4.2.3). Mit der Konzeption der social worlds finden konstruktivistische Grundannahmen Eingang in die IT und machen das Konzept des Doing Gender anschlussfähig.

5. Geschlecht im psychotherapeutischen Prozess

In diesem Kapitel werden die Perspektiven der bisher vorgestellten allgemeinen theoretischen Voraussetzungen zum Thema Geschlecht (Kap. 2, 3) mit Psychotherapie und dem psychotherapeutischen Prozess (Kap. 4) zusammengeführt.

5.1 Die Genderperspektive in den Psychotherapieverfahren

Die Entwicklung einer neuen Sicht auf die Geschlechterverhältnisse durch die zweite Frauenbewegung und die Verbreitung der Psychotherapie – besonders der humanistischen Verfahren – fanden zeitgleich ab den 1960er Jahren in den USA und den 1970er-1980er Jahren in Europa statt. In der Frauenbewegung war die Haltung zur Psychotherapie durch zwei Strömungen gekennzeichnet: Zum einen entwickelte sich die Frauenbewegung selbst aus und in sogenannten „Consciousness-Raising-Groups", in denen sich Frauen unter dem Slogan „Das Private ist politisch" über ihre Erfahrungen mit Leiblichkeit und Beziehungen austauschten. Die dort in Selbsterfahrung gesammelten Themen boten die Grundlage für die Analyse der Lebensbedingungen von Frauen im Patriarchat. Die Innen-Schau in den Gruppen hatte durchaus Selbsthilfe-, Selbsterfahrungs- bzw. Psychotherapie- und Persönlichkeitsentwicklungscharakter für die teilnehmenden Frauen. Zum anderen trat die feministische Kritik an gesellschaftlichen Macht- und Entfremdungsverhältnissen gegen jegliche Art von ExpertInnentum auf, wie es auch in der psychotherapeutischen Beziehung durch die Ungleichverteilung der Rollen von BehandlerIn und Behandelten gesehen wurde. Die weitere Auseinandersetzung der Frauenbewegung mit den Psychotherapie-Verfahren verlief äußerst fruchtbar (z. B. Sozialwissenschaftliche Forschung & Praxis für Frauen e. V. 1986): Viele aus den CR-Groups kommende Aktivistinnen professionalisierten ihre Arbeit durch psychotherapeutische Ausbildungen und analysierten diese ihre Therapie-Methoden mit kritischem Blick. Andererseits war die Entwicklung feministischer Theorien unmittelbar von aus der Psychoanalyse kommenden Denkerinnen wie Luce Irigaray, Julia Kristeva oder Jessica Benjamin und Janine Chasseguet-Smirgel beeinflusst (vgl. Kap. 2.2 und 2.4). Wichtiger Input aus der Psychoanalyse war die Auseinandersetzung mit Übertragungsmustern in geschlechtsspezifischer Sicht (Mogul 1982) und in späterer Folge viele qualitative Studien zur Psychotherapieforschung mit Gender-Fragestellungen (vgl. Kap. 7).

Die Auseinandersetzung der feministischen Therapeutinnen mit der Psychoanalyse entlarvte deren Welt- und Menschenbild als phallozentrisch und misogyn (Franke 2007, 66). Freud und viele seiner NachfolgerInnen[19] konstituierten das Weibliche sekundär in Abgrenzung zum Männlichen („phallischer Monismus“, Chasseguet-Smirgel 1988, cit. Gissrau 1991, 107). Denn um in den Augen von traditionellen PsychoanalytikerInnen als reife Individuen zu bestehen, müssten Frauen ihre „Kastration“ (d. h. ein Wesen ohne Penis zu sein) akzeptieren. Wenn sie gegen diese laut Psychoanalyse konstitutionelle „Minderwertigkeit“ rebellierten, würden sie dort als unreif oder krank diagnostiziert. Es gab auch feministische Verteidigerinnen Freud'scher Annahmen, die diesen Phallozentrismus mehr symbolisch als konkret interpretierten haben wollten (vgl. Mitchell 1976). „Die Psychoanalyse eingehender feministischer Prüfung zu unterziehen, bedeutet eine fundamentale Kritik psychoanalytischen Denkens“, konstatiert jedoch Jessica Benjamin (1993, 7). Das Freud'sche Krankheits- und Entwicklungskonzept wurde unter feministischer Perspektive umgeschrieben – und z. B. von Janine Chasseguet-Smirgel (1974), Christiane Olivier (1987), Christa Rohde-Dachser (1991), Jessica Benjamin (1993) oder Nancy Chodorow (1994) quasi gender-dekliniert (vgl. Kap. 3.1, Schigl & Abdul Hussein 2012 in Vorber.). In feministisch-kritischer Perspektive wird die psychodynamische Krankheitstheorie, in der Symptome und psychische Störungen als innerpsychische Konfliktstruktur interpretiert werden, infrage gestellt. Der klassischen Psychoanalyse wird (nicht nur) von feministisch-kritischer Seite vorgeworfen, dass sie die Auseinandersetzung mit der Umwelt als Konflikt des Individuums nur auf dessen individuelle Biografie rückbezieht. Sie werde personalisiert mit den wichtigen Bezugspersonen der PatientInnen abgehandelt, ohne gesellschaftlich-strukturelle Komponenten ausreichend zu thematisieren. Dennoch ist zu konstatieren, dass sich trotz aller Kritik die Psychoanalyse als sehr fruchtbar für frauenspezifische Therapie – etwa in der Übernahme der Konzepte von Übertragung und Gegenübertragung erwiesen hat (vgl. Exkurs Kap. 3.1).

Die zweite Gruppe von Psychotherapieverfahren, die neben den psychodynamischen Eingang in feministisches Denken und Tun gewannen, waren die humanistisch-existentiellen Therapieverfahren (Psychodrama, Gestalttherapie, Personenzentrierte Psychotherapie) und Körpertherapiemethoden, in denen zahlreiche feministische Therapeutinnen sozialisiert wurden. In den theoretischen Konzepten

19 Zu erwähnen sind hier Analytikerinnen wie Karen Horney, Melanie Klein oder Margaret Mead, die diese negative Geschlechtersicht schon vor der feministischen Kritik überarbeiteten.

humanistischer Psychotherapieverfahren ist eine gesellschaftliche und somit geschlechtsspezifische Sicht integrierbar (wenn auch in den Schriften der BegründerInnen kaum auffindbar). Die anthropologischen Grundsätze dieser Verfahren gehen von einer geschlechtsneutralen Konzeption des Individuums aus. Annahmen zur Entwicklungspsychologie sind geschlechterindifferent. Zentrale Prämissen wie individuelles Wachstum, Selbstverantwortlichkeit und Selbstbestimmtheit sowie phänomenologische Betrachtung und Gegenwartsorientierung sind aber prinzipiell in Verbindung mit dekonstruktivistisch-gesellschaftskritischem Denken gut anwendbar (Scheffler 2007).

Vor allem die Gestalttherapie mit ihrer Thematisierung von Awareness, Polaritäten und Grenzen und der – nicht ganz unproblematischen – positiven Konnotation von Aggression[20] sowie Ideen zur Selbstbestimmtheit aus den gesellschaftskritischen Beiträgen von Paul Goodman, wurde aus damaliger feministischer Sicht als fruchtbar beurteilt (Mangelsdorf 1992, 184f; Ulbing, 1999, 600f). Auch die personzentrierte Gesprächstherapie wurde als gut vereinbar mit feministischer Haltung bewertet (Proctor & Napier 2004). Thelma Goodrich, Jean Rampage, Cheryl Ellman und Kris Halstead (1991) versuchten familientherapeutische Ansätze mit feministischen Grundsätzen zu verbinden und neue Angebote zu entwickeln. Sie hinterfragten Familie und familiäre Beziehungen zwischen den Geschlechtern als soziale Konstruktionen. Ulrike Willutzki (2001) illustriert ihre Überlegungen zu feministischer Familientherapie in einem Praxisbeispiel. Die Verhaltenstherapie zeigte sich lange weitgehend unbeeinflusst von der Diskussion um feministische Inhalte (Franke 2001).

In der psychoanalytischen Literatur wurden deren patriarchale Standpunkte zu Männlichkeit und Weiblichkeit von Feministinnen kritisiert, in den humanistischen Verfahren fehlen Aussagen zu Geschlecht und Geschlechterverhältnissen weitgehend. Differenzierte Kritik an den einzelnen Verfahren wurde in Sammelwerken zu feministischer Therapie publiziert (vgl. Bilden 1992, Frauen beraten Frauen 2010). So kann in der Gestalttherapie das Konzept der organismischen Selbstregulation mit seiner postulierten Naturhaftigkeit hinterfragt werden (Scheffler 2004b). Es sind dabei oft weniger die theoretischen Grundkonzepte, als die Handlungen der meist männlichen Therapeuten der Gründer- oder ersten Generation, die im Mittelpunkt der kritischen Analyse stehen. Hier sind besonders die sexistischen Körpertherapie-Praxen vieler SchülerInnen Wilhelm Reichs und die Bioenergetik Alexander Lowens (Großmaß 1983, 50f; Blessing 1992, 194) zu nennen. In der Gestalttherapie werden die Frauen abwertenden Äußerungen von Fritz Perls und

20 Hier werden Aggression und Assertiveness (Selbstbehauptung) nicht sauber getrennt, sondern beides in einen Topf geworfen – vgl. ethiktheoretische Kritik Petzold (2007j).

dessen z. T. grenzverletzendes oder sexistisches Verhalten in den therapeutischen Gruppen angeprangert (Ernst & Goodison 1981, 93f; Großmaß 1983, 46f; Masson 1993, 259f). Im personzentrierten Ansatz wird der sexistische oder genderinsensible Gehalt von Sprache (Hofmeister 1997, 149f; Macke 2010) analysiert. Hildegard Knapp (2006) konstatiert ein „blind date?“ für Gender und Psychodrama. Eine systematische kritisch-feministische Analyse der Grundlagenliteratur der einzelnen Therapieverfahren insgesamt steht noch aus, „das Verhältnis geschlechtersensibler Handlungstheorien zu den humanistischen Therapieverfahren, nicht nur zur Psychoanalyse, ist durchaus widersprüchlich“ (Scheffler 2004a, 545).

Weiters zeichnen sich die existentiell-humanistischen Therapiemethoden durch einen wesentlichen Kritikpunkt aus gendersensibler Perspektive aus: In diesen Verfahren sind eigenständiges Handeln, Individualität, Selbstverantwortlichkeit und Autonomie leitende Handlungsfiguren, zu denen PatientInnen in der Therapie hingeführt werden sollen. Diese Werte, die ohne Zweifel gesundheitsförderlich sind – aber eben nicht allein – entstammen alle dem Kanon jener Ideale, die in unserer Gesellschaft als „männlich“ konnotiert werden. „Weibliche“ Themen wie Verantwortlichkeit und Fürsorge für andere, Pflege und Eingebettet-Sein in Beziehungen werden in diesen Therapieverfahren nur zweitrangig bzw. als defizitäre Lebenslagen thematisiert (Wirtz & Zöbeli 1995) Die Selbstverantwortlichkeit von Individuen wird in diesen Gesundheitsbildern überstrapaziert, die Abhängigkeit von makro- und mikrogesellschaftlichen Bezügen nicht gebührend berücksichtigt. Es wird vielfach (v. a. von der Gestalttherapie, Schigl 2006a und 2006b) eine Haltung vertreten, dass, wer sich nicht genügend ablösen und frei machen könne von Zwängen, dies aufgrund eines persönlichen Defizits versäume, an dem gearbeitet werden müsse. So wird die „Illusion, dass das persönliche Lebensglück lediglich eine Angelegenheit des persönlichen Vermögens sei“, genährt und „die humanistischen Therapieverfahren laufen Gefahr, individuelle Handlungsfreiheit zu betonen und eher narzisstischen Selbstkonzepten Vorschub zu leisten“ (Scheffler 2004, 545).

Auch in den beiden anderen großen psychotherapeutischen Paradigmen, den Systemischen und Verhaltenstherapeutischen Verfahren gibt es feministische Kritik an Theorie und Praxis: Familientherapie trägt den Bias von Geschlechterinsensibilität und -dichotomisierung bzw. Familialismus in sich. Rosemarie Welter-Enderlin (1987) etwa beschreibt, dass FamilientherapeutInnen Familienbilder ohne Bezug zur Geschichte und Gesellschaftspolitik reproduzieren. Walters et al. (1991, cit. Franke 2007, 68) kommen zu dem Schluss, dass familientherapeutische Basismodelle patriarchale Strukturen wie die klassische Zuschreibung von männlich-weiblichen Aufgaben an die Eltern enthalten. Kritisiert wird dabei das Konzept der tradierten Rollenkomplementarität und mangelnde Rezeption von neuen gesellschaftlichen Entwicklungen. Für die Verhaltenstherapie erbringt die Analyse aus feministischer Perspektive Geschlechterinsensibilität: In der sozialen Lerntheorie (Lazarus 1974, 217 cit. Franke 2007, 67) werden die unterschiedlichen lebensweltlichen Bedingungen für Männer und Frauen nicht erwähnt.

Leider sind bis heute die kritische Analyse und das Wissen um Geschlecht als einen wichtigen Fokus der Betrachtung von beraterischen und therapeutischen Prozessen bisher kaum verpflichtend in psychotherapeutische Curricula aufgenommen worden (Freytag 2003).

5.2 Feministische/Frauenspezifische Beratung und Psychotherapie

Anfangs standen die Aktivistinnen der Frauenbewegung der Psychotherapie kritisch gegenüber und analysierten sie als ein Instrument sozialer Kontrolle, das Frauenprobleme individualisiert und pathologisiert, statt sie an gesellschaftliche Verhältnisse rückzubinden (Nuber 1994). Der Selbsthilfeansatz (Psychologinnengruppe München 1978) entsprach der feministischen Forderung nach einer Aufhebung hierarchischer (ExpertInnen-)Strukturen mehr. Ab 1977 fanden jährlich „Frauentherapiekongresse" statt, in denen Leitlinien frauenspezifischer Herangehensweise in der Psychotherapie entwickelt, ausgetauscht und publiziert wurden (Dürmeier et al. 1990, Bilden 1992). Die Bezeichnung feministische Psychotherapie taucht mit dem Buch „Feministische Psychotherapie" von Luise Eichenbaum und Susie Orbach (engl. 1982, dt. 1984) erstmals auf. Dabei wird kein neues Therapieverfahren konzipiert, sondern es werden feministische Analysen in existierende Methoden integriert. Motor dieser Entwicklung war die Kritik an den gängigen Psychotherapieverfahren (siehe Kap. 5.1), den individualisierten Krankheitszuschreibungen und der Medikalisierung von Frauenleben (Voigt & Jawad-Estrak 1991) sowie Kritik an der patriarchal geprägten Psychologie (Harding 1990, neuer: Kirchhoff 2002).

Feministische Therapeutinnen waren anfangs der Überzeugung, dass Ernstnehmen und Wertschätzung in der therapeutischen Beziehung genug heilendes Potential für die Patientinnen entfalten. In der Therapie sollte das Machtgefälle aufgelöst und solidarisch, auf gleicher Augenhöhe mit den Patientinnen daran gearbeitet werden, sich nicht an krankmachende Verhältnisse anzupassen (Freytag 1997). Dazu wurde die Forderung gestellt, dass männliche Psychotherapeuten gänzlich verzichten sollten, mit weiblichen Patientinnen zu arbeiten, um eine Reproduktion der Geschlechterordnung und Übergriffe erst gar nicht möglich zu machen – Therapie sollte nur in geschlechtshomogenen Dyaden erfolgen (Chesler 1971)[21].

21 Damals dachte man anscheinend, dass die soziale Ordnungskategorie Geschlecht nur zum Tragen kommt, wenn zwei Personen unterschiedlichen Geschlechts anwesend sind.

Das Konzept dieser geteilten Betroffenheit akzentuiert die gemeinsame Erfahrung der gesellschaftlichen Bedingungen von Therapeutin und Klientin. Der Machtunterschied zwischen Therapeutin und Patientin wurde zwar benannt, in feministischer Sicht aber als minimierbar verstanden. In dieser ersten Phase der Diskussion um feministische Psychotherapie war die gegenseitige Identifizierung von Therapeutin und Klientin erwünscht, andere Aspekte der Beziehungsgestaltung wie Verstrickungen oder Übertragung und Gegenübertragung wurden nicht diskutiert.

Als ab den 1980er Jahren immer mehr feministische Fachfrauen sich professionalisierten und in psychotherapeutischen Verfahren ausgebildet wurden (vgl. 5.1), verbanden sie feministisches Gedankengut mit dem erlernten psychologisch-psychotherapeutischen Handeln (Freytag 1997). Den theoretischen Hintergrund lieferten v. a. die Publikationen feministischer Analytikerinnen (vgl. Kap. 5.1), verwoben mit den Postulaten aus Gleichheits- und Differenzdiskurs sowie der Zusammenschau der Erfahrungen aus den CR-Groups und Frauenberatungsinitiativen. Zentral wurden Themen wie Körperlichkeit, Sexualität, weibliches Begehren, das Spannungsfeld von Autonomie und Abgrenzung sowie Abhängigkeit und Bezogenheit (z. B. Eichenbaum & Orbach 1993, Streit 1992, 95f), weibliche Aggression (z. B. Kost 1992, 90f) und Frau-Frau-Beziehungen wie zwischen Mutter-Tochter, Freundinnen und lesbischen Paaren bzw. die weiblichen Übertragungen in der therapeutischen Beziehung (z. B. Buchta 2004) ausgearbeitet. Das v. a. anfangs favorisierte Behandlungssetting feministischer Therapeutinnen war die Gruppentherapie, die solidarische Erfahrung ermöglicht und die Verschränkung von Privatem mit Gesamtgesellschaftlichem am besten abbildet.

Ab den 1980er Jahren entstanden in Westeuropa feministische Beratungsstellen, Therapie- und Frauengesundheitszentren, Projekte und Arbeitsgruppen sowie Aus- und Fortbildungen in feministischer Tradition. Gleichzeitig wurden Themen wie ethische Richtlinien, Qualitätssicherung und beraterische bzw. therapeutische Standards über die Psychotherapieverfahren hinweg formuliert (z. B. Frauen beraten Frauen o. J. Internet). Folgende Grundhaltungen der feministischen Psychotherapie und Beratung werden dabei postuliert (Hofmeister 1997, Scheffler 2004):

- Lernen am Modell: Die Therapeutin/Beraterin kann Role Model für die Klientin sein.
- Gendersensible Sprache: Sprache schafft Realitäten, deshalb bedarf es seitens der Therapeutin/Beraterin eines Bewusstseins und einer Sensibilität dafür.
- Das Machtgefälle in der therapeutischen/beraterischen Arbeitsbeziehung soll möglichst angesprochen, bearbeitet bzw. durch die Solidaritätserfahrungen in der therapeutischen Beziehung nivelliert werden.

- Der Therapie-/Beratungsprozess orientiert sich an weiblichen Entwicklungsaufgaben und Herausforderungen weiblicher Lebensgestaltung; Dabei sind selbstverständlich die schicht-, kontext- und ethniespezifische Beschaffenheit und Möglichkeiten dieser Lebenswelt zu berücksichtigen.
- Patientinnen erfahren Wertschätzung ihrer bisherigen Lebensgestaltung: Ihr Symptom wird als momentan (best)mögliche Art interpretiert, mit krankmachenden mikro- und mesogesellschaftlichen Strukturen fertig zu werden. Bindungs- und Beziehungsorientierung wird nicht als Schwäche, die es durch „männliche" Autonomie aufzuheben gilt, gesehen, sondern als wertvolle, lebensnotwendige Fähigkeit.
- Hineinnahme gesellschaftlicher Analysen über weibliche und männliche Geschlechterstereotypen in den Therapie-/Beratungsprozess: Nicht nur die individualisierende Sicht auf die Störung, sondern die Rückbindung der Leidenszustände an gesellschaftliche Verhältnisse in den therapeutischen/beraterischen Interpretationen sind Bestandteil feministischer Therapie/Beratung.
- Besondere Beachtung der Dimensionen Leiblichkeit, Körperlichkeit, Sexualität, Begehren. Körperliche Berührung in der Therapie soll sensibel und bewusst gehandhabt werden.
- Sensibilität gegenüber bestimmten marginalisierten Gruppen wie z. B. Migrantinnen der ersten und zweiten Generation, lesbischen Frauen, Frauen mit besonderen Bedürfnissen, Mädchen oder alten Frauen etc. und deren geschlechtsspezifischen Rollenbildern und -erwartungen.
- Nötig dazu ist seitens der Therapeutin/Beraterin die laufende Auseinandersetzung mit eigenen geschlechtsspezifischen Vorannahmen und Prägungen, um diese von der Ebene der impliziten Theorie ausgehend zur bewusstseinsfähigen Wahrnehmung zu bringen. So kann die Gender-Färbung der Begegnungen reflektiert werden.

Seit den 1970er Jahren trugen feministische Therapeutinnen und Beraterinnen ihre Erfahrungen mit häuslicher Gewalt, sexualisierten Grenzüberschreitungen sowie von sexuellem Missbrauch und die daraus folgenden Traumatisierungen in die psycho-soziale Community (z. B. Brückner 1998). Es ist das Verdienst feministischer und frauenspezifischer Praktikerinnen, diese Themen in den gesellschaftlichen Diskurs eingebracht zu haben. Hier konnte an klassisch feministische Grundwerte angeschlossen werden: Frauen in ihrer Wahrnehmung zu unterstützen und ihr privates Leid als Ausdruck gesellschaftlicher (Miss)verhältnisse zu verstehen.

Kritisch kann der emanzipatorisch-agitatorische Impetus der ganz frühen Jahre feministischer Therapie gesehen werden, in dem mit viel Begeisterung aber noch wenig Reflexion Therapie, Empowerment und Emanzipation gleichgesetzt wurden. Therapie wurde dabei oft als ein Mittel der Ideologisierung von Frauen betrachtet. Ebenso bedarf therapeutische Arbeit in feministischer Grundhaltung einer sorgfältigen Beachtung der therapeutischen Beziehung, um die Gefahr der unangebrachten Harmonisierung oder einer ambivalenten Mutterübertragung, die aufgrund der weiblichen Verleugnung von Aggression schwer bearbeitbar ist, hintanzuhalten (Günther & Woltarek 1997). In weiblich-homogenen Settings besteht auch die Gefahr der Wiederholung einer Sozialisation in Abwesenheit der Männer (ein Defizit, das ja viele Mädchen beklagen) und ein Verhaftet-Bleiben in der Opferrolle zu (re)produzieren[22].

Dennoch wird frauenspezifische Therapie und Beratung weiterhin als notwendig und wichtig erachtet und bietet über alle Psychotherapieschulen hinweg eine Möglichkeit, kritisch und geschlechtersensibel im psychosozialen Feld zu handeln (Scheffler 2010). Die Synopsis individueller Erfahrungen mit dem kulturellen und sozialen Hintergrund, in der leidvolle Emotionen und psychische Problematiken als Antwort auf soziale Bedingungen entstehen, wird in der feministischen Therapie umgesetzt. Ein Zusammenspiel aus den Differenz- und Doing Gender-Diskursen sowie dekonstruktivistischen Ansätzen bringt eine Anreicherung feministisch-therapeutischer Ansätze und öffnet den Raum für Diversity und Intersektionalität (Großmaß 2010).

Wenn wir nun die in Kapitel 5.1 und 5.2 dargestellten Inhalte in Bezug auf unser Thema reflektieren, können wir feststellen, dass erstmals feministische Therapeutinnen für das Thema Geschlecht in der Psychotherapie sensibilisiert wurden. Diese feministisch-kritische Betrachtung und Analyse vollzieht sich auf mehreren Ebenen, die sich auch in diesem Buch wiederfinden:

- der Reflexion der Geschlechterverhältnisse in der Gesellschaft (Kap. 2);
- der Benennung von psychologischen Themen und psychischen Problemen entlang der Geschlechterkonstruktion, die in den therapeutischen und beraterischen Prozessen relevant werden (Kap.3 und 7);
- der kritischen Sichtung der psychologischen und psychotherapeutischen Menschenbilder, Gesundheits- und Krankheitslehren sowie Entwicklungstheorien (Kap. 5);
- der praktisch-methodischen Aspekte für den therapeutischen Prozess und die therapeutische Beziehung mit Patientinnen (Kap. 6 und 9).

22 Zum kritischen Diskurs um weibliches Opfer-Sein vgl. z. B. Thürmer-Rohr 1989 und 2004.

5.3 Männerberatung und männerspezifische Ansätze

Die zweite Welle der Frauenbewegung beeinflusste nicht nur die Töchter, sondern auch die Söhne und Männer nachhaltig. Die Geschlechterbeziehungen kamen individuell und gesellschaftlich in Bewegung: Die männlichen Reaktionen zeigten sich teilweise in massiver Ablehnung und Berufung auf biologische und physiologische Unterschiede („Maskulinismus") (Meuser 2010). Später auch in einem „konkurrierenden Opferdiskurs" (Cox cit. Wedgwood & Connell 2004), wie er z. B. in der Diskussion um die Benachteiligung von Jungen im Bildungssystem zum Ausdruck kommt (Budde 2008). Solidarisch mit der Frauenbewegung erklärten sich anti-sexistische kritische Männerbewegungen. Sie problematisierten Mannsein und Männlichkeit, wie es in den Geschlechterstereotypen zum Ausdruck kommt. Eine differenzierte kritische Männerforschung beschäftigte sich mit den Spielarten und der Herstellung von Männlichkeits-Theorien, die dem Diversity- und Doing Gender-Diskurs zuzuordnen sind (vgl. Kap. 2.3). Diese Konzepte bilden die Grundlage von Männerberatung, die seit den 1980er Jahren entwickelt wurde (Meuser 2010). Es bildeten sich Männergruppen, die danach strebten, neue Formen von Männlichkeit zu entwickeln, Vaterschaft neu zu definieren, Beziehungen neu zu gestalten und sich mit männlicher Sexualität auseinanderzusetzen (Brandes & Bullinger 1996). Erste Männerberatungsstellen wurden eröffnet (in Österreich 1984). Der Schwierigkeit, Männern, die per Geschlechterstereotyp alle Probleme selbst lösen müssen und nicht (zuviele) Gefühle zeigen dürfen, in Beratungsstellen zu bringen, begegneten die Berater mit niedrigschwelligen und spezialisierten Angeboten (Virilent 1996). Männerberatung beschäftigt sich mit den spezifischen Problemlagen und geheimen Defiziten, die durch die Erfüllung des männlichen Geschlechterstereotyps und männlicher Lebensentwürfe entstehen. So wird in der Väterarbeit versucht, Potentiale und Ressourcen von Männern für Ihre Vaterrolle zu aktivieren und sie zu unterstützen, nicht gelebte Aspekte wie z. B. Betreuungs- und Erziehungsaufgaben wahrzunehmen. Männer sollen sensibilisiert werden, ausgewogene, individuelle, partnerschaftliche und familiale Rollen zu finden (Borter 2004).

Als wichtiges Tätigkeitsfeld der Männerberatungen entwickelte sich die Gewaltprävention und Psychotherapie mit gewalttätigen Männern. Sie wird oft in Kooperation mit den hauptsächlich weiblich besetzten und auf Opferarbeit konzentrierten Interventionsstellen gegen Gewalt durchgeführt, da viele weibliche Therapeutinnen sich weigern, mit männlichen Tätern zu arbeiten (Kraus & Logar 2007, Schölzhorn 2009). Zu den zentralen Behandlungsschwerpunkten zählt dabei Verantwortungsübernahme, Erkennen der Hintergründe, die zur Gewalttat geführt haben und die Einnahme der Perspektive des Opfers. Zur Rückfallprävention sollen gewalttätige Männer unterstützt werden, ihr Fehlverhalten nicht mehr zu verharmlosen und Ursachen nicht bei anderen zu suchen. Sie sollen eigene Grenzen erkennen und die anderer respektieren lernen (Müller et al. 2002). Die Haltung der Therapeuten wird dabei als wertschätzend und konfrontativ konzipiert. Weiters wurden von männerspezifisch arbeitenden Beratern und Pädagogen präventive Anti-Gewalt-Trainings für Jugendliche entwickelt.

Jungenarbeit ist als weiteres zentrales Feld der geschlechtsspezifischen Männer-Arbeit zu nennen. Ausgehend von den Schwierigkeiten von Jungen, in unserer Gesellschaft zu einer guten männlichen Identität zu finden, bieten die Initiativen in geschlechtshomogenen Gruppen Auseinandersetzung mit Themen wie Sexualität, Beziehungen und Gefühlen, Männerrolle und Zukunft, Konfliktlösung ohne Gewalt, Gesundheit etc. Jungenarbeit war und ist eine Reaktion auf Mädchenarbeit, geschlechtsspezifische Förderung sollte auch den Jungen zugutekommen. Eine solche geschlechtsspezifische Jungen-Pädagogik soll Prävention und Modifikation von Verhaltensauffälligkeiten leisten, der Hilflosigkeit von Jungen gegenüber emotionalen Themen, sowie deren häufig gewalttätigen Lösungsstrategien bei Problemen entgegenwirken (Sturzenhecker & Winter 2002, Hollstein & Matzner 2007). Kritisch wird angemerkt, dass Jungenarbeit oft von einem defizitären Männerbild ausgeht: „ …statt auf Jungen einzugehen und ihre Psychologie zu reflektieren, will man sie eigentlich umerziehen. [...] typische Jungencharakteristiken [werden] pathologisiert“ (Köhler 2008, 332).

Im klinischen Bereich sind männerspezifische Angebote jedoch noch immer die Ausnahme – selbst im Suchtbereich, wo ja Männer die Mehrzahl der PatientInnen stellen (Spilles & Weidig 2005). Ambulante Männerberatungsstellen sind gegenüber Frauenberatungsstellen weit in der Minderzahl, auch ihre Klientel ist weniger zahlreich. Sie haben gesellschaftlich bis dato nicht dieselbe Aufmerksamkeit wie Fraueninitiativen. In den letzten Jahren hat sich eine weitere Spezialisierung auf bestimmte marginalisierte Männergruppen wie Jugendliche und Männer, die Opfer von sexuellem Missbrauch wurden, Migranten etc. ergeben. Nicht wegzudenken sind jungen- und burschenspezifische Herangehensweisen im (sozial) pädagogischen Feld – die geschlechterreflektierende Jugendarbeit (z. B. Bronner & Behnisch 2007).

Auch eine Männer-Ratgeber-Literatur hat sich neben den (weit umfangreicheren) frauenspezifischen Themenangeboten etabliert (Meuser 2010).

5.4 Genderspezifische, Gendersensible und Genderkompetente Arbeit im psychosozialen Feld

Im letzten Jahrzehnt vor der Jahrtausendwende vollzog sich mit der Rezeption des Doing Gender-Ansatzes eine Weitung der Perspektiven der Unterdrückung von Frauen durch patriarchale Strukturen und der Opfer-Täter-Schablonen. Aus dieser sozialkonstruktivistischen Sicht sind beide Geschlechter an der Produktion und Aufrechterhaltung der Geschlechterverhältnisse und -stereotypen beteiligt, deren komplementäre Rollen einander bedingen. Verbunden mit dieser theoretischen Umorientierung war die Änderung der Benennung von „feministischer" zu „frauen- bzw. männerspezifischer" oder noch allgemeiner „gendersensibler" Therapie und Beratung (Schigl 2011). Die Fähigkeit, eine geschlechtersensible Perspektive einnehmen und situationsspezifisch in der psychosozialen Praxis anwenden zu können, wird als wichtige Genderkompetenz benannt (Abdul-Hussein 2011). Dazu beigetragen haben die Ergebnisse der soziologischen und epidemiologischen GenderforscherInnen, die erfolgreicher als ihre Kolleginnen aus der Psychologie das Wissen um die sozial hergestellte Unterschiedlichkeit von Lebenschancen und Belastungen in Medizin und Gesundheitsförderung etablieren konnten (Franke 2007; Jahnsen, Merk & Motakef 2007).

Sie analysierten Varianten des Gender Bias, der entweder Gleichheit oder Ähnlichkeit von Frauen und Männern annimmt, wo diese nicht vorhanden ist; oder Unterschiede zwischen Männern und Frauen postuliert, wo diese nicht existieren; oder indem geschlechterspezifische Unterschiede als wesensmäßige Charaktereigenschaften interpretiert werden. Als Formen geschlechterbezogener Benachteiligung wurden: Androzentrismus, Geschlechterinsensibilität, Geschlechterdichotomie, Familialismus, doppelter Bewertungsmaßstab, Geschlechterverklärung oder Überverallgemeinerung (Hurrelmann & Kolip 2002,148) beschrieben.

In präventiven Gesundheitsprojekten (Altgeld & Kolip 2006) wie auch in der psychosomatischen Diagnostik (Rieder & Lohff 2004) sind gendersensible Perspektiven inzwischen State of the Art. Hier spannt sich der Betrachtungsbogen von der Kritik an Medikalisierung weiblicher Reproduktionsfähigkeit (Kolip 2000) und dem Problematisieren männlicher Lebenslagen (Altgeld 2004) zur Forderung nach gendersensiblem Handeln, in dem beide Geschlechter in ihrer Besonderheit gleichermaßen in den Blick genommen werden (Worringen & Zwingmann 2001).

Im sprachlichen Ausdruck, einem zentralen Medium in der Psychotherapie, sind je nachdem, ob ein Mann oder eine Frau bestimmte Wörter gebraucht, diese mit unterschiedlichen Bedeutungsfeldern versehen. Theodor Reik (1954, cit. Klöß-Rotmann 1992) etwa ist der Meinung, dass Männer und Frauen als Folge unterschiedlichen emotionalen Erlebens in bestimmten Bereichen eine andere Sprache sprechen. Geschlechtsgebundene Begriffe wie Ehe, Kind, Geburt, Erektion, Brust etc. können seiner Meinung nach letztendlich nie dieselbe konnotative Bedeutung für beide Geschlechter haben, weil ihnen unterschiedliche Phantasien, körperliche und soziale Erfahrungen zugrunde liegen. Es ist deshalb nahe liegend, dass TherapeutInnen Worte, die sie hören, unvermeidlich mit der Bedeutung füllen, die zu ihrer eigenen geschlechtsgebundenen sozialen Welt gehören und auch dementsprechend auf ihre KlientInnen reagieren. Im Falle von gemischtgeschlechtlichen Dyaden, aber auch je nach Schicht, Ethnie und weiteren Diversity Faktoren können die emotionalen Bedeutungen eines Begriffs für die KlientInnen in einem anderen Bedeutungsfeld als für ihre TherapeutInnen angesiedelt sein.

Eine geschlechterdifferenzierende Sichtweise müsste solche Möglichkeiten mitbedenken – individuelle Entwicklung als geschlechtliches Wesen ist geprägt durch gesellschaftliche, milieuspezifische Verhältnisse (Doing Gender and Doing Diversity). Gendersensibilität berücksichtigt die unterschiedlichen gesellschaftlichen Anforderungen, Bedingungen, Belastungen und Ressourcen für Männer und Frauen in spezifischen Milieus, die spezielle Coping-Strategien und auch spezifisches Scheitern mit sich bringen.

Dabei kann in der Diktion und Zielrichtung nach unterschieden werden:

- Geschlechtsspezifische (genderspezifische) Praxis: Sind Programme, Therapieansätze, Projekte, die sich spezifisch an <u>ein</u> Geschlecht richten. Sie gehen auf die Defizite oder Überkompensationen speziell für ein Geschlecht in einer definierten Zielgruppe ein. Z. B. Frauenberatung, Männerberatung; Förderung von Selbstbewusstsein bei Mädchen, Beratungsangebote für alleinerziehende Väter
- Gendersensible – oder auch geschlechterreflektierende – Praxis ist das Bemühen in professioneller Sicht der Kategorie Geschlecht angemessen Rechnung zu tragen. Die geschlechtsspezifische Lebenserfahrung und Lebenspraxis von Männern und Frauen soll in die Diagnose und Analyse miteinbezogen werden. Die Verbindung von gesellschaftlichem (Sub)System und spezifischen Belastungen soll für <u>jeweils beide</u> Geschlechter in ihren unterschiedlichen Ausformungen mitgedacht und sichtbar gemacht werden. z. B. Geschlechterreflektierende Jugendarbeit, gendersensible Diagnostik, Therapie oder Rehabilitation.
- Genderkompetente Praxis[23]: Ist die Umsetzung von Gendersensibilität im professionellen Handeln. In unserer Auffassung bedeutet dies, auch die Person der BeraterIn/TherapeutIn als ein ebenfalls geschlechtliches Subjekt in der Interaktion mit in den Blick zu nehmen, und sich daraus ergebende Dynamiken

23 Genderkompetenz wird oft in Verbindung mit Gender Mainstreaming gebraucht, hier differenziert für Therapie und Beratung (siehe auch Kap. 8.3).

mit allen möglichen[24] Geschlechtern zu berücksichtigen. Surur Abdul Hussein (2011) unterscheidet hier wie in der IT üblich noch zwischen Kompetenzen und Performanzen, dem Wissen und dem Handeln.

In einer differenzierten Studie untersuchten Cornelia Krause-Girth und Christa Oppenheimer (2004) die Bedürfnisse psychiatrischer PatientInnen in Bezug auf ihre BetreuerInnen. Daraus leiten die Autorinnen folgende Forderungen für geschlechtersensible und geschlechterkompetente Haltung ab:

- Geschlechtssensible Betreuungsarbeit beinhaltet zuerst die Wahl des Geschlechts ihrer BetreuerInnen durch die KlientInnen selbst: KlientInnen werden als Fachfrauen und -männer für ihre Biografie und ihre Bedürfnisse und Ressourcen gesehen, die die Wahl ihrer BehandlerIn im Rahmen ihrer Entwicklungsnotwendigkeiten treffen können.
- Geschlechtssensible Betreuungsarbeit legt ein stärkeres Augenmerk auf die Körperlichkeit der KlientInnen. Der Leib ist die Grundlage der Geschlechtsidentität, in ihm drückt sie sich am direktesten aus.
- Geschlechtssensible Arbeit ist gekennzeichnet durch einen respektvollen Umgang mit sexuellen Gefühlen der KlientInnen.
- Geschlechtersensible BetreuerInnen sollen dem Bedürfnis ihrer KlientInnen nach positiven Vorbildern entgegenkommen,
- zugleich selbst die restriktiven Grenzen tradierter Geschlechterrollen überwinden.

Und, so fügen sie hinzu,

- Geschlechtersensible Arbeit beinhaltet eine besondere Parteilichkeit zugunsten des eigenen Geschlechts.

Mit diesen Gedanken nähern wir uns auf einer schon mehr praxisnahen Ebene unserem Thema an: Wenn wir uns fragen, welche Implikationen das Konstrukt der Geschlechtlichkeit als Dichotomie für den psychotherapeutischen Prozess und die Arbeitsbeziehung hat, müssen wir uns als TherapeutInnen und BeraterInnen auch immer selbst in den Blick nehmen! Es reicht nicht, wie in medizinisch-psychiatrischen Publikationen der Fall, Gender nur in Hinblick auf die PatientInnen und KlientInnen zu denken (z. B. Rieder & Lohff 2004 oder Rohde & Maneros 2007). Lebenspraxis und Lebensbezüge von Frauen und Männern in die Diagnostik und Therapie miteinzubeziehen, die Verschränkung mit der sie umgebenden Lebenswelt zu betonen, ist erst die Hälfte des geforderten Weges.

24 Dies um Trans- und Intergender-Personen ebenfalls zu berücksichtigen.

Mit dem Konzept von „Genderspezifität“ nehmen wir eine Zielgruppe, eben Mädchen und Frauen oder Jungen und Männer in ihrem jeweiligen spezifischen Kontext wahr und berücksichtigen die Variable Geschlecht und ihre Implikationen. „Gendersensibilität“ nimmt beide Geschlechter wahr: In Genderkompetenz und -performanz d. h. im Wissen und Handeln zu Gender, bringen wir uns als Behandelnde, Beratende selbst als männliche oder weibliche InteraktionspartnerInnen ins Geschehen. Die Überlegungen von Krause-Girth & Oppenheimer sind Beispiele für die Umsetzung im psychiatrischen Betreuungsbereich, die für die Psychotherapie übernommen werden können. Die von ihnen geforderte Parteilichkeit dem eigenen Geschlecht gegenüber steht in der Tradition feministischer Therapie (vgl. Kap. 5.2) – diese Haltung fordern sie allerdings für beide Geschlechter. Eine solche gendersensible und genderkompetente Herangehensweise erwächst aus dem tiefen Verständnis und dem Wissen, dass TherapeutInnen als Männer oder Frauen (zumindest teilweise) ähnliche Sozialisationserfordernisse und -beschränkungen erleb(t)en wie die KlientInnen gleichen Geschlechts. Weiters umfasst sie die Bewusstheit, dass in den speziellen Geschlechterkonstellationen jeweils spezielle Interaktionsbereitschaften und Beziehungsmuster entlang den kollektiven sozialen Repräsentationen und wahrscheinlich auch spezielle Übertragungs- und Gegenübertragungsbereitschaften entstehen. Erst in diesem gendersensiblen Wahrnehmen, im genderkompetenten Wissen und Handeln, jeweils genderspezifisch nach Situationserfordernis, werden die Subjektivität der TherapeutInnen und BeraterInnen zusammen mit der Subjektivität der PatientInnen und Patienten in den Blick genommen.

5.5 IT zu Frauen und Männern in Therapie und Beratung

Abschließend sollen nun Aussagen der IT zu Genderthemen in der Therapie, die über die allgemeinen und Implikationen der Anthropologie und des Ko-respondenzmodells (vgl. Kap. 2.6 und 4.2) hinausgehen bzw. diese spezifizieren, gesammelt werden: Im Zuge der Rezeption feministischer Ideen beschäftigten sich Protagonistinnen der Integrativen Therapie mit Gender-Themen – 1985 erschien ein Band von Renate Frühmann herausgegeben zum Thema Frauen und Therapie. Sabine Scheffler ist als eine der Leitfiguren deutschsprachiger feministischer und frauenspezifischer Therapie und Beratung mit zahlreichen Publikationen vertreten. Auch die erste frauenspezifische Therapieausbildung wurde von ihr mitkonzipiert und lange getragen. 1997/1998 erschien ein Sonderheft von „Gestalt und Integration“ zu Genderfragen und Therapie (Petzold 1998h). In jüngerer Zeit sind v. a. die Arbeiten von Silke Gahleitner zu nennen, die sich speziell mit Genderaspekten im Zusammenhang mit der Behandlung von Traumafolgen auseinandergesetzt (vgl. Gahleitner 2005, Gahleitner & Gunderson 2008, 2009). Weiters sind aus dem IT Umfeld Arbeiten von Elisabeth Vogel (2004) und Georg Spilles und Ulf Weidig (2005) zu Sucht unter Genderperspektive entstanden. Surur Abdul Hussein (2011) entwickelt Hilfestellungen für eine genderkompetente Integrative Supervision. Meine eigene Praxis reflektiert Gender in der Behandlung von Frauen mit Essstörungen (Schigl 2009). Dennoch muss festgestellt werden, dass in der IT Genderfragen lange kein zentrales Thema waren, wenn auch (via Metatheorien) immer präsent, so Ilse Orth (2007). Aktuell ist Petzolds und Orths (2011) Geleitwort zu Genderintegrität erschienen, das wesentliche Verknüpfungen von Metatheorie und Praxis und Zusammenfassung zum Thema Gender aus IT Sicht bringt.

Die IT ist der Meinung, dass nicht alle Themen gleich gut mit gegengeschlechtlichen TherapeutInnen bearbeitet werden können (Orth 2007)[25]. Dies liegt an unterschiedlichen social worlds und den sie bedingenden Interaktionen – denn Gender ist „immer interaktional als Geschehen zwischen den Geschlechtern" konzipiert (Petzold & Orth 2011). Ich möchte hier ergänzen, dass die gleichgeschlechtlichen Dyaden ebenso ihre Besonderheiten in der Art der Themeninszenierung beinhalten (vgl. Kap. 6). Der Blick der IT ist dabei nicht nur für Schäden, Übergriffe und Machtmissbrauch entlang bestimmter Geschlechterkombinationen (vgl. Integrative Therapie 1+2/2011) sondern ebenso auf deren Chancen, Ressourcen, Enrichment und Enlargement (Petzold 2005r) gerichtet, was von einer breiten, phänomenologischen und melioristischen Grundhaltung zeugt (vgl. 2.6). Bewusstheit in beide Richtungen wird gefordert: Gender-Insensibilität mit geschlechtstypisierenden Polarisierungen oder zu voreiligen genderbetreffenden Rückschlüssen sollen ebenso wie Gender-Übersensibilität mit etwa geschlechtssolidarisierender Überidentifikationen und Gegenübertragungsreaktionen vermieden werden. Denn sowohl die Individualisierung struktureller Machtphänomene als auch die Politisierung originär individueller Konflikte tragen einen systematischen Fehler in sich (Gahleitner & Ossola 2007). Vielfach gefordert wird ein Genderbewusstsein, das es den TherapeutInnen leichter machen soll, sich an den jeweiligen Bewusstseinsstand der KlientInnen anzupassen, sodass sie Entwicklung anregen, aber nicht zuviel Widerstand provozieren. Dieses Genderbewusstsein kann mit der im Kapitel 5.4 konzipierten Gendersensibilität und Genderkompetenz und -performanz in Einklang gebracht werden. In diesem Feld ist auch das Konzept der Genderreflexivität (Petzold, Ellerbrock, Orth & Sieper 2006) verortet, das in der hier angewandten Definition wohl am ehesten der Gendersensibilität und Genderkompetenz

25 Deshalb auch die in der Therapieausbildung geforderten Wechsel von männlichen und weiblichen LehrtherapeutInnen.

entspricht. Petzold (2009d) bezieht sich in seiner Arbeit zu „Macht“ und „potentialorientiertem Engagement“ ebenfalls auf Gender. Darin fordert er SupervisorInnen auf, sensibel in Bezug auf Vorurteile, Diskriminierungen und Stigmatisierungen aufgrund der Geschlechterzugehörigkeit zu sein, um ihre supervisorische Deutungsmacht nicht zu missbrauchen – was aber ebenso für Therapie und Beratung gilt. Genderkompetenz und -performanz werden in den Ethikrichtlinien der EAG in 8 Punkten spezifiziert (Petzold 2009, 30), in der Wissen, Kompetenzen und Sensibilität für Gender und Diversity betreffende Issues gefordert werden. Derartige Desiderate gehen auch in Richtung Therapie oder Beratung anbietender Institutionen, die gendersensibel strukturiert sein und gleich- wie gemischtgeschlechtliche Settings anbieten sollten (Vogel 2004, Spilles & Weidig 2005). Betont wird in diesem Zusammenhang der hochwirksame 4. Faktor der Heilung und Förderung durch „Solidaritätserleben“ (vgl. Kap. 4.2.1) – was mit den Annahmen feministischer und männerspezifischer Therapie konform geht. So können in identitätsstiftenden Prozessen Selbst-Verständnis und Selbst-Sorge der PatientInnen angeregt werden. Die Modellfunktion der TherapeutInnen in einer geschlechtersensiblen Haltung hilft bei der Entwicklung von persönlicher Souveränität. Die in der IT postulierten therapeutischen Grundhaltungen von partiellem Engagement und selektiver Offenheit können als gendersensible Praktik in einem Klima der Konvivialität – des herzlichen Miteinanders (Orth 2002) – im therapeutischen Prozess gesehen werden. Genderintegrität, die in „emanzipatorischen Polylogen, in gendersensibler Kulturarbeit neu geschaffen und in genderkompetenter sozialer Praxis umgesetzt werden…“ soll (Petzold & Orth 2011), ist das Ziel.

Wichtig und richtig ist geschlechtergerechte und geschlechtersensible Sprache, die sowohl für die Publikationen der IT gefordert wird (Krey 1998)[26], als auch in der therapeutischen Situation beachtet werden muss (z. B. Gahleitner & Ossola 2007). Die Wichtigkeit einer solchen Sprachverwendung als ein Merkmal für Genderkompetenz konnte für Supervision bereits in einer Arbeit nachgewiesen werden (Karlinger 2010).

Auf einer mehr praxeologischen Ebene – zur Diagnostik – die in der IT als prozessorientiert konzipiert ist, weist Petzold darauf hin, dass Depressionen, Angst und Borderline-Störungen sich bei Männern und Frauen symptomatisch unterschiedlich darstellen können und auch unterschiedliche Anforderungen an TherapeutInnen stellen. Vogel (2004) zeigt an Beispielen aus der Suchttherapie unterschiedliche Pathogenese- und Salutogeneseprozesse bei Frauen und Männern – diese sind immer kulturspezifisch geprägt und somit Ausdruck gesellschaftlich produzierter Wirklichkeit. Dabei differenziert sie Risikofaktoren und protektive Faktoren und

26 Leider noch nicht durchgängig angewandt!

sieht folgende Themen besonders wichtig für die gendersensible prozessuale Diagnostik bei Suchterkrankungen: Sozialisation zu Anpassung/Unterordnung, Geschlechterrollen der Eltern, sexuelle Traumatisierungen, Gewalterfahrungen, kindliche Parentifizierungen, Dynamik in eigener Partnerschaft, berufliche Laufbahn und deren Brüche, Selbstwertproblematiken und Selbstkonzepte, Sexualität und Reproduktion (71f). Sie beschreibt die kummulativen kritischen Lebensereignisse gerade bei Frauen aus benachteiligten Milieus und bringt sie in Verbindung mit der doppelten Vergesellschaftung von Frauen. Männer mit Abhängigkeitsproblematiken unterscheiden sich hier in Bezug auf Körperferne, Prävalenz für sexuelle Störungen, symbiotische Verschmelzung in der Beziehungsgestaltung, mangelnde Pflege sozialer Beziehungen, Gefühlsabwehr und Täter- wie Opfererfahrungen (Spilles & Weidig 2005).

Mit kreativen Medien, etwa Techniken der Bodycharts, Netzwerkkarten oder Panoramen können die jeweils individuell ausgeprägten gesellschaftlichen Realisierungen von Weiblichkeit und Männlichkeit gut dargestellt, erfasst und bearbeitet werden (Müller & Petzold 1998).

Wesentlich ist in der IT der Blick auf die sozialen Netzwerke und social worlds (Petzold 2003a, 668) der KlientInnen, die ja gendertypische Symbole, life-styles, Strukturen und Modi der Beziehungsgestaltung aufweisen. Interessant sind die Überlegungen von Franziska Greber-Bretscher, Ursina von Albertini und Susanne Eberle (1998) zu Feministischer Therapie, Gestalttherapie und Integrativer Therapie, wobei sich die Autorinnen auf die Theoriebildung zu Identität konzentrieren. Sie werfen der IT mangelnde Genderdifferenzierung in ihrem Identitätskonzept vor und versuchen am Thema der Leiblichkeit weibliche Identitätskonstruktion durchzudenken. Dabei verwenden sie ein vierstufiges Entwicklungsmodell, das den Emanzipationsprozess farbiger Frauen beschreibt. Die Entwicklung geht von Introjektion über Differenzierung zu Neuorientierung und Integration. Petzold & Sieper (1998) nehmen dazu ausführlich Stellung und argumentieren, dass Identitätsgenerierung ebenso wie Gendertheorie auf einer höheren theoretischen Abstraktionsebene als die konkrete Geschlechterdifferenzierung angesiedelt sind. Für die konkreten biografischen Prozesse der individuellen Identitätsentwicklung können die Überlegungen von Greber-Bretscher et al. durchaus hilfreich sein.

Armin Baumann (2008) setzt sich aus integrativen, mehrperspektivischem Blickwinkel mit den Dominanzstrukturen von Männern auseinander und Georg Spilles und Ulf Weidig (2005) beschäftigen sich eingehend mit der Konstruktion und den Spielarten männlicher Identität unter Einbezug der aktuellen Theorien zu hegemonialer Männlichkeit und männlicher Sozialisation. Geschlechtliche Identität ist dabei in der IT als lebenslange Interpretationsarbeit in Reflexion und Ko-respondenz mit umgebenden sozialen Gruppen und Netzwerken gedacht (Schuch 2000). Sie betrachten dabei das zentrale Identitätskonzept der IT – die 5 Säulen der Identität – unter dem Blickwinkel der kritischen Männerforschung: Zur Säule der Leiblichkeit gehören die Themen männliches Körperbild, Gesundheitsorientierung, Sexualität sowie Gewalt; zur Säule der sozialen Beziehungen zählen soziale Netzwerke, Partnerschaft und Familie, Beziehungen zu Frauen und Männer als Väter; Arbeit, Leistung und Freizeit bilden die dritte Säule; materielle Sicherheit mit Arbeitsmarktverhältnissen und das Verhältnis zu Geld und Besitz ist der vierte Bereich, zu dem männerspezifische Aussagen getroffen werden. Die Säule der Werte und männlichen Normen sowie Ordnung und Gebote ist die letzte Analysestation aus Männerforschungssicht. Besonders der Bereich des Leibes und der Werte wird für die Identitätsarbeit mit Männern in geschlechtshomogenen Gruppen als hilfreich erachtet. Dort können Insuffizienzgefühle für das Nichterfüllen der genderspezifischen Anforderungen hegemonialer Männlichkeit geteilt und angstfreier als in gemischtgeschlechtlichen Gruppen bearbeitet werden. Ebenso ist es laut Meinung der Autoren dort leichter auf selbstauferlegte Beschränkungen in der Männerrolle zu verzichten und Themen von Opfer- und Tätererfahrungen zu artikulieren. Claudia Höfner arbeitet ebenfalls zum Thema männliche Identität und und beschreibt aus Sicht der kritischen Männerforschung Konstruktion, Inszenierung und Wandel von Männlichkeit im Zuge des Übergangs zur Vaterschaft (Höfner 2011).

Weitere psychologische Konzepte der IT warten noch darauf vertieft unter Genderaspekten betrachtet zu werden – hier wären z. B. die Annahmen des Locus of Control, der Abwehrmechanismen und des Widerstands, Affiliation und Reaktanz etc. zu nennen. In meinen Darstellungen liegt der Schwerpunkt der Gender-Betrachtung auf dem Ko-respondenzmodell und der therapeutischen Beziehung im therapeutischen Prozess.

Aus IT-Gendersicht sollte nicht die Übernahme traditioneller Geschlechterstereotypen universelles Entwicklungsziel sein, sondern eine flexible Anpassung und Nutzung von als weiblich oder männlich konnotierten Verhaltensweisen durch beide Geschlechter. Dabei hat immer die „client dignity" (Müller, Petzold 2002a) im Vordergrund zu stehen – das bedeutet Akzeptieren und realistisches Einschätzen der Handlungsspielräume (besonders bei marginalisierten) Frauen und Männern. Geschlechtshomogene Gruppen werden als Settings zur Behandlung von Themen, die mit Geschlechterrollen und -differenzen verbunden sind, als erste Wahl gesehen (Spilles & Weidig 2005). Anthropologisches Leitparadigma ist die oben zitierte Genderintegrität.

Die Erarbeitung störungsspezifischer Erklärungs- und Behandlungsmodelle aus Gender-Blickwinkel wäre ein weiteres Desiderat für die Integrative Therapie (Gahleitner & Ossola 2007). Einige Schwerpunkte sind hier schon gesetzt: Silke Gahleitner (2005) beschäftigt sich im Besonderen mit (sexueller) Traumatisierung. Sie konstatiert Unterschiede in den Folgen und deren Bearbeitung für Frauen und Männer, die als Mädchen und Jungen solcher Grenzverletzung ausgesetzt waren. Die Vermutung eines sexuellen Missbrauchs liegt für ProfessionistInnen beim männlichen Geschlecht aufgrund der Geschlechterstereotypen weniger nahe als beim weiblichen. Auch die Verarbeitungsmechanismen von Traumata sind entlang der Geschlechterkategorien zu verorten – in der Symptomatik überwiegen externale, vermeidende Bewältigung bei Männern und internale bei Frauen. Beide Geschlechter profitieren in der therapeutischen Bearbeitung von emotionalen wie kognitiven Strategien – wobei die geschlechterrollen-entgegengesetzte Vorgangsweise für die PatientInnen jeweils am hilfreichsten ist: Für Männer ist die Arbeit an (verschütteten) Emotionen, für Frauen das kognitive Strukturieren emotional überschwemmender Erinnerungen in der Therapie am besten geeignet (Gahleitner & Ossola 2007). Insofern können rigide Geschlechterstereotypen pathogen wirken. Martin Schölzhorn (2009) beschäftigt sich mit der Arbeit mit Missbrauchs- und Gewalttätern aus integrativer Sicht.

Zum Thema Sucht fordern Elisabeth Vogel (2004) und Georg Spilles und Ulf Weidig (2005) die notwendige Genderbewusstheit für diesen Störungskomplex, der besonders von Genderstereotypen geprägt ist. Sie argumentieren, dass in der Suchtkrankenhilfe sowohl gleichgeschlechtliche Gruppen wie gemischtgeschlechtliche Angebote zur Verfügung stehen sollten, da in den unterschiedlichen Settings unterschiedliche Aspekte bearbeitet werden können. Sie nennen bei Frauen v.a. sexuellen Missbrauch und Gewalterfahrung, bei Männern Täter- und Opferrollen und sexuelle Probleme. Alles Themen, in denen via Leiblichkeit und Sexualität Geschlechterrollen besonders intensiv verankert sind. Gewarnt wird auch vor der Funktionalisierung von Frauen in gemischten Gruppen, die auch dort ihre „übliche Beziehungsarbeit“ leisten und selbst zu kurz kommen. Gesellschaftliche Ausgrenzungen schließlich betreffen süchtige Frauen mehr als Männer. Aufgrund von Problembündelungen (Kinderbetreuung, berufliche Qualifikation) haben Patientinnen öfter längere Behandlungs- und Nachbehandlungszeiten nötig. Männer sollen in den geschlechtshomogenen Indikationsgruppen die Auseinandersetzung mit der Beziehungs- und Arbeitssituation erfahren. Sie kann Einstieg für eine differenzierte Arbeit an männlicher Identität sein (siehe 5 Säulen oben). Solche Gruppen werden besonders für die Arbeit mit homosexuellen Suchtkranken als hilfreich erlebt. Allerdings ist bei diesen auf Diskriminierung durch heterosexuelle Mitpatienten zu achten. Für die spezifischen Entwicklungsaufgaben schwuler Abhängiger werden Gruppen mit gleicher sexueller Orientierung, die von einem homosexuellen Therapeuten geleitet werden, empfohlen (Münsterjohann 1998). Spilles & Weidig (2005) konstatieren, dass die traditionellen Geschlechterrollen die Entstehung und Aufrechterhaltung von Suchtverläufen bei Männern begünstigen.

Essstörungen sind als „typisch weibliche" Störung mehrfach in den Blick genommen worden. Vera Bodmann (1998) beschreibt die Behandlung von essgestörten Frauen mit IT oder Sabine Scheffler (1991) die Leiblichkeit adipöser Frauen. Erwähnenswert ist auch Sabine Seiberls (2011) theoretische Auseinandersetzung mit dem Leibbegriff in Hinblick auf das Erleben anorektischer Frauen.

Zusammenfassend konstatieren Gahleitner & Ossola (2007, 431) dass die Konzepte und Modelle der IT „in ihrer vielschichtigen Fundierung und Mehrperspektivität die Genderperspektive durchaus einschließen", dass allerdings in der konkreten Ausformulierung oft mehr Explizität gefordert wäre. Meines Erachtens ist in der IT die Gleichzeitigkeit von sozialkonstruktivistischer Sicht und evolutionspsychologischen Theorien (Petzold 2005t) aufgrund ihrer unterschiedlichen (politischen) Implikationen und Traditionen schwierig. Dies bringt mit sich, dass die Theorien der kritischen Frauen- und Geschlechterforschung zwar über weite Strecken für die IT gut konnektivierbar, aber nicht völlig integrierbar sind. Evolutionsbiologische Narrative von maskulin-exploratorischem Entdecker,- Jäger-, Kriegerverhalten und sorgend-pflegend-kultivierenden Aktivitäten von Frauen im Nahraum (Orth 2002) sind eben (aus kritischer Sicht) zu oft für die Legitimation „natürlicher" Minderwertigkeit von Frauen durch deren biologisch fundierte Andersartigkeit verwendet worden. Dies kann auch als Konflikt zwischen Natur- und Geisteswissenschaften gelesen werden, der oft beschrieben und oft auch als überholt konstatiert, in der Welt der Theorien weiterwirkt. Von den Bemühungen der IT hier zu integrieren[27] und einen gemeinsamen Nenner zu finden, zeugen etwa die Arbeiten Petzolds über Sprache (2010f), Leiblichkeit (2009c) oder Identität (2011b).

Vogels (2007, 59f) Gedankengang, dass in der Literatur zu Therapie unter Genderperspektive insgesamt differenztheoretische Eigenschafts- und Identitätskonzepte überwiegen, kann man nur zustimmen. Groß ist die Gefahr der Reifizierung[28] des Geschlechterverhältnisses durch die alleinige Verwendung der Metatheorien von Gleichheit und Differenz. Unbedingt nötig ist es, konstruktivistische und dekonstruktivistische – metahermeneutische – Diskurse in die Reflexion von BeraterInnen und TherapeutInnen zu integrieren. Vogel fordert deshalb für die

27 Nomen est omen – Überlegungen zum Begriff der Integration vgl. Sieper (2007), Bösel (2009).
28 Reifikation bedeutet, die (geistigen) Produkte menschlicher Aktivität so zu verstehen, als wären sie etwas anderes als menschliche Produkte – wie etwa biologische Gegebenheiten, Naturgesetze oder göttliche Ordnung. (Berger & Luckmann 1980).

psychosoziale Praxis eine „kritische" (statt naive) Geschlechterdifferenzierung, um den immer noch sehr unterschiedlichen existentiellen Lebensbedingungen von Männern und Frauen zu genügen.

Das Konzept einer Genderintegrität (Petzold & Orth 2011) könnte hier als ein metatheoretischer Hintergrund verwendet werden; die im nächsten Kapitel vorgestellten Überlegungen und Beispiele mögen Anleitung zur Sensibilisierung eigener beraterischer oder psychotherapeutischer Praxis sein.

Small Range Theories:
Empirische Befunde und Praxis

6. Differenz und Doing Gender in der Praxis

Ich habe in diesem Kapitel bewusst auf die Quellenhinweise verzichtet. Alle diesbezüglichen Angaben finden sich in den vorherigen und nachfolgenden Kapiteln.

Ich komme nun zu einem Kernstück meiner Überlegungen zur Psychotherapie und Beratung unter Genderperspektive. Anliegen dieses Buches ist es, nicht wie in den meisten Veröffentlichungen zum Thema Gendersensibilität üblich, nur über PatientInnen und KlientInnen zu schreiben, sondern auch psychosoziale Fachkräfte als deren PartnerInnen im therapeutischen/beratenden Prozess in den Blick zu nehmen! Alles bisher Gesagte zum System der Zweigeschlechtlichkeit und den Geschlechterrollen gilt für TherapeutInnen ebenso wie für deren PatientInnen. In ihren wechselseitigen Interaktionen und Ko-respondenzprozessen spiegeln, ergänzen, verstärken oder moderieren sich geschlechtstypische Verhaltensweisen.

Dazu werden nun Überlegungen aus der Praxis dargestellt. Sie sind auf unterschiedlichen Ebenen des Tree of Science angesiedelt, und hier an der Schnittstelle von Middle Range-Theories und Small Range-Theories dargestellt.

Die Ausführungen in diesem Kapitel versuchen folgende Fragen zu beantworten:

- (Wie) prägt das Geschlecht die Beziehungsaufnahme und -gestaltung der therapeutischen Arbeitsbeziehung, dem wichtigsten Agens der Heilung?
- (Wie) beeinflusst die Geschlechtszugehörigkeit sowohl auf der TherapeutInnen- als auch auf der PatientInnenseite die Diagnostik, den therapeutischen Prozess und letztlich auch den Heilungserfolg?
- Wie reagieren wir als therapeutisch arbeitende Frauen und Männer auf unsere KlientInnen als Frauen und Männer?
- Gibt es in therapeutischen und beraterischen Prozessen systematische Dynamiken von Szenen und Atmosphären, spezifischen Anziehungs- bzw. Abstoßungsmustern oder Übertragungsgeschehen entlang der Geschlechtsrollen? (vgl. auch Kap. 7.4 und 8.2)

Entlang dieser Fragen werden konkrete Überlegungen angestellt, mit Beispielen illustriert und an die Hintergrundtheorien (vgl. Kap. 2 und 3) angebunden. Die hier genannten Beispiele stammen aus eigener Praxiserfahrung bzw. sind Auswertungen von Supervisionen, Diskussionen und Reflexionen mit KollegInnen in Seminaren und Workshops zum Thema.

Ganz wesentlich ist es wieder im Blick zu behalten, dass all die Beispele aus Praxisszenen keinen Anspruch auf Allgemeingültigkeit haben! Meine Aussagen sind durch theoretische Annahmen und Fallbeispiele untermauert. Statistisch-empirische Untersuchungen ergeben (wie meist in diesem Bereich der Sozialpsychologie) mit großer Wahrscheinlichkeit ein heterogenes Bild. Manche dieser Beispiele können selbst wieder als Exempel der Gender-Vorurteile von TherapeutInnen interpretiert werden – als angewandtes Doing Gender eben (vgl. Kap. 2.5). Es gibt ja „die" Männer oder „die" Frauen nicht: Die nachfolgenden Thesen bilden Tendenzen ab und sollen als solche gelesen werden. Sie sind in vielen, aber nicht in jeder Beziehungskonstellation gültig, da sowohl KlientInnen wie TherapeutInnen eine Vielzahl von möglichen Weiblichkeits- und Männlichkeitsentwürfen leben und aus ihnen heraus interagieren.

Nochmals sei auch auf andere Diversity Faktoren hingewiesen, die Gender moderieren.

6.1 Vor allem anderen: Gender matters – in Therapie und Beratung

Geschlechtszugehörigkeit und Geschlechtsidentität unterliegen der intrapsychischen Enkulturation in einem fortlaufenden interaktionalen Herstellungsprozess. Diese Interaktion findet zwischen Menschen, die einander wahrnehmen und aufeinander reagieren, statt. Sie läuft nach bestimmten Mustern entlang sozialer Übereinkünfte ab. Interaktion ist also quasi sozial vorgeformt, und „zwingt" die InteraktionsteilnehmerInnen einander als Männer oder Frauen wahrzunehmen, zu typisieren und zu klassifizieren. Diese Einordnung (oft verbunden mit einer Bewertung) von Menschen und ihrem Verhalten läuft sehr schnell und großteils unbewusst ab und ist einer der mächtigsten Wirkfaktoren in unserer Interaktion. Ob wir als Mann oder als Frau auftreten, erkannt werden und handeln, bestimmt unser gesamtes Dasein in unserer Lebenswelt und – das ist die zentrale Annahme dieses Buches – die Arbeit im therapeutischen Prozess. Ebenso wie TherapeutInnen bringen KlientInnen ihre ganz spezielle Art, ihre Geschlechtsrolle zu leben, in die therapeutische Beziehung mit ein.

Wie wir uns als Männer und Frauen gegenseitig wahrnehmen und als zueinander passend beurteilen, prägt die Qualität der therapeutischen „Passung" und Arbeitsbeziehung (siehe Kap. 8.2).

- *Beispiel: Es ist nicht möglich, eine PatientIn nicht als Mann oder Frau wahrzunehmen und einzuordnen. Es ist nicht möglich „neutral" – ohne Verwendung von Männer- und Frauenbildern, Konnotationen von Weiblichkeit und Männlichkeit Psychotherapie oder Beratung durchzuführen.*

Diese These wird auf der Ebene der Large Range Theories durch sozialkonstruktivistische Konzepte gestützt und verortet sich auch dort. Das IT-Konzept des Korespondenzmodells und die anthropologische Grundformel der IT untermauern diese zentrale These ebenfalls.

6.2 Geschlecht und Überweisungskontext

Die Indikationsstellung zur Psychotherapie oder Beratung und Überweisung/Empfehlung zu einer solchen sind geprägt von den (unbewussten) Einstellungen, Erfahrungen und Hypothesen bezüglich der Wirkung des Geschlechts auf Seiten der ZuweisererInnen: Gender-(Vor)urteile der ÜberweiserInnen bestimmen mit, ob ein Mann oder eine Frau zu einem männlichen Therapeuten oder zu einer weiblichen Therapeutin in Therapie empfohlen wird. Dazu zählen Annahmen der ÜberweiserInnen, welches Geschlecht (ggf. auch schon differenziert in welcher Geschlechterkombination) für welches Thema, welche Diagnose, welches Ziel geeignet ist. Es überwiegen erfahrungsgemäß Überweisungen zu gleichgeschlechtlichen BehandlerInnen.

- *Beispiele: Frauen wird generell mehr Geduld und höheres Verständnis zugeschrieben – so könnten etwa als besonders schwierig oder anspruchsvoll empfundene PatientInnen aus einer allgemeinmedizinischen Praxis eher an eine aus Sicht der ÜberweiserIn „geduldige", weibliche Therapeutin überwiesen werden.*
- *ZuweiserInnen könnten überzeugt sein, dass bei einem sexuellen Problem eine gleichgeschlechtliche TherapeutIn geeigneter ist.*

Diese These wird von den feministischen genderspezifischen Diskursen und differenztheoretischen Annahmen in IT gestützt, die den Geschlechtern jeweils unterschiedliche Stärken und Schwächen zuschreiben. Sozialkonstruktivistisch kann hier Geschlecht als Institution genannt werden. Sie bietet regulative Muster und Schablonen, anhand derer Menschen differentes Handeln von Frauen oder Männern wahrnehmen, konzipieren und bewerten. Die IT bezeichnet diese Institutionen als kollektive mentale Repräsentationen.

6.3 Geschlecht und Selbstwahl der TherapeutIn/BeraterIn

Eigene Gender-(Vor)urteile der KlientInnen bzw. PatientInnen bestimmen im Auswahlprozess, ob eher eine Frau oder ein Mann als TherapeutIn bevorzugt wird. Diese Überlegungen haben sowohl unbewusste, automatisierte als auch bewusste oder zumindest bewusstseinsfähige Aspekte. Sie speisen sich aus Ängsten und Hoffnungen aufgrund von Genderstereotypen und biografischen Vorerfahrungen mit männlichen und weiblichen Bezugspersonen.

Ein Spezialfall stellt jene Konstellation dar, in der ein/e PatientIn nach einer schon absolvierten Therapie bei einem/r TherapeutIn eines Geschlechts, nun die Behandlung bei einem/r TherapeutIn des anderen Geschlechts weiterführen/wiederaufnehmen will – wobei für den Wechsel das Geschlecht ausschlaggebend ist!

- *Beispiele: Viele PatientInnen suchen sich das Geschlecht ihrer TherapeutInnen bewusst aus: „Verständnis bei einer Frau finden". „Das Problem aus Männersicht anschauen". „So etwas Intimes kann ich nur mit einer Frau besprechen". Von einem Mann beruflich unterstützt/gecoacht werden, von einem Mann/einer Frau erklärt zu kriegen, wie Männer/Frauen ticken...*
- *Besonders bei Paartherapien ist die Geschlechtszugehörigkeit der TherapeutIn und deren dadurch bedingte (vermeintliche) Solidarität mit einem der hilfesuchenden PartnerInnen Thema.*

Diese These wird durch dieselben theoretischen Annahmen wie in 6.2 untermauert. Hier spielen die persönlichen Erfahrungen der Therapiesuchenden mit den Geschlechtern eine Rolle. Sie bestimmen die Narrative über das eigene Leben und seine Probleme, Defizite, Konflikte, Wiederholungen und daraus erwachsenden Entwicklungsaufgaben.

6.4 Geschlecht und Erstkontakt

Die Orientierung entlang den Geschlechtern zugeschriebenen Eigenschaften und Verhaltensweisen hilft Menschen, sich in (ungewohnten) Situationen zu positionieren und das Gegenüber einzuschätzen. Psychotherapeutische Begegnungen können – zumal beim Erstkontakt – verunsichernd sein. Es liegt nahe, dass hier implizite (Be)wertungen und Verhaltenserwartungen an den/die andere/n und eigenes Verhalten entlang der Geschlechterstereotypen zur Orientierung herangezogen werden. Dieser Prozess läuft für beide InteraktionspartnerInnen ab.

Es ist anzunehmen, dass für KlientInnen und PatientInnen v.a. der Erstkontakt und die Anfangsphase hoch verunsichernd sind und sie deshalb vermehrt geschlechterstereotypische Verhaltensweisen zeigen und unausgesprochen erwarten.

Für TherapeutInnen und BeraterInnen ist der Erstkontakt ebenfalls verunsichernd, aber gewöhnlich nicht in dem Maße wie für ihre KlientInnen. Es ist anzunehmen, dass nur bei besonders ungewöhnlichen KlientInnen oder Problemen eine ebenso starke Unsicherheit auftritt.

Möglicherweise ist besonders bei BerufsanfängerInnen eine solche vermehrte Orientierung an den geschlechtertypischen Verhaltensleitlinien der Fall, weil bei ihnen die Unsicherheit noch größer sein dürfte.

Das Machtgefälle wird zu Beginn der Therapie besonders stark empfunden. PatientInnen kommen als Bedürftige/Gescheiterte/Kranke/Problembeladene, denen Hilfe gewährt wird. Dieses Ungleichgewicht wird sich – je nach Geschlechterkonstellation verstärkend oder verringernd auf die qua Gesellschaft vorgegebene Machtverteilung bei den Geschlechtern bzw. ihren subtilen Spielarten der Ausübung auswirken.

- *Beispiele: Als welche/r Frau/Mann stellt sich mein/e KlientIn dar? Wodurch merke ich das? Wie äußert sich die Darstellung eigener Not und Hilfesuche speziell bei weiblichen oder männlichen KlientInnen (weinen, rational erklären, chronologisch berichten, bitten....)?*
- *Wie stelle ich mich selbst als TherapeutIn/BeraterIn dar? Was zeige ich etwa durch die Ausstattung meiner Praxis, durch die Wahl der Sitzordnung, meiner verbalen und nonverbalen Interaktionen in den ersten Minuten?*
- *Wie kleide ich mich, wenn ich einen Mann/eine Frau zum Erstgespräch erwarte? In den meisten Diskussionen zum Thema Gendersensibilität zeigen weibliche Therapeutinnen und Beraterinnen mehr Beschäftigung mit adäquater Kleidung.*
- *Klientinnen thematisieren zwar Beziehungsprobleme, Sexualität aber oft nicht von sich aus; Klienten tun sich leichter, Sexualität anzusprechen; sie bagatellisieren eher problematische Aspekte von Beziehungen.*
- *Homosexuelle PatientInnen bringen ihre sexuelle Orientierung oft gleich zu Anfang in die Therapie ein. Sie beziehen die Reaktion des/der TherapeutIn auf ihr Outing dann in die Entscheidung mit ein, hier Therapie machen zu wollen/können.*
- *In Institutionen, wo keine freie TherapeutInnenwahl möglich ist: V.a. bei als schwierig empfundenen männlichen Klienten (z.B. Straffällige oder Männer mit Suchtproblemen) kann die Dyade wm mit Gender-Dynamiken und sexuellen Atmosphären aufgeladen sein und von den Therapeutinnen als herausfor-*

dernd empfunden werden. Als eine Taktik wird von weiblichen Therapeutinnen hier das „Neutralisieren“ – sich in ihrer Geschlechtlichkeit bzw. dem sexuellen Aspekt der Geschlechterrolle unsichtbar machen – beschrieben.

- *Gendersensible männliche Therapeuten berichten als Neutralisierungstaktik, dass sie versuchen, ihre weiblichen Klientinnen nur unauffällig anzuschauen, um nicht dem Klischee des sexualisiert musternden „männlichen Blicks“ zu entsprechen.*

Im weiteren Interaktionsprozess kann an besonders verunsichernden Stellen als ultima ratio auf Geschlechterrollen und -stereotypien zurückgegriffen werden. Es besteht die Gefahr, dass sich bei mangelnder Gendersensibilität der TherapeutInnen bestimmte geschlechtstypische Verhaltensmuster (Flirt, Abwertung, Mütterlichkeit, Väterlichkeit…) zwischen ihnen und ihren KlientInnen reproduzieren, ergänzen und unreflektiert zu dem führen, was nach Jürg Willi als Kollusion benannt wird. Oft sind solche verunsichernden Stellen gerade jene, in denen sich im Therapieprozess Konfliktthemen verdichten und relevante Interventionen gesetzt werden müssen. Diese könnten dann besonders anfällig für geschlechtsrollenkonforme Muster sein – und so möglicherweise Probleme weitertragen statt sie aufzulösen.

- *Beispiele: Patientinnen, die in einer Opferrolle verharren, Patienten die ihre eigene Bedürftigkeit nicht spüren: Ein Verhaftetbleiben im Bedauern oder ein Rationalisieren der Bedürfnisse kann zu derartigen Kollusionen führen.*

- *Therapeutinnen, die Schwierigkeiten haben zu konfrontieren, Therapeuten, die ihre Berührtheit nicht ausdrücken, können weitere Gefahrenmomente verursachen/darstellen.*

- *Männliche Therapeuten berichten, dass ihre heterosexuellen männlichen Patienten (v. a. in Gruppen) großen Wert darauf legen und Anstrengung darauf verwenden, nicht als homosexuell zu erscheinen und besonders bemüht „männlich“ sind. Daraus spricht einerseits eine manifeste Homophobie, aber auch die Verwirrung der Männer, die sich als Hilfesuchende plötzlich außerhalb des hegemonialen Männerbildes verorten. So muss von ihnen die Abgrenzung von allem, was als unmännlich d. h. klischeehaft weiblich oder schwul gilt, besonders in den Anfängen von Therapien vehement vorgenommen werden.*

- *Eine jüngere lesbische Therapeutin berichtet von der ersten Therapiesitzung mit dem ersten männlichen Klienten ihrer Berufskarriere: Sie war sehr aufgeregt und analysierte ihr Verhalten im Nachhinein als flirtend – in ihrer Unsicherheit hatte sie zu weiblichem Klischeeverhalten gegriffen (obwohl jener Klient nicht ihrer Geschlechtspartnerinnen-Orientierung entsprach).*

- *Jüngere Therapeutinnen berichten generell von sehr viel Unsicherheit – mehr als junge männliche Therapeuten.*

Auch diese These wird durch soziologische Genderforschung gestützt: Genderstereotypen geben Sicherheit und Orientierung. Aus IT-Sicht sind hier die kollektiven mentalen Repräsentationen zu nennen: In ihnen sind Handlungsbereitschaften entsprechend den in den jeweiligen social worlds (Kontext) vorherrschenden gender beliefs und Gendersymbolisierungen eingelagert. Diese gender beliefs werden durch die Lebensgeschichte und die Lebenserfahrung (Kontinuum) von TherapeutInnen wie PatientInnen moderiert und geformt. Daraus ergeben sich bestimmte gendertypische Verhaltensmuster-Schablonen für den Ko-respondenzprozess, auf die bei Unsicherheit zurückgegriffen werden kann.

6.5 Geschlecht und Diagnostik/Zielvereinbarung

In der Diagnoseerstellung durch überweisende Stellen/ÄrztInnen wirken Gender-(Vor)urteile mit (vgl. 6.2). Ebenso ist die Selbstdefinition der PatientInnen: „Ich brauche Psychotherapie" für Männer und Frauen wahrscheinlich unterschiedlich. Frauen und Männer stellen sich auch in ihren Problembeschreibungen und ihren angestrebten Gesundheitsvorstellungen unterschiedlich dar.

- *Beispiel: Es fällt Frauen leichter, sich als therapie- oder beratungsbedürftig zu definieren und zu zeigen als Männern. Patientinnen suchen häufig Hilfe im Zusammenhang mit Beziehungsproblemen, Patienten präsentieren eher Schwierigkeiten im beruflichen Umfeld (z.B. Burn Out). Dementsprechend kommen PatientInnen zu unterschiedlichen Therapiezielen und -vereinbarungen.*

Die ersten Sekunden, in denen eine Therapeutin oder ein Therapeut einer/m neuen Patienten/in die Türe öffnet, sie/ihn sieht, begrüßt und vice versa laufen „Diagnose"-Prozesse ab, in denen sie sich an alltäglichen (und professionellen) Gender-Heuristiken messen. Diese sind beeinflusst von gängigen Standardisierungen, die aber meist nur bei wahrgenommenen Abweichungen bewusst werden.

Ebenso ist anzunehmen, dass uns unsere KlientInnen ebenfalls entlang verinnerlichter Bilder, wie Frau oder Mann zu sein hat, einschätzen. Diese bestimmen möglicherweise auch mit, was uns die PatientInnen wie erzählen und was sie auslassen.

- *Beispiele: Von TherapeutInnenseite als diagnoserelevante Eindrücke wie etwa: „Ungepflegt für eine Frau", „Klein für einen Mann", „Fester Händedruck für eine Frau", „Weint schnell für einen Mann" etc. Von beiden Seiten wird die Attraktivität als Mann/Frau in den ersten Sekunden abgeschätzt.*

- *Beachtung verdient auch, inwieweit die Diagnose der/s Patientin/en den herkömmlichen gendertypischen Häufungen (Essstörungen, PTBS, Depressionen/ Alkohol- oder Drogenmissbrauch, asoziale Persönlichkeitsstörung) entspricht bzw. eine eher genderunübliche Störung darstellt.*
- *Die meisten (heterosexuellen) TherapeutInnen haben eine heterosexuelle Hintergrundfolie, nur bei bestimmten Indizien zweifeln sie an der heterosexuellen Orientierung ihrer PatientInnen.*
- *Diagnostische Fragen nach der Qualität der Partnerschaft und des Sexuallebens, Geschlechtsverkehr oder Selbstbefriedigung werden in der gleichgeschlechtlichen Dyade als leichter nachfragbar berichtet, wenn der/die Therapeutin heterosexuell ist, d. h. wenn der/die Patient/in nicht als mögliche/r Geschlechtspartner/in in Betracht gezogen wird.*

Das, was TherapeutInnen in prozessualer Diagnostik als jeweils nächste Schritte konzipieren und für notwendig erachten, sowie die ausgehandelten Therapieziele, sind in starkem Maße von den beidseits eingeschätzten realen sozialen Möglichkeiten für die Geschlechter und deren gesellschaftlichen Beschränkungen bestimmt. Hier rücken neben den Gender- auch Diversity-Aspekte in den Fokus.

Die erwünschten und vereinbarten Therapieziele sind gleichermaßen von der Geschlechtszugehörigkeit beeinflusst. Psychische Beeinträchtigungen zeigen sich oft in beschränktem Geschlechterrollen-Spielraum bzw. im Scheitern an der sozial erwünschten Weiblichkeit oder Männlichkeit.

- *Beispiele: Was für eine Frau will die Klientin werden/sein, was für ein Mann der Klient? Wird das explizit angesprochen? Und: Treffen diese Gender-Therapieziele auf das Verständnis und die Unterstützung der TherapeutInnen? Stimmen die beidseitigen Zielvorstellungen von gelungenem Frauen- oder Männerleben hier überein?*
- *Vermittelt die Patientin ein starkes oder schwaches Frauenbild, der Patient ein starkes oder schwaches Männerbild?*
- *Wie sehr denken TherapeutInnen in Gendermustern von Gesundheit und Krankheit und reproduzieren sie damit auch infolge selektiver Wahrnehmung? Ergebnis einer Übung in einem Gendersensibilisierungs-Workshop: Zwei (gemischtgeschlechtlichen) Gruppen wurde je ein Text mit einer kurzen Beschreibung der Situation eines/r Hilfesuchenden ausgeteilt. Der Text war völlig identisch, nur*

dass es sich in der einen Version um einen männlichen Patienten („er“), in der anderen um eine weibliche Patientin („sie“) handelte. Die Arbeitsgruppen von psychosozialen Fachkräften kamen im männlich dargestellten Fall hauptsächlich zu berufsbezogenen Hypothesen, beim gegenschlechtlichen Beispiel konzentrierten sie sich in ihrer Interventionsplanung v. a. auf die familiäre Problematik und die Vereinbarkeit von Kindern und Beruf.

Zur Untermauerung dieser These können ebenfalls sozialkonstruktivistische und wissenssoziologische Erkenntnisse herangezogen werden. Besonders relevant werden hier die social worlds (über die Faktoren von Diversity mitbedacht werden), die Bilder von Gesundheit und Krankheit enthalten. Im Diskurs von Differenz und Gleichheit sind die real existierenden gesellschaftlichen Beschränkungen und Ungleichheiten durch die Geschlechterzugehörigkeit zu nennen! Gestützt wird diese These durch die Konzepte von Diversity und Intersektionalität, bei der kumulative Schädigungen aufgrund vielfältiger Benachteiligung analysiert werden.

6.6 Geschlecht und spezielle Themen

Es gibt bestimmte Themen, bei denen die Geschlechtszugehörigkeit von PatientIn und Therapeutin bzw. ihre Kombination deutlich in den Blick kommt (und idealiter in gendersensibler Weise auch angesprochen und reflektiert wird): Dies ist immer dann der Fall, wenn es um Themen geht, die aus Genderkonflikten oder gendertypischem Rollenverhalten erwachsen. Ebenso dann, wenn die in der Therapie/Beratung bearbeiteten Inhalte in besonderem Maße leibnah sind, d. h. den Geschlechtskörper, Sexualität und Reproduktion mit den damit verbundenen Emotionen, Kognitionen und Volitionen betreffen. Wieder sei darauf verwiesen, dass es sich hier um Beispiele und Tendenzen handelt, die nicht in jedem Prozess so zum Tragen kommen müssen!

Folgende Themen sind für Gender besonders relevant:

- Sexualität (mit allen Varianten ihrer Normungen, Schwierigkeiten, Erfüllungen)
    - Themen von sexuellen Grenzüberschreitungen, Vergewaltigung, sexuellem Missbrauch (sowohl in der Opfer- als auch in der TäterInnenrolle)
    - Sexuelle Funktionsstörungen z. B. Impotenz, Dyspareunie, Anorgasmie (bei PatientIn bzw. deren PartnerIn)
    - Sexuelle Perversionen, Paraphilien, Pädophilie (bei PatientIn bzw. deren PartnerIn)

  - Promiskuität, Hypersexualität, Sexsucht, Pornokonsum (jeweils PatientIn bzw. deren PartnerIn betreffend)
  - Fragen des Selbstwerts in Bezug auf Schönheit und (erotische) Attraktivität für PatientIn und deren GeschlechtspartnerInnen
  - Themen des Begehrens bei PatientIn bzw. deren PartnerIn
  - Mangelndes Begehren, nicht gelebte Sexualität

- Körper/Leiblichkeit
  - Körperdysmorphe Störungen, Körperbildstörungen: überwertige Ideen in Bezug auf Körper und Körperteile
  - Fragen „kosmetischer" Operationen, Operationen zur Therapie der Adipositas
  - Scham aufgrund der Körperlichkeit, mangelnder Attraktivität

- Geschlechtsidentität
  - Entwicklung der Geschlechtsidentität bei Jugendlichen – Welcher Bursch/welches Mädchen bin ich?
  - Sexuelle Orientierung: Coming Out, Bisexualität, Trans- und Intergender Entwicklung

- Reproduktionsprobleme und (Erkrankungen der) Geschlechtsorgane
  - Brust-, Gebärmutterhalskrebs, Prostata,- Hodenkrebs etc. (Erkrankung und medizinische Therapie)
  - Kinderwunsch und Infertilität
  - Reproduktionsmedizinische Behandlungen
  - Fragen der Schwangerschaftsunterbrechung
  - Fragen zur Sterilisation
  - Schwierige oder traumatische Geburts-, Fehlgeburts-, Abortus-, Abtreibungserfahrungen
  - Probleme im Wochenbett, mit Stillen
  - Therapierelevant erwähnenswert: aktuelle/eintretende Schwangerschaft der Patientin oder Therapeutin – löst in beiden Protagonistinnen Phantasien, Bewertungen, mitunter heftige Reaktionen aus!

- Machtkonstellationen, Machtausübung, Machtlosigkeit in Hinblick auf Gender
  - gravierende psychische und physische Gewalterfahrungen und Traumatisierung durch das andere/gleiche Geschlecht: Opfersein
  - Ausübung von Gewalt: TäterIn sein – mit gleich-/gegengeschlechtlichem Opfer
- Eskalierende und krisenhafte (hetero- oder homosexuelle) Paarbeziehungen:
  - Trennung, Treue/Untreue, (vergebliche) Werbung, Sehnsucht nach Partnerschaft etc.
- Problemkonstellationen entlang der gesellschaftlichen Arbeitsteilung und Geschlechterstruktur:
  - - Pflege von Angehörigen, Kindererziehung, Hausarbeit, berufliche Karriere, Teilzeit oder Vollzeitarbeit, Einheiratung
- risikoreiches Verhalten, Selbstverletzung
- Intersektionalität (kumulierte Diskriminierungen, Beeinträchtigungen und Schädigungen)
  - Ethnie- und herkunftsspezifische Probleme wie Zwangsheirat, kulturbedingte rigide Geschlechtsnormen wie Kleidervorschriften, ehre-, scham-, racheverbundene Traditionen
  - körperliche Behinderungen und besondere Bedürfnisse
  - Armut
- Eventuell: Mutter/Vater-Entbehrung, Überfürsorge eines Elternteils, schwierige Ablösungsprozesse von einem Elternteil

Das empfundene grundlegende Gleich- bzw. Anderssein (siehe 6.7) – je nach Zusammensetzung der therapeutischen Dyade – kann sich bei den oben genannten Themen besonders stark zeigen. Dies kann sich in einer besonderen Behutsamkeit und Vorsicht der TherapeutInnen äußern, wie im Gefühl, das Thema der PatientInnen nicht ganz zu verstehen oder ihm nicht ganz gerecht zu werden. Auch ein Gefühl von „selbstverständlich kenne ich das auch“ muss sorgfältig reflektiert werden, denn: In Bezug auf Geschlechtervorurteile ist immer besondere Vorsicht geboten. Diese können einander leicht verstärken und die Sicht auf neue Perspektiven verstellen!

Alle in den Beispielen zu 6.6 genannten Themen sind prinzipiell in gleich- und gemischtgeschlechtlichen Dyaden bearbeitbar. PatientInnen bestimmen durch ihre Wahl, wen sie im Moment für am besten geeignet halten, um ihr Problem zu besprechen. Im Sinne der Gendersensibilität und -kompetenz (siehe Kap. 8.3) ist in jedem Fall eine Thematisierung der gegebenen Geschlechterkombination – und ggf. eine Problematisierung derselben im Zusammenhang mit dem zu bearbeitenden oben genannten Thema notwendig[29]. Hier ist in besonderem Maße selektive Offenheit und partielles Engagement der TherapeutInnen und BeraterInnen nötig; ebenso die sorgfältige Analyse von interaktionellen Phänomenen wie Reproduktionen gesellschaftlicher (Vor)urteile, Inhalte kollektiver sozialer Repräsentationen und (Gegen)übertragungsprozesse. Bei einem solchen Vorgehen ist eine mehrperspektivische Betrachtung des Leidens möglich: Gesellschaftliche Bedingungen können angesprochen sowie die Zuordnung zu individuellen biografischen Problemlagen getroffen werden.

Die zentralen Annahmen feministischer Psychotherapie und Aussagen der IT zur therapeutischen Beziehung und zum therapeutischen Prozess (siehe 4.2) stützen diese These. In Genderbewusstheit und -sensibilität muss bei besonders leibnahen, gender-aufgeladenen Aspekten in Ko-respondenz eine neue Sicht ausgehandelt und integriert werden – ein Prozess, an dem beide PartnerInnen beteiligt sind. Alle vier Wege der Heilung und Förderung kommen hier zum Tragen, wobei die Solidaritätserfahrung bei allen gesellschaftlich, z. B. durch Genderzugehörigkeit, prädisponierten Verletzungen, Defiziten, Konflikten und Störungen, besonders wichtig sind. Genderintegrität ist Ziel bei all diesen unmittelbar mit gesellschaftlichen Strukturen und Prozessen verknüpften Problemlagen.

6.7 Geschlecht und therapeutische Beziehung

Nicht nur die Inhalte, sondern auch die Formen der Interaktionen sind von der Geschlechtszugehörigkeit der AkteurInnen geprägt. Hier setzt das therapeutische Verfahren den großen Rahmen. Besonders sensibel sind leibnahe Interventionen: Die Quantität und Qualität der Berührung und des Körperkontakts ist sowohl entlang des Therapieverfahrens als auch der Zusammensetzung der therapeutischen Dyade unterschiedlich. Wer wo und wie oft berührt wird, ist davon abhängig, ob Therapeutin oder Therapeut männliche oder weibliche KlientInnen behandeln.

29 Bei besonders leibnahen genderspezifischen Problemlagen würde ich tendenziell, v. a. bei der ersten therapeutischen Bearbeitung zu gleichgeschlechtlichen Dyaden/Gruppen raten.

- *Beispiele: Die therapeutische Arbeit auf einer intensiveren Ebene der emotionalen Involvierung (in der IT der dritten Tiefungsebene – der Involvierung und des leiblichen Erfasstseins von Emotionen) wird mit weiblichen Patientinnen aufgrund deren Sozialisierung wahrscheinlich leichter möglich sein als mit männlichen[30]. In der Regel fällt es weiblichen Patientinnen leichter, Niedergeschlagenheit, Angst und Besorgnis zuzulassen und körperlich auszudrücken, während männliche Patienten leichteren Zugang zu aggressiven Gefühlen haben. Hier zeigt sich auch ein verdeckter Geschlechterbias: Während Weinen und Klagen expressiv „ausagierend" in jeder Therapie möglich ist, ist das spontane Ausleben von Wut und Aggression schon schwieriger: Taschentücher lassen sich leichter besorgen als neues Mobiliar.*
- *Wütende KlientInnen weinen (oft), traurige Klienten werden (oft) wütend!*
- *Männliche Klienten haben oft Schwierigkeiten, ihre Gefühle differenziert wahrzunehmen und zu benennen, sie empfinden vieles einfach als „Stress".*
- *Es fällt TherapeutInnen (beiderlei Geschlechts) meist leichter, mit weiblichen Klientinnen eine gute Arbeitsbeziehung herzustellen – eine gute therapeutische Arbeitsbeziehung mit einem männlichen Patienten herzustellen dauert (v. a. für männliche) Therapeuten länger und wird meist als schwieriger wahrgenommen.*
- *Therapeutinnen berichten, dass sie bei männlichen Therapeuten (zumindest in der Anfangsphase) klarer und aufgabenorientierter vorgehen, hingegen bei Patientinnen „empathischer" sind und Gefühlen sowie deren Ausdruck mehr Raum geben. Es stellt sich die Frage, ob TherapeutInnen hier ihre PatientInnen (bewusst) „abholen, wo sie stehen" oder sich unbewusst an Geschlechterrollen anpassen.*
- *Männliche Therapeuten berichten von generell größeren Schwierigkeiten, mit ihren männlichen Patienten eine tragfähige therapeutische Beziehung herzustellen. Oft ist es dabei nötig, die Lösungsorientierung der männlichen Klienten vorweg anzunehmen. „Bei Männern kommt die Beziehung nach der Problemlösung, bei weiblichen Klientinnen ist es umgekehrt."*
- *TherapeutInnen (beiderlei Geschlechts) berichten von einem grundlegenden Gefühl des Andersseins, das sie im Kontakt mit PatientInnen des anderen Geschlechts wahrnehmen – zum Unterschied von einem prinzipiellen Gefühl der Ähnlichkeit bei gleichgeschlechtlichen PatientInnen.*

---

30 Auch hier: Ausnahmen bestätigen die Regel und haben oft Diagnosecharakter (siehe 6.5)!

- *Es ist anzunehmen, dass es vielen Männern bei Männern leichter fällt, aggressive Gefühle zu äußern, da dies meistens entlang der Sozialisation mit Männern eingeübt wird. Im männlichen gleichgeschlechtlichen Kontakt berichten viele Therapeuten auch vom (anfänglichen) Überwiegen der Rivalitäts- und Konkurrenzgefühle und eines „Ringens um die Macht".*

- *Therapeutinnen berichten eher von einem Nähe- und Vertrautheitsgefühl, das sich mit weiblichen Klientinnen sehr schnell einstellt – und die Gefahr von (vorschneller) Identifikation oder einer zu großen Parteilichkeit in sich birgt.*

- *Weinende männliche Klienten können je nach den (unbewussten) Geschlechterstereotypen der TherapeutInnen tendentiell entweder besonderes Mitleid oder auch leise Verachtung auslösen. Weinende KlientInnen können bei entsprechender eigener Gender-Sozialisation der TherapeutInnen die Reaktion auslösen, durch diese Kummerbezeugung instrumentalisiert und manipuliert zu werden. Bei entsprechender eigener Vorgeschichte v. a. bei Therapeuten: Das Gefühl, schuld am Weinen der Frau zu sein als unmittelbare Übertragungsreaktion.*

- *Es ist wahrscheinlich, dass bei gemischtgeschlechtlichen Therapiedyaden in der heterosexuellen Variante und bei Therapiedyaden, in denen eine oder beide PartnerInnen homosexuell sind, in der geschlechtshomogenen Variante Aspekte der Attraktivität und erotischen Anziehung prinzipiell mitschwingen*[31]*. Eine damit aufgeladene therapeutische Beziehung stellt die größten Anforderungen an den/die TherapeutIn. Dies besonders dann, wenn beiderseits erotische Anziehung und Attraktivität als potentielle GeschlechtspartnerIn empfunden wird! Männliche Therapeuten nehmen mehr erotisch aufgeladene Atmosphären mit ihren weiblichen Klientinnen wahr als weibliche Therapeutinnen mit männlichen Klienten.*

- *Homoerotische Atmosphären in sich ansonsten als heterosexuell verstehenden Therapiedyaden sind die wohl am wenigsten sichtbaren und ans Bewusstsein dringenden Phänomene. Es bedarf großer Offenheit und Sensibilität seitens der TherapeutInnen, solche Dynamiken wahrzunehmen. Im Setting mm bei heterosexuell orientierten Männern kann das kaum thematisiert werden (siehe Homophobie!) Dennoch ist auch dort Homosexualität ein Thema – wenn auch durch Negation: „Also schwul bin ich nicht!"*

31 Immer gebrochen durch Diversity Aspekte wie Alter, Schicht, Herkunft, life-style etc.

- *„Beuteschema vs. Neutrum“*[32]. *Weibliche Therapeutinnen mit männlichen Klienten (in bestimmtem Alter, aus bestimmter Schicht?) sind oft bemüht, eine größere Distanz herzustellen, um nicht (zu sehr) als sexuell attraktiv wahrgenommen zu werden – die erotische Ebene soll vermieden werden (s. o. „Neutralisieren“ vg. Kap. 6.4). Dies zeigt sich in der Wahl der Kleidung, Art der Körpersprache etc. Manche TherapeutInnen erleben das mit zunehmendem Alter leichter und fühlen sich im Umgang mit männlichen Patienten sicherer.*
- *Bei gleichgeschlechtlichen Therapiedyaden könnten Konkurrenzgefühle in Bezug auf Attraktivität, Lebensumstände, Leistung etc. bei den TherapeutInnen leichter auftauchen – der Vergleich mit ihren PatientInnen liegt (zumindest wenn andere Diversity Faktoren auch übereinstimmen) nahe!*
- *Weibliche Therapeutinnen zeigen sich eher verunsichert von einer Verliebtheit oder Flirtversuchen eines Patienten als es männliche Therapeuten in der umgekehrten Dyade tun.*
- *Manche Kolleginnen berichten von Tendenzen in ihren Gruppensupervisionen mit männlichen Kollegen: Dort wird mit Berichten über die Verliebtheit eines Klienten in seine Therapeutin anders umgegangen als mit Schilderungen derselben Situation in der umgekehrten Dyade. Eine Verliebtheit des Klienten wird entweder weniger ernst genommen oder die Therapeutin wird kritisch hinterfragt, ob sie denn alles richtig gemacht hätte. D. h. SupervisorInnen und TherapeutInnen finden die Verliebtheit einer Klientin in ihren Therapeuten verständlicher, üblicher/normaler als die Verliebtheit eines Klienten in seine Therapeutin!*

Auch wenn Zusammenhänge mit der Geschlechterkonstellation in der Therapie besprochen werden, sind solche Einordnungs- und Zuschreibungs-Prozesse wahrscheinlich nicht auflösbar, da sie zutiefst identitäts- und kulturverankert sind. Sie können aber gemeinsam angesprochen und metareflektiert werden und so zum Therapieerfolg beitragen.

Differenztheoretische Annahmen ebenso wie sozialkonstruktivistische Annahmen stützen diese These seitens der Gendertheorien. Therapietheoretisch ist hier wiederum das Ko-respondenzmodell und damit die Qualität und Offenheit der therapeutischen Beziehung zu nennen, in der gendertypisches Verhalten wahrgenommen, angesprochen, eingeordnet und möglicherweise auch verändert werden kann. Dazu ist eine Bewusstheit über Geschlechterstereotypen und Gender-Flexibilität seitens der TherapeutInnen Voraussetzung. Ein gemeinsames de-konstruk-

32 Beide Bezeichnungen stammen aus Workshops zum Thema Doing Gender mit TherapeutInnen und BeraterInnen.

tivistisches Metareflektieren mit PatientInnen und in der eigenen Supervision öffnet eine weitere Dimension.

6.8 Geschlechterstereotypen und gelungene Therapie/Beratung

Männliches und weibliches Verhalten, das stark an den traditionellen Gender- Klischeevorstellungen orientiert ist, wirkt sich in epidemiologischer Überschau nicht gesundheitsförderlich, sondern eher krankmachend aus (vgl. Kap. 7.1). Hier wären in gendersensibler und genderkompetenter Therapie Interventionen entgegen dem Verhalten nach den Geschlechterstereotypen, die in ihrer Übererfüllung krank machen, gefordert. Ein Ziel der Therapie könnte es sein, den PatientInnen mehr „androgyne" Handlungsweisen nahezubringen und jeweils dasjenige Verhalten nachzusozialisieren und zu stärken, das in den jeweiligen Weiblichkeiten und Männlichkeiten zu wenig betont wird. Geschlechterstereotype Zuschreibungen können und sollen, vor allem wenn sie handlungseinschränkend sind, aufgezeigt und darüber Ko-respondenzprozesse in Gang gebracht werden. Ziel ist hier mehr Bewusstheit und Selbstreflexivität, um die Wahl zwischen Handlungsoptionen treffen zu können, statt automatisiert entlang der Geschlechtsrollen zu handeln.

Dazu braucht es TherapeutInnen, die selbst so handeln können! TherapeutInnen sollen hier Role Model sein und können darin wertvolle korrigierende emotionale Erfahrungen in Gang setzen.

- *Beispiel: Störungen, die entlang der Geschlechter ungleich verteilt sind wie Essstörungen und Depressionen oder Folgen von Traumatisierungen auf Frauenseite und Suchtmittelgebrauch oder Risikoverhalten auf Männerseite entsprechen den Geschlechterklischees und reproduzieren gesellschaftliche Normen, bzw. treiben sie bizarr auf die Spitze. Therapeuten mit (selbst)-sorgendem und vorsichtigem Interaktionsstil und Therapeutinnen, die Selbstbewusstsein, Selbstvertrauen und nach außen gerichtete Aktivität vermitteln, können in therapeutischer Nach-Beelterung neue Verhaltens- und Bewältigungsformen aufzeigen. Ebenso sind natürlich auch nicht-regressive Prozesse der Ermutigung von alternativen Performanzmustern im erwachsenen Verhalten eine wichtige Quelle für die Entwicklung anders gestalteter/unkonventioneller/neuer Gender-Bilder.*

Immer mitbedacht werden müssen Faktoren von Diversity – es besteht die Gefahr, dass der Erfahrungshorizont und damit auch das präsentierte Bild von (oberen) MittelschichtstherapeutInnen für PatientInnen, die in prekären Verhältnissen leben, zu weit entfernt ist, und TherapeutInnen hier deshalb möglicherweise als Role Model versagen. KlientInnen aus solchen Milieus können Therapien dann abbrechen, weil sie diesen Modellen nicht entsprechen können Hier kommt wieder die Problematik des in der Psychotherapie weitgehend exkludierten Prekariats ins Spiel. Ähnliche Schwierigkeiten ergeben sich auch bei MigrantInnen oder Menschen aus sehr geschlossenen traditionellen Milieus (z. B. Bauernfamilien, bestimmte religiöse Gruppen etc.) Auch das Alter stellt einen wichtigen Faktor da, wie sehr ein Mensch als Rollen(vor)bild gesehen werden kann.

Wie sehr ein/e TherapeutIn vom anderen Geschlecht für eine/n Patienten/in wirklich identitätsstiftend sein kann, wird bezüglich dieser These in der differenztheoretischen und sozialkonstruktivistischen Forschung sowie in den Thesen zur hegemonialen Männlichkeit unterschiedlich beantwortet. Ich argumentiere hier im elaborierten Identitäts-Entwicklungsmodell der IT, in dem Identität immer aus Fremd- und Selbstzuschreibungen und deren kognitiver und emotionaler Bewertung besteht. Es ist wahrscheinlich, dass sich diese Selbstbilder auch im Kontakt zwischen den Geschlechtern unterscheiden und parallel bestehen: „Als Frau mit Frauen bin ich so… als Frau mit Männern bin ich so…" Die Dimension „So wie diese/r Mann/Frau möchte ich sein", entsteht wahrscheinlich in der gleichgeschlechtlichen Konstellation leichter als Modellvorstellung. Die Thesen der Hegemonialen Männlichkeit (Kap. 2.3) etwa besagen auch, dass männliche Identität von Männern hergestellt und bestätigt wird. Diese These würde besagen, dass hier die gleichgeschlechtliche Dyade (mit einem genderkompetenten Therapeuten) zu bevorzugen ist.

6.9 Aussagen über Gender

Alle Aussagen über Gender sind Aussagen über uns selbst: Geschlecht und Gendersensibilität der TherapeutInnen prägen ihr Handeln!

Mit diesem letzten Punkt sei dekonstruktivistisches, metareflexives Gedankengut in die Praxisüberlegungen integriert (vgl. 2.5). Was wie und was nicht gesagt wird, ist Ausdruck des Horizonts, der (politischen) Einstellung, der Werte und der Biografie der UrheberInnen dieser Aussagen. Dies gilt auch für TherapeutInnen, die über Geschlecht reden, es in ihren Interaktionen mit ihren PatientInnen herstellen und darüber schreiben!

In diesem Zusammenhang sei ein **Exkurs** erlaubt:

Ist Psychotherapie eine anpassende oder widerständige gesellschaftliche Praxis (Schigl 2010b)? Psychotherapie beschäftigt sich mit Leid, das auch durch gesellschaftliche Prozesse entstanden ist. Was ist die Aufgabe der TherapeutInnen?

Soll Psychotherapie KlientInnen besser an gesellschaftliche Strukturen anpassen oder Empowerment, Stärkung und Hilfe zur Widerständigkeit und Aufbruch sein?

Für unser Thema: Wer will die gesellschaftlich definierten Geschlechtsrollen in welche Richtung verändern? Ist Therapie der Ort dafür? Darf er es sein? Muss er es sein? Eine differenzierte Betrachtung ist notwendig, eine Anpassung an unmenschliche Bedingungen wird keine TherapeutIn befürworten. Auf der Handlungsebene aber bleibt für den konkreten Einbezug der Genderperspektive jede/r TherapeutIn selbst verantwortlich und handelt nach seinem/ihrem Gutdünken bzw. ethischen Werten. Die IT beschäftigt sich viel mit ethischen Fragen und Grundsätzen wie einer melioristischen Grundhaltung, dem Konzept der Ko-respondenz und Konvivalität, Integrität und Souveränität, die zu Hominität führt. Sie sieht Therapie als Menschen- und Kulturarbeit in humanistischer Tradition prinzipiell emanzipatorisch. Kritik an gesellschaftlichen (Miss)Verhältnissen darf und soll Platz finden – dies steht auch in der kritischen Tradition ihrer Wurzeln Psychodrama und Gestalttherapie sowie ihrer „klinischen Philosophie".

7. Gender und Psychotherapieforschung

In diesem Kapitel werden unter den Abschnitten 7.1 bis 7.3 Ergebnisse aus epidemiologischen Daten und der Psychotherapieforschung präsentiert. Darunter sind auch Daten aus einer eigenen katamnestischen Untersuchung zur integrativ-gestalttherapeutischen Behandlung[33] hinsichtlich Prozess und Outcome bei 431 KlientInnen. Für alle, die einen schnellen Überblick wollen, gibt es unter (Kap. 7.4) eine Zusammenfassung wichtiger Ergebnisse der empirischen Psychotherapieforschung zum Thema Gender.

Im Weiteren werden die hier dargestellten empirischen Ergebnisse zur Untermauerung der in Kapitel 6 dargestellten Praxiserfahrungen herangezogen (Kap. 7.5) – die Bezugnahme auf die Large Range- und Middle Range-Theories ist schon in der Vorstellung der Thesen beschrieben worden. Zuletzt wird Gender-Denken exemplarisch auf Psychotherapieforschungs-Ergebnisse, die sich nicht mit dem Genderaspekt befassen, angewandt und illustriert, wie diese sich unter einem sozialkonstruktivistischen Ansatz weiterentwickeln und interpretieren lassen (Kap. 7.6).

7.1 Daten zu PatientInnen/KlientInnen

Was unterscheidet Patienten und Patientinnen?

Männer und Frauen erleben aufgrund ihrer Sozialisation und der Geschlechterstruktur der Gesellschaft vieles unterschiedlich. Diese Differenz bildet sich besonders in der PatientInnenrolle ab: Frauen und Männer macht Unterschiedliches krank, sie werden unterschiedlich krank, zeigen oft andersartige Symptome, berichten auf unterschiedliche Weise darüber und werden vom Gesundheitssystem unterschiedlich behandelt. Dabei ist diese Reaktion der Gesundheitsinstitutionen aber meist keine gendersensible, sondern eine aus Genderinsensibilität entstandene. Geschlecht ist neben Schicht/Bildung und Ethnie (und interagierend mit diesen Diversity Faktoren) die bestimmendste Variable in Bezug auf seelische und

33 Zur Zeit, als diese Untersuchung stattfand, hatten sich Integrative Therapie und Integrative Gestalttherapie in Österreich noch nicht getrennt. Die PsychotherapeutInnen sind aus heutiger Sicht sowohl der Integrativen Gestalttherapie als auch der Integrativen Therapie zuzurechnen.

körperliche Gesundheit und Lebenszusammenhänge. In der Gesundheitsförderung wird Geschlecht als Zielgruppen-Hauptkategorie für Maßnahmen der New Public Health Projekte bestätigt. Psychische Belastungen werden in der Gesundheitsförderung als multifaktorielles, strukturbedingtes Geschehen betrachtet, das für verschiedene Bevölkerungsgruppen unterschiedlich ist und dem gender- und zielgruppenspezifisch gegengesteuert werden soll (Hurrelmann & Kolip 2002).

Im somatischen Kontext bezeichnet Krankheit eine Abweichung des Körpers von einem Normalzustand guten Funktionierens oder organischer Unversehrtheit. Im seelischen Bereich kann dieser Normalzustand nicht mit biologischen Parametern beschrieben werden (wenngleich die neuesten Bemühungen der Genetik und der neurobiologischen Forschung dahin zielen). Eine psychische Störung oder Krankheit ist immer sozial definiert: Inwieweit gehen die beobachteten oder von den PatientInnen beklagten Erlebensweisen über das gesellschaftlich „normale" Maß hinaus? In seiner engagierten Psychiatriekritik hat Thomas Szasz schon 1976 die gesellschaftliche Dimension von psychiatrischen Diagnosen dargestellt: Er beschrieb die Symptome der Depression als Reaktion der Psyche von Unterdrückten und stellte der Individualisierung und Stigmatisierung herkömmlicher Behandlung eine Heilung durch Empowerment und die Rückbindung der Leidenserfahrung an die gesellschaftlichen Ursachen entgegen. Eine ganz ähnliche Kritik folgte dann in den 1980er Jahren von feministischer Seite (z. B. Nuber 1994, vgl. Kap. 5.2) für viele psychische Leidenszustände von Frauen.

Ein weiterer Aspekt ist die Medikalisierung der reproduktiven Fähigkeiten von Frauen. Lebensgeschichtliche Veränderungen wie Menarche und Regelblutung, Fertilität, Schwangerschaft, Geburt und Wechseljahre wurden mit Krankheitsetiketten versehen und in die Obsorge der MedizinerInnen gelegt (Kolip 2000a). Diagnosen wie „Prämenstruelle Dysphorie" oder „Involutionsdepression" zeigen die Verquickung von organmedizinischen und psychischen Labels für weibliche Leiblichkeit. Aktuell ist heute die kritische Diskussion um die Medikalisierung der Wechseljahre und die Leistungen der Reproduktionsmedizin (Schneider 2004, Kuhlmann 2004)[34]. Die Analyse dieses Prozesses, in dem ein (männlich-)objektivierender Blick auf Frauen und ein von marktwirtschaftlicher Profitmehrung und Machtakkumulation ausgerichtetes Medizinsystem kritisiert wurde, steht in der Tradition feministischer Gesundheitsinitiativen (Schigl 2007a, b).

34 Als nicht krankheitswertig hingegen wird im Medizinbetrieb die zunehmende Zahl derjenigen Frauen betrachtet, die mithilfe der plastischen Chirurgie ihre Körper einem unrealistischen Schönheitsideal anpassen wollen!

7.1.1 Epidemiologische Daten zu Symptomen, Diagnosen und Therapie

Schon früh zeigten Inge Bronverman et al. (1970) in einer bahnbrechenden und noch immer gültigen Studie den „Doppelstandard seelischer Gesundheit" von Männern und Frauen auf: Die Erwartungen der Gesellschaft in Bezug auf Mann- und Frausein fließen in die Diagnosevergabe ein und psychosoziale Fachleute reproduzieren die gesellschaftlichen Konstruktionen in Bezug auf Geschlecht. Das Bild des gesunden Mannes und des gesunden Menschen gleichen sich. Einer gesunden Frau hingegen werden Merkmale zugeschrieben, die beim männlichen Geschlecht als krank bewertet werden. Ein neurotischer Mann ist in dieser Vorstellung mit Attributen einer gesunden Frau ausgestattet: Er ist ängstlicher, aggressionsgehemmter, angepasster im Verhalten, weniger autonom und dominant und hat einen geringeren Selbstwert. Diese Eigenschaften treffen alle auf als gesund beschriebene Frauen zu. Umgekehrt wird eine aggressive Frau, die dominant und sehr selbstbewusst ist, eher als krank abgestempelt als ein Mann, der diese Eigenschaften zeigt. D. h. es wird als krank gewertet, die Eigenschaften, die dem jeweils anderen Geschlechts zugeschrieben werden (stark) zu zeigen! Die Beschreibung des traditionellen weiblichen Geschlechtsstereotyps ähnelt der Symptomatik der Depression (Schneider & Tergeist 1993). Dies ist zu bedenken, wenn wir uns nun den epidemiologischen Daten zur (psychischen) Gesundheit von Frauen und Männern widmen: Durch verschiedene Gender Bias (Eichler 1988) kommt es zu einer Verzerrung der Daten, jene Verzerrung spiegelt die ungleichen gesellschaftlichen Bedingungen für die Geschlechter wider.

Aus einer Übersicht der aktuellen Daten zur geschlechtersensiblen Gesundheitsforschung können folgende Eckpfeiler extrahiert werden (vgl. Franke & Kämmerer 2001; Riecher-Rössler & Rohde 2001, Ebner & Fischer 2004, Rohde & Marneros 2007, Vogelsang 2009):

- Frauen haben mehr körperliche, v. a. unspezifische vegetative Symptome, wie z. B. Kopfschmerz, Schwindel, Schlafstörungen, Unterbauchschmerzen – bzw. sie äußern mehr derartige Symptome, d. h. haben ein stärkeres Reporting-Verhalten als Männer (Reporting Bias?).
- Frauen geben generell stärkere Symptomausprägungen an: Sie haben auf fast allen Skalen von klinischen Beschwerdebögen z. B. Somatic Symptoms Index (Escobar) höhere Werte (Reporting Bias?).
- Frauen zeigen bis zu zehnmal höhere Lebenszeitprävalenz für somatoforme Störungen.
- 70–75 % der verschriebenen Medikamente werden von Frauen konsumiert. In jedem Lebensalter nehmen Frauen mehr Medikamente als Männer, Frau-

en bekommen mehr Verordnungen pro Arztbesuch. Der Unterschied ist bei Schmerzmitteln und Tranquilizern besonders drastisch: Frauen zwischen 20 und 45 Jahren erhalten 150 % mehr Schmerzmittel verschrieben als Männer.

- Jungen sind bis zur Pubertät öfter somatisch krank. Ab dem 13. Lebensjahr dreht sich das Verhältnis um, und Mädchen haben mehr medizinische Konsultationen.
- Jungen sind in der Kindheit häufiger in psychiatrischer und psychotherapeutischer Behandlung: Psychische und kognitive Störungen, v. a. das Hyperkinetische Syndrom, ADHS und schulische Leistungsdefizite sowie Dissozialität führen bei Jungen zu psychologischen Behandlungen. Nach der Pubertät nimmt die Zahl der männlichen Patienten jedoch stark ab.
- Frauen sind ab der Pubertät unzufriedener mit ihrem Gesundheitszustand, berichten mehr körperliche Beschwerden wie Kreislaufprobleme und Allergien und leiden häufiger unter psychosomatischen Störungen.
- Ab der Pubertät werden bei Frauen mehr emotionale Störungen wie Essstörungen (9:1), Depressionen (2:1), Ängste und Phobien (2:1 bzw. 3:1) beschrieben. Frauen zeigen sich im Verhältnis von durchschnittlich etwa 3:1 von diesen introversiven emotionalen Störungen betroffen als Männer.
- Frauen und Mädchen begehen öfter Suizidversuche und neigen zu Selbstverletzungen, besonders in jungen Jahren. Frauen dürften auch anfälliger für PTBS sein, sie sind mehr als Männer von dissoziativen Störungen betroffen.
- Männer begehen dreimal häufiger Suizid als Frauen, wobei die Gefährdung im höheren Alter auf bis zu 9:1 ansteigt.
- Bei Männern überwiegen dissoziale und hyperkinetische Störungen. Sie haben mehr Diagnosen von schizoider oder antisozialer Persönlichkeitsstörung und mehr sexuelle Verhaltensabweichungen. Bei Syndromen von expansivem oder antisozialem Verhalten ist das Verhältnis Männer/Frauen 5:1.
- Frauen sind dreimal mehr von Medikamentenabusus betroffen, Männer dreimal mehr vom Missbrauch und der Abhängigkeit von Alkohol sowie mehr als doppelt so oft von illegalen Drogen.
- Bei bipolarer Störung und Schizophrenie sind die Erkrankungsraten für Männer und Frauen gleich hoch. Geschlechterunterschiede bei schizophrenen Erkrankungen bestehen bezüglich des Ersterkrankungsalters und des Verlaufs. Frauen erkranken im Mittel vier bis fünf Jahre später als Männer, und haben trotz einer zu Beginn nur wenig unterschiedlichen Symptomatik tendenziell einen etwas besseren Verlauf.

- Frauen gelten eher (aber nicht so ernsthaft) als psychisch krank wie Männer. 60–75 % der PsychotherapiepatientInnen sind Frauen. Sie sind auch als Patientinnen bei nicht spezialisierten klinisch-psychiatrischen Einrichtungen leicht in der Überzahl.

Diese ausschnitthaft dargestellten Daten zur Epidemiologie unter Geschlechterblickwinkel zeigen, wie die gesellschaftliche Produktion der Geschlechterrollen auch im Gesundheitswesen fortgesetzt wird. Das expansivere Verhalten, das bei Jungen noch störend wirkt, wird im Erwachsenenalter als männlich und stark attribuiert. Die als Kinder gesünderen Mädchen stellen sich ab dem Eintritt der Geschlechtsreife gemäß dem Geschlechterstereotyp als vulnerabler dar, werden auch so gesehen und behandelt. Männer klagen weniger und werden weniger oft als krank diagnostiziert, obwohl Ihre Lebenserwartung geringer ist als die der Frauen. Männer nehmen weniger gesundheitliche Vorsorgeuntersuchungen in Anspruch und achten weniger auf ihre Gesundheit als Frauen, die mehr Diagnosen bekommen aber länger leben. Frauen/Patientinnen zeigen eine geringere Offensivität, Assertiveness und Aggression, internalisieren ihre Probleme und neigen verstärkt dazu, den locus of control zu externalisieren. Das führt zu gelernter Hilflosigkeit und Zurückhaltung ihrer expansiven Strebungen und Volitionen. Männern steht ein höheres Maß an externalisiertem assertiven/aggressiven Verhalten zur Verfügung. Dies begünstigt Syndrome expansiven oder antisozialen Verhaltens und schwächt ihre soziale Eingebundenheit.

7.1.2 KlientInnenvariable aus der Psychotherapieforschung

Das Geschlecht ist eine der am häufigsten untersuchten PatientInnenvariable (Garfield 1994, 196). Die dafür vorhandenen älteren Daten sind allerdings oft simpel, es wurden lediglich Mittelwertsunterschiede zwischen männlichen und weiblichen PatientInnen in Bezug auf eine weitere Variable, meist Outcome verglichen. Das Geschlechterverhältnis bei den Studien ist 2/3 weibliche und 1/3 männliche KlientInnen (Strauß, Hartung & Kächele 2002), die untersuchten Stichproben sind eher gebildete PatientInnen mit höherem Einkommen (Garfield 1994). Die Menge der Studien zum Thema Geschlecht ist inzwischen unüberschaubar. Zusammenfassungen und Beispiele wurden für dieses Kapitel v. a. aus dem Handbook of Psychotherapy and Behavior Change (1994, 2004), einer Publikation der Schweizer Charta (2002), sowie einer höchst umfangreich recherchierten Diplomarbeit zum Thema (Schocklitsch 2004) entnommen. Generell ist anzumerken, dass Studien aus der privaten Praxis zu ambulanten Langzeittherapien in der Psychotherapieforschung nur wenig vertreten sind (López-Frank, Veith & Willutzki 1991). Insgesamt stellt Irmgard Vogt (2000, 93) moderner Psychotherapieforschung in Bezug auf ihre

Gendersensibilität bzw. hinsichtlich Verwendung von kritischen Geschlechtertheorien jedoch noch immer ein äußerst schlechtes Zeugnis aus.

Biografische Belastungen von PsychotherapieklientInnen:

Marta Elliott (2001) fand heraus, dass sich die ursächlichen Mechanismen der Depression bei Frauen und Männern unterscheiden und schlussfolgert, dass diese Tatsache verschiedene therapeutische Behandlungsstrategien implizieren sollte. Ein externer Faktor, nämlich der relativ niedrige soziale Status scheint eine bedeutsame Quelle für die häufigere Entwicklung von Depressionen bei Frauen zu sein. Das widerspricht der gängigen Zuschreibung von vermehrt internalen Ursachen bei Problemen von Frauen! Bei Männern liegt die Ursache von Depressionen eher in mangelnder sozialer Unterstützung. Sie sollten in einer Therapie beispielsweise lernen, wie sie von den positiven Aspekten sozialer Beziehungen mehr profitieren können. Hier zeigt sich, dass ein die Geschlechterklischees in Frage stellendes therapeutisches Vorgehen zum Heilungserfolg beitragen kann.

Zu ähnlichen Ergebnissen kamen auch Heidrun Motzkau & Gerd Rudolf (1997) hinsichtlich biografischer Belastungen von Psychotherapie-Patientinnen: Auf soziale Probbleme und Krisen in der Herkunftsfamilie reagierten die krank werdenden Frauen mit körperlichen Beschwerden und depressiv-ängstlichem Verhalten. Die männlichen Patienten hingegen schienen weniger durch soziale Notlagen als durch emotionalen Spannungen in der Elternfamilie verwundbar. Waren diese groß, war ihre soziale Integration und Leistungsfähigkeit gestört, sie entwickelten narzisstisch anspruchsvolle Haltungen.

In einer Studie zur gendersensiblen Betreuung chronischer psychiatrischer PatientInnen (Krause-Girth & Oppenheimer 2004) finden sich unterschiedliche biografische Belastungen für weibliche und männliche PatientInnen:

♀ **Chronisch psychisch kranke Patientinnen**	♂ **Chronisch psychisch kranke Patienten**
• Negatives Muttervorbild	• Negatives Vatervorbild
• Starke Minderwertigkeitsempfindungen	• Partielle Minderwertigkeitsempfindungen, allg. positiveres Grundgefühl
	• Keine direkte männliche Bezugsperson in der Familie/kein direktes positives Rollenvorbild
• Sexuelle Gewalterfahrungen durch männliche Familienmitglieder	• Sexuelle Gewalterfahrungen durch männliche Mitklienten
• Versorgungshaltung	
• Passivität	• Passivität
• Gewalt, psych. Herabsetzungen als selbstverständlich angenommen	
• Frühe sexuelle Erfahrungen	• Späte sexuelle Erfahrungen
• Geborgenheitsmangel	• Geborgenheitsmangel
• Meist frühe Mutterschaft und Ehe	• Keine Vaterschaft, späte/keine Ehe, permanente Suche nach Partnerin
• Unterordnung in Beziehungen mit Männern	• Durch männliche Rolle überfordert
• Weniger Ausbildung und Beruf	• Öfter Ausbildung und Beruf
• Positives Selbstwertgefühl durch Äußeres	
• Emotionale Erzählweise	• Technisch-sachliche Erzählweise
• Sexualität ist nicht zentral für Identität, eher Wunsch nach Beziehung und Geborgenheit.	• Sexualität ist zentral für Identität
• Starke innere moralische Zwänge	• Geringe innere moralische Zwänge
	• Eher konservatives Weltbild
• Selbst-Schuldzuweisung	
• Verließen früh das Elternhaus	• Leben lang im Elternhaus
• Im Rollenbild gefangen	• Bruch mit Rolle, aber dennoch darin verhaftet

Tabelle 1: Biografische Belastungen vgl. Krause-Girth & Oppenheimer (2004, 60)

Ebenso interessant ist die Gegenüberstellung der unterschiedlichen Erfahrungen in Bezug auf Sexualität bei Klientinnen und Klienten der Studie:

♀ Chronisch psychisch kranke Patientinnen	♂ Chronisch psychisch kranke Patienten
• Frühe Sexualitätserfahrungen	• Späte Sexualitätserfahrungen
• Unfreiwillige Entjungferung	
• Frühe Ehe und Mutterschaft	• Sex wird mit Liebe gleichgesetzt
• Ungewollte Schwangerschaften	• Sexualität und Ehe, Kinderwünsche werden entkoppelt
• Nur partielle sex. Erfüllung mit Partner, auch in der aktuellen Partnerschaft	• Nur partielle sexuelle Erfüllung mit Partnerin
• Differenz zw. eigenen sexuellen Wünschen und denen d. Partner	• Spaltung v. Sexualität: „richtige" Sexualität findet mit einer Frau statt, Selbstbefriedigung ist „falsche" Sexualität.
• Partnerwünsche dominieren das eigene Sexualverhalten	
• Verknüpfung von Sexualität und Ehe	• Prostitutionserfahrungen
• Geringere geäußerte Bedürfnisse nach Sexualität	
	• Homosexuelle Erfahrungen, Bisexualität
• Vergewaltigungserfahrungen durch Männer	• Vergewaltigungserfahrungen durch Männer
• Sex bietet Anerkennung als Frau	
• Kopf-Körper-Einheit erwünscht	• Trennung von Körperlichkeit und Gefühl

Tabelle 2: Biografie und Sexualität Krause-Girth & Oppenheimer (2004, 66)

Psychisch (chronisch) kranke Frauen erleben sich in ihrer gendertypischen Sozialisation (Tab. 1) und Sexualität (Tab. 2) entlang des Mainstreams negativer weiblicher Erfahrungen. Sie zeigen starke Minderwertigkeitsgefühle, orientieren sich an den Wertmaßstäben anderer, erheben wenig Anspruch auf ökonomische Selbständigkeit und Unabhängigkeit. Patientinnen können sich nur schwer abgrenzen, zeigen eine ausgeprägte Versorgungs- und Helferinnenrolle bis hin zur Selbstaufopferung. Sie können durch frühe (unfreiwillige) Sexualität traumatisiert werden und haben oft negative sexuelle Erfahrungen. Männer hingegen klagen über Mangel an Sexualität und Männlichkeit. Sie leiden daran, dass sie die herkömmliche Männerrolle nicht (oder nur partiell) erfüllen und fühlen sich männlicher Rivalität und Leistungsansprüchen nicht gewachsen. Sie erleben sich als bedürftig und sind ständig auf der Suche nach einer Partnerin. Männliche Patienten haben negative oder fehlende Vatervorbilder.

Prinzipiell existiert bei Frauen ein stärkeres Geschlechterbewusstsein, sie schildern viele frauentypische Problemlagen. Männer erzählen über ihre genderbetreffenden Probleme eher beiläufig und sind sich ihrer Geschlechtsrollen weniger bewusst.

Die Therapieaufnahme

Weitgehende Übereinstimmung findet sich in der Literatur darüber, dass Frauen häufiger als Männern Psychotherapie empfohlen wird (auch bei gleicher Befundlage) und sie diese auch häufiger in Anspruch nehmen. Ursache dafür ist die Erklärung der Störungsgenese, die bei weiblichen Klientinnen eher psychisch und bei männlichen Klienten eher somatisch gesehen wird. Matthias Franz (1997) fasst in seinem Überblick über den Zugang zu psychotherapeutischer Behandlung zusammen, dass vor allem jüngere Männer eine sehr geringe Psychotherapieakzeptanz zeigen. Es gibt allerdings Hinweise darauf, dass die Bereitschaft zur Psychotherapieaufnahme bei Männern steigt und sich dieser Unterschied zu verringern beginnt (Walendzik et al. 2010).

Die Therapiewünsche

Tendenziell finden Studien stärkere Beziehungsorientierung, Wunsch nach emotionaler Verbundenheit und Angenommen-Werden bei weiblichen Klientinnen, während männliche Klienten häufiger eine/n neutrale/n Fachmann/-frau als Gegenüber in einer Psychotherapie suchen, der/die sie auf der Suche nach Lösungen, Fakten und Struktur unterstützt (Grande, Wilke & Nübling 1992). Auch Gerd Rudolf und Hubert Stratmann (1989) beschreiben, dass weibliche Patientinnen ein stärkeres Gewicht auf die Beziehungsproblematik, sowohl in der sozialen Realität, als auch in der inneren Verarbeitung, legen. Frauen erkranken oft an schwierigen Beziehungen, aus denen sie sich innerlich nicht lösen können und auf die sie auch nach realen Trennungen mit Enttäuschung und Klage ausgerichtet bleiben. Psychotherapiepatientinnen zeigen ein zentrales Beziehungsmuster: Sie äußern starke Bedürfnisse nach Sicherheit und haltgebenden, guten Beziehungen bei gleichzeitiger Angst vor Enttäuschung und Verlust. Dabei steht bei gesunden Frauen dieser Themenzusammenhang nur bei 30 % an erster Stelle. Der Gegentypus dieser Beziehungsproblematik findet sich häufiger bei männlichen Patienten, die Schwierigkeiten zeigen, ihre Autonomie einzuschränken und stabile emotionale Bindungen und soziale Beziehungen aufzubauen.

Bezüglich einer konkreten Frage nach Ansprechen der Therapieziele konnte aus katamnestischer Sicht erhoben werden, dass in der Kombination älterer männlicher Therapeut mit weiblicher Patientin (jedes Alters) dies am wenigsten oft/leicht geschah (Schigl 1998).

Selbstoffenbarung und Kommunikationsstil

Studien zur Selbstoffenbarung von KlientInnen legen im Überblick einen geringen Unterschied zwischen Frauen und Männern nahe, außer bei spezifischen Themen. Männer reden leichter über Sexualität, sind aber weniger bereit über Gewalt zu sprechen (Farber 2003). Von weiblichen Klientinnen werden grundsätzlich mehr neutrale Botschaften geäußert als von männlichen Klienten, denen es häufiger um Macht und Kontrolle geht. Frauen stellen bei der Symptombeschreibung häufiger psychische Aspekte in den Vordergrund, Männer dagegen somatische (Maschewsky-Schneider, Sonntag & Klesse, 1992), was mit der Einschätzung der TherapeutInnen übereinstimmt.

Anita Gross & Gisela Steins (1998) haben die geschlechtsspezifischen Auswirkungen eines empathischen versus eines kritischen Kommunikationsstils auf die Befindlichkeit von KlientInnen im therapeutischen Erstgespräch untersucht. Generell wiesen Frauen nach einem empathischen Feedback eine positivere Befindlichkeit auf (weniger ärgerlich, erregt und deprimiert) als nach einer kritischen Antwort. Die Männer hingegen hatten eine positivere Befindlichkeit nach einem Gespräch, in der der Therapeut bzw. die Therapeutin sich kritisch zeigte. Auch hierin bildet sich die geschlechterrollenkonforme Sozialisierung ab.

Im Umgang mit Problemen und Störungen wenden Männer eher externalisierende Strategien zur Bewältigung ihrer Probleme an, während Frauen dazu tendieren, sich mit Selbstvorwürfen und Schuldgefühlen zusätzlich zu belasten. Weibliche Klientinnen zeigen ihre Beeinträchtigung durch die psychische Störung deutlicher. Oft werden deshalb geschlechterspezifische Angebote und Gendersensibilität in der Therapie, d. h. besonderes Eingehen auf die durch unterschiedliche Pathogenese, Rollen und Ressourcen bedingte Bedürfnislage von Patientinnen und vor allem Patienten gefordert (Riecher-Rössler 2003).

Bezüglich der in die Therapie eingebrachten Lebensproblematik, gemessen mittels PSKB-Fremdeinschätzungs-Checklist, erreichen Frauen in drei Bereichen regelmäßig und signifikant höhere Werte (Rudolf 2002): Der erste Faktor ist „Scheitern in Beziehungen“: Frauen reagieren auf tatsächlichen oder möglichen Beziehungsverlust mit größerer Enttäuschung, Hilflosigkeitsgefühlen und somatischen Erkrankungen als Männer. Dieser Faktor ist bei Frauen in jedem Lebensalter wesentlich stärker als bei Männern.

Der zweite Faktor „Enttäuschungsprotest“: Frauen zeigen affektiv mehr Ärger, Neid, Gekränktheit, Benachteiligungsgefühle, Anspruchlichkeit sowie verstärkte Hinwendung zu einem eigenen Kind als Männer, wenn sie in ihren Beziehungs-

Hoffnungen enttäuscht wurden. Männer zeigen diesen verstärkten Enttäuschungsprotest in jüngeren Jahren ca. Mitte Zwanzig, während das Thema bei Frauen mit zunehmendem Lebensalter gewichtiger wird.

Der dritte Faktor „depressive Ohnmacht“: Frauen reagieren stärker als Männer mit depressiver Resignation.

Rudolf (2002) folgert daraus, dass Frauen gemäß ihrem Geschlechterstereotyp mehr Engagement für Bindung und Beziehung zeigen. Wenn sie scheitern und krank werden, tun sie das in einem hohen Maße im Kontext von Partnerschafts- und Familienproblemen. Sie drücken sich dabei stärker emotional aus und zeigen ein stärkeres Hilfesuchverhalten. Männer bemühen sich mehr um Autonomie und Dominanz. Ob es sich hier auch wieder um einen Reporting Bias handelt, darf gefragt werden. Frauen sehen sich in ihrer psychischen Integrität zwar leichter durch Beziehungsabbrüche bedroht, andererseits wird die Mehrzahl der Scheidungen von Frauen eingereicht.

Therapieoutcome

Therapieklientinnen geben in einer katamnestischen Untersuchung als Therapieerfolg häufiger als männliche Klienten an, dass sich ihr „Umgang mit anderen Menschen verbessert“ hätte, egal ob sie bei einem Mann oder einer Frau in Therapie waren (Schigl 1999). Vielleicht sehen sie diesen Faktor als wesentlichen Aspekt von Gesundheit und Lebenszufriedenheit an, und berichten ihn deshalb? (Reporting Bias?) In dieser Studie profitierten Männer und Frauen aber gleich stark von ihrer Therapie und waren mit dieser gleichermaßen zufrieden. Es gibt einen generellen Trend in der älteren Psychotherapieforschungs-Literatur, der Klientinnen mehr Veränderungsfähigkeit und damit verbunden besseren Therapieerfolg zuspricht als männlichen Klienten. Sie seien empfänglicher für interpersonelle Themen und nützten den therapeutischen Prozess aufgrund stärkerer emotionaler Involviertheit daher mehr (Kirshner, Genack & Hauser 1978). Insgesamt gibt es keine einheitlichen Studienergebnisse, was Therapieerfolge von männlichen und weiblichen KlientInnen betrifft. Wenn allerdings ein Unterschied berichtet wurde, dann waren es in mehr Fällen die weiblichen Klientinnen, die die besseren Therapieergebnisse zeigten. John Ogrodniczuk und Herman Staats (2002) bringen jedoch die auch denkmögliche Erklärung, dass KlinikerInnen häufig davon ausgehen, dass weibliche Patientinnen Psychotherapie besser nutzen können. Sie halten Frauen empfänglicher für interpersonelle Themen und emotionale Beteiligung. So würden in einer externen Beurteilung des Therapieerfolgs dann Geschlechterstereotypen reproduziert. Laurie Heatherington, Joseph Stets und Susan Mazzarella (1986) wiesen schon auf die Möglichkeit hin, dass Frauen sich stärker als Männer an Vorstellungen ihrer TherapeutInnen orientieren, wie sie sich als Klientinnen in einer erfolgreichen Psychotherapie verhalten sollten. Sie zeigen ein solches Verhalten dann auch eher, was zu einer größeren Effektivität der Therapie führen könnte, bzw. die Effektivitätseinschätzung durch die TherapeutInnen verbessere. Ogrodniczuk et al. (2004) stellten in einem differentiellen Design fest, dass generell Frauen besser als Männer von gruppentherapeutischen Angeboten profitieren und erklären das mit der Bindung der PatientInnen an die Gruppe, die höher war als die der männlichen Patienten.

Bezüglich der Therapiedauer sind die Ergebnisse uneinheitlich, manche Studien finden eine längere Behandlungsdauer von Patientinnen. Es fehlen allerdings Studien, die überprüfen, ob (auch) das mit den Erwartungen der Professionellen oder der KlientInnen zusammenhängt. Patienten scheinen jedoch eher dazu zu tendieren, ihre Therapie abzubrechen als Patientinnen (Garfield 1994). Die Geschlechtszugehörigkeit der PatientInnen alleine lässt keine Prognose bezüglich Erfolg ihrer psychotherapeutischen Behandlung zu, sie muss immer in der Interaktion mit anderen Variablen analysiert werden.

Zusammenfassend lässt sich feststellen: Gut untersucht und belegt sind unterschiedliche biografische Belastungen, kritische Lebensereignisse sowie unterschiedliche Schwerpunkte in der Diagnosestellung bei Frauen und Männern[35]. Diese äußern sich in andersartigen Wünschen an Therapie und in unterschiedlichen Therapiethemen. Bezüglich des Therapieverlaufs und Outcomes existieren keine eindeutigen Ergebnisse aus der Psychotherapieforschung, wobei Tendenzen immer in Richtung der Geschlechterklischees gehen. Es ist unklar, ob hier in der Forschung gesellschaftliche Erwartungen reproduziert werden – insofern zuweisende KlinikerInnen, die KlientInnen selbst, Therapie-durchführende TherapeutInnen und ForscherInnen im Gender-Bias gefangen sein können! Eine kritische Gesamtsichtung und viel weitere Forschung werden hier nötig sein, um Klarheit zu gewinnen (siehe Kap. 10).

7.2 Daten zu PsychotherapeutInnen

Wir sind als PsychotherapeutInnen männlich oder weiblich sozialisiert, unsere Weiblichkeiten und Männlichkeiten, die wir (mehr oder weniger bewusst, mehr

35 Hier muss nochmals betont werden, dass diese biografischen Belastungen in hohem Maße durch Bildung, Schicht und kulturspezifische Variable moderiert werden – Stichwort Diversity!

oder weniger flexibel) leben, bringen wir zweifelsohne auch in die psychotherapeutische Situation mit ein.

Wir sind von unserem Aussehen her einem Geschlecht zuzuordnen. Damit verknüpfen PatientInnen (meist automatisiert und unbewusst) auch Annahmen über unsere sexuelle Orientierung[36]. Ebenso wie wir bringen unsere PatientInnen ihre Gendersozialisation mit in die Therapie. Wir identifizieren sie ebenfalls auf den ersten Blick als Mann oder Frau, manchmal ist diese Zuordnung auch ein wichtiges Kriterium (vgl. frauen- oder männerspezifische Ansätze Kap. 5.2 – 5.3).

Welche Auswirkungen hat es, dass eine Patientin oder ein Patient von einer Therapeutin oder einem Therapeuten behandelt wird? Was kennzeichnet oder unterscheidet Therapeutinnen und Therapeuten in ihrem professionellen Tun?

Demografie

In Österreich arbeiten deutlich mehr als doppelt so viele weibliche wie männliche TherapeutInnen (bestnet 2011), in Deutschland sind etwa zwei Drittel der PsychotherapeutInnen weiblich. Es gibt keine spezielle Häufung von Therapieverfahren und Geschlecht. Die typische Psychotherapeutin ist Mitte vierzig, seit 10 Jahren in psychotherapeutischer Praxis tätig und hat einen akademischen Abschluss (Willutzki et al. 2006). Sie arbeitet mit ca. 20 PatientInnen, die zwischen 20 und 50 Jahren alt sind und alle Schweregrade von Störungen aufweisen. Weibliche Psychotherapeutinnen arbeiten häufiger im ambulanten Bereich, legen mehr Wert auf Supervision und machen weniger oft große Karriere als ihre männlichen Kollegen (Vogt 2000). Aus der Berufsfeldforschung wissen wir, dass Männer in Frauenberufen erfolgreicher sind als Frauen in Männerberufen (Kap. 3.4). Erstere kehren ihre Geschlechtskonnotationen hervor, zweitere verbergen ihr Geschlecht. Es stellt sich die Frage, ob auch Therapeuten in diesem „feminisierten“ Beruf besonders an ihrer Geschlechtsrolle orientiert sind.

36 Jene Fälle ausgenommen, wo die deklariert homosexuelle Orientierung des/der Therapeuten/in mit ein Grund für die Wahl genau jenes/r Behandlers/in war.

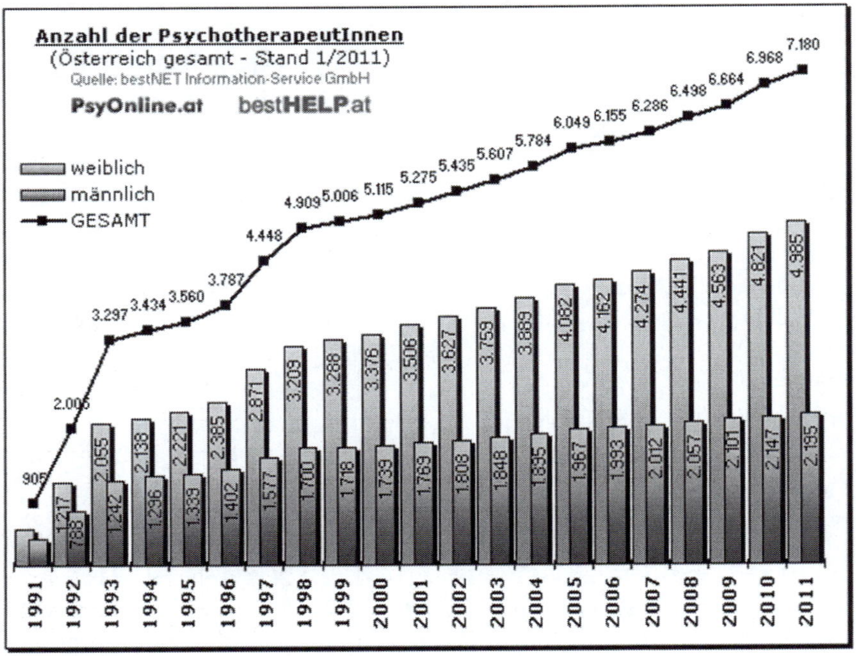

Abbildung 2: Geschlechterverteilung PsychotherapeutInnen Österreich (bestNET 2011)

Therapieempfehlung

In diversen Untersuchungen zeigt sich eine (leichte) Präferenz der ÜberweiserInnen, weibliche Therapeutinnen für die weiblichen Klientinnen oder generell für PatientInnen beiderlei Geschlechts zu empfehlen (z. B. Schigl 1998). Dies ist besonders deutlich bei den intensiv mit Gender verknüpften Störungen wie z. B. Essstörungen oder Folgen von sexualisierter Gewalt, v. a. wenn weibliche Expertinnen befragt werden (Waller & Katzmann 1998).

Selbstbeschreibungen von TherapeutInnen

Eine Studie von David Orlinsky et al. (1996) von 2300 Psychotherapeutinnen und Psychotherapeuten zeigte, dass beide Geschlechter ihre selbstbezogenen Ideale und ihren therapeutischen Stil als „akzeptierend“ (97 %), „engagiert, tolerant, warmherzig“ (91 %) und „intuitiv“ (86 %) angaben. Die AutorInnen sehen darin die Grundlage für die Wirksamkeit der therapeutischen Beziehung als „kommunalen Faktor“ in der Psychotherapie. Aus einer geschlechtertheoretischen Perspektive lassen sich diese Selbst- und Idealselbstbilder von Psychotherapeutinnen und Psychotherapeuten als zu einem weiblichen Geschlechtsrollenstereotyp gehörend interpretieren (Strauß, Hartung & Kächele 2002), das in der Therapie offenbar beide Geschlechter leitet. Zu anderen Ergebnissen kommen Almuth Sellschopp und Peter Buchheim (1997), die ebenfalls Selbstbeschreibungen von PsychotherapeutInnen untersuchten: Therapeutinnen beschreiben sich in ihrer Untersuchung in einem höheren Maße als ihre männlichen Kollegen als einfühlsam, geduldig, sensibel und fürsorglich. Männliche Psychotherapeuten sehen sich vielmehr pragmatisch, kühl, distanziert, fordernd, entschlossen und haben weniger Probleme mit ihrer Autorität. Die Selbstdarstellung von PsychotherapeutInnen verläuft in dieser Studie entlang der geschlechterspezifischen Attribuierung. Eine Untersuchung zu Geschlecht und Grad der Berufserfahrung von PsychotherapeutInnen ergab, dass die in ihrer Selbstbeschreibung empathischsten, aktivsten und zufriedensten TherapeutInnen erfahrene Frauen und unerfahrene Männer sind (Hill 1979).

Eine spezielle Auswertung der Berliner Psychotherapiestudie (Rudolf 1991) von 42 analytisch bzw. humanistisch-tiefenpsychologisch ausgebildeten PsychotherapeutInnen, die mittels eines analytischen Charakterfragebogens (PSACH) befragt wurden, zeigte vier Gruppen von TherapeutInnen-Persönlichkeiten. Vergleicht man diese Daten der TherapeutInnen mit jenen von KlientInnen, so zeigen sich die männlichen Therapeuten im Vergleich zu ihren leidenden Geschlechtsgenossen weniger sparsam und ordentlich, weniger trennungsängstlich, weniger überlegen, weniger misstrauisch. Sie haften im Faktor Überlegenheits(demonstration) wenig an ihrem Geschlechterklischee. Die weiblichen Therapeutinnen sind, vergleicht man sie mit ihren Geschlechtsgenossinnen, ebenfalls weniger misstrauisch und weniger trennungsängstlich, sexuell offener, weniger gefügig. Offenbar sind die Therapeutinnen deutlich weniger rollentypisch als die hilfesuchenden Klientinnen. Rudolf (2002) interpretiert das – recht optimistisch – in dem Sinne, dass TherapeutInnen in der Regel ehemalige KlientInnen sind, welche ihre (geschlechtstypischen) Probleme bewältigt bzw. „durchgearbeitet“ haben und diese Erfahrung nun weitergeben. Sie seien nicht so sehr in rollentypischem Verhalten gefangen, wenngleich sie die Geschlechtsstereotypen und die sich daraus ergebenden Projektions- und Übertragungsbereitschaften in sich tragen.

Beschreibung/Diagnose der KlientInnen durch TherapeutInnen

Die Einschätzungen von weiblichen Therapeutinnen auf die Frage, wie der Klient bzw. die Klientin auf sie wirkt, fallen deutlich positiver aus, als die ihrer männlichen Kollegen (Rudolf 1991). David Vogel et al. (2003) bestätigen, dass weibliche Beraterinnen die positiven Charakteristika ihrer KlientInnen mehr hervorheben. Heike Schemmel (2002) kommt in einem Überblick zum Ergebnis, dass männliche Therapeuten ihre KlientInnen beiderlei Geschlechts negativer und als behandlungsbedürftiger sehen. Weibliche Therapeutinnen neigen zu günstigeren Prognosen und betrachten ihre KlientInnen positiver. Auch Rudolf (2002) zeigt signifikante Unterschiede in der Strenge der Diagnosevergabe auf: Männliche Psychotherapeuten diagnostizieren bei ihren weiblichen Patientinnen schwerere Störungen, während weibliche Psychotherapeutinnen v. a. ihre männlichen Klienten generell viel milder als die männlichen Kollegen beurteilen.

Therapeutinnen dürften darüberhinaus eher für Probleme mit EhepartnerInnen, Kindern und Sexualität sensibilisiert sein (Jones & Zoppel 1982).

Zum Thema „geschlechtsspezifisches Unbewusstes" in der Psychoanalyse ist die Studie von Christa Rohde-Dachser et al. (1993) erwähnenswert, die publizierte Fallvignetten aus fünf Jahren analysiert: Dabei wurde klar, dass im sprachlichen Feld von „Mutter" mehr negative Effekte erwähnt werden als bei „Vater", hochsignifikant bei männlichen Autoren. „Die bewusste Schilderung der Mutter ist durchwegs aggressiv getönt und vom Wunsch nach Befreiung von ihr getragen....ein bestimmtes aggressives Mutterbild wird immer neu fixiert und durch entsprechende Theorien bestätigt..." (ibid. 642). 37

Sexuelle Übergriffe in der Therapie

Unterschiedliche Zugänge von männlichen und weiblichen TherapeutInnen finden sich auch regelmäßig in Studien, die sich mit dem Einbezug des Körpers in die Psychotherapie und dabei auftretenden erotisch-sexuellen Phänomenen und Grenzüberschreibungen befassen (Arnold, Vogt & Sonntag 2000): Frauen berühren KlientInnen beiderlei Geschlechts weniger oft als männliche Therapeuten. Weibliche Therapeutinnen berühren, wenn überhaupt, dann eher Frauen. Sie sind offenbar der Meinung, gleichgeschlechtliche Berührungen enthielten keine erotischen Signale, während gegengeschlechtliche von ihnen leicht als solche gedeutet werden. Männer als Therapeuten berühren KlientInnen beiderlei Geschlechts häufiger und berichten von mehr erotisch-sexuellen Atmosphären. Sexuelle Übergriffe und sexueller Missbrauch in der Psychotherapie werden je nach Studie zu

37 Von feministischen Forscherinnen wurden solche Haltungen als „mother blaming" (Minsky 1996) beschrieben.

3–12 % von männlichen Tätern und zu 0–3 % von weiblichen Täterinnen begangen (Becker-Fischer & Fischer 2008). In der Konstellation männlicher Therapeut und weibliche Patientin finden am häufigsten sexuelle Grenzüberschreitungen statt.

Übertragung und Gegenübertragung

Ingrid Kerz-Rühling (1991) interpretiert aus einer Meta-Analyse von psychoanalytischen Einzelfallstudien systematische Unterschiede der von männlichen bzw. weiblichen PsychotherapeutInnen berichteten Übertragungs- und Gegenübertragungsreaktionen. Sie besteht in der unterschiedlichen Fokussierung von den zum Mittelpunkt der Therapie gemachten Konflikten. Denn TherapeutInnen beiderlei Geschlechts haben „die Tendenz…, jeweils Phänomene, die sich in der Übertragung darstellen, zur Grundlage ihrer theoretischen [psychotherapeutischen] Überlegungen zu machen“ (ibid. 314). Diese Übertragungsbereitschaften variieren nun systematisch mit dem Geschlecht der BehandlerIn. Für männliche und weibliche PsychotherapeutInnen stellen sich die Therapiethemen und Inhalte ihrer männlichen und weiblichen PatientInnen gemäß genderbedingter Übertragungsbereitschaften unterschiedlich dar.

Therapieoutcome

ForscherInnen, die sich mit der Bedeutung des Geschlechts der TherapeutInnen beschäftigt haben, nehmen zumeist einen von drei Standpunkten ein:

- Weibliche Therapeutinnen arbeiten generell effektiver als männliche Therapeuten sowohl mit männlichen wie mit weiblichen KlientInnen. Therapeutinnen werden als geduldiger, sensibler, nährender, intuitiver und als besser sozialisiert für eine helfende und heilende Rolle angesehen.
- Die geschlechtshomogene TherapeutIn-KlientIn-Konstellation ist erfolgreicher.
- Das Geschlecht der TherapeutInnen ist kein/nur ein sehr schwacher Prädiktor für das Ergebnis der Therapie mit männlichen und weiblichen KlientInnen.

Die erste Auffassung, dass weibliche Therapeutinnen erfolgreicher arbeiten, vertraten Larry Beutler et al. noch in der 3. Auflage des Handbook of Psychotherapy and Behavior Change (1986). Sie wurden als ihrer Sozialisation entsprechend empathischer, geduldiger und intuitiver für diesen Beruf angesehen. (Mogul 1982). Eine neuere Metaanalyse zu Gender und Therapieoutcome von Daniel Bowman et al. (2001) kommt mit Daten von 64 Studien zum Schluss, dass es einen leichten, signifikanten Unterschied gibt: Weibliche Therapeutinnen erzielen die besseren Therapieergebnisse, allerdings in einem klinisch nicht relevanten Effektstärkenbereich – nur 8 % der Varianz werden durch das Geschlecht erklärt. Schon in einer quasi experimentellen Untersuchung von Enrico Jones et al (1987) stellen sich weibliche Therapeutinnen erfolgreicher als ihre männlichen Kollegen sowohl in der Beurteilung durch ihre KlientInnen als auch im Zusammenhang mit Symptomreduktion heraus. Sie erwecken in ihren weiblichen Klientinnen weniger negative Gefühle oder interpersonelle Schwierigkeiten. Beutler et al. (2004) kommen hingegen in der letzten Ausgabe des Handbook of Psychotherapy and Behavior Change nach Durchsicht der letzten Daten von zehn Studien hingegen zum Schluss, dass in neueren Forschungen wenig Zusammenhang zwischen Geschlecht und Therapieergebnis gefunden wurde, und ein Nachweis größerer Wirksamkeit weiblicher Therapeutinnen nicht behauptet werden kann.

Eindeutig sind jedoch die Ergebnisse von Becky Liddle (1996), die nachweisen konnte, dass heterosexuelle männliche Therapeuten bei homo- und bisexuellen KlientInnen weniger erfolgreich sind als weibliche heterosexuelle Therapeutinnen oder schwule oder lesbische TherapeutInnen. Sie erklärt dies mit der (latenten) Feindlichkeit vieler heterosexueller Männer homosexuellen Orientierungen gegenüber. Sol Garfield (1994) vermutet – ganz in unserem Sinne – dass es einen Interaktionseffekt zwischen den Geschlechtszugehörigkeiten von TherapeutInnen und ihren KlientInnen gibt und die Betrachtung nur einer Seite des Behandlungsgeschehens nicht zu sinnvollen Antworten führen kann.

Rudolf (2006) kommt in seiner Überschau zum Schluss, dass generelle Aussagen zu Therapieerfolg und Geschlecht nicht möglich seien, es störungsspezifisch aber Hinweise auf eine unterschiedliche Wirksamkeit des TherapeutInnengeschlechts gäbe: In stationär-psychodynamischer Therapie z. B. bessern sich soziale Ängste bei männlichen Patienten deutlicher unter dem Einfluss weiblicher Therapeutinnen. Umgekehrt kann chronisch-regressiven Tendenzen weiblicher Patientinnen in der Zusammenarbeit mit männlichen Therapeuten am besten gegengesteuert werden.

Die Daten bezüglich des Einflusses der Geschlechtszugehörigkeit der TherapeutInnen sind uneinheitlich. Insgesamt zeigt ein differenzierter Überblick über die Untersuchungen zu dieser TherapeutInnenvariable, dass die Persönlichkeiten der PsychotherapeutInnen, unterschiedliche Settings und die Anforderungen der KlientInnen bedeutsamer zu sein scheinen als die Unterscheidung allein nach dem Geschlecht. In einigen Studien werden androgyne bzw. die traditionellen Geschlechterrollen überschreitende TherapeutInnen als besonders hilfreich beschrieben. Im Detail stellt sich hier die Frage, ob die Geschlechtsrollen verschiedene Persönlichkeitszüge verstärken oder konterkarieren, bzw. in welcher Weise diese im Prozess wirksam werden. Dazu nun einige Ergebnisse:

7.3 Gender Daten zum Prozess

Übereinstimmend wird in der Psychotherapieforschung das Resümee gezogen, dass die Betrachtung der TherapeutInnen- oder KlientInnenvariablen allein zur Beleuchtung der psychotherapeutischen Beziehung und des Prozesses nicht ausreicht (vgl. 7.2). Alle Faktoren[38] spielen zusammen und müssen in Kombination analysiert werden. Grawes (1994) berühmte Metaanalyse beispielsweise berücksichtigt das Geschlecht der TherapeutInnen nicht. Publikationen zur feministischen/frauenspezifischen oder männerspezifischen Psychotherapie dagegen sind reich an theoretischen Überlegungen, betreiben aber wenig empirische Forschung (Willutzki 2001). Im Folgenden nun Daten zur Interaktion in der Therapie unter Genderperspektive:

7.3.1 Therapieaufnahme und Eingangssituation

Präferenz eines Geschlechts seitens der PatientInnen

Marcia Kaplan (1996) berichtet in ihrer Untersuchung, dass 55% der psychiatrischen PatientInnen keine Bevorzugung bezüglich des Geschlechts des Therapeuten bzw. der Therapeutin hatten, 31% präferierten eine weibliche Therapeutin und 6% bevorzugten einen männlichen Therapeuten. Von den PatientInnen, die eine Therapeutin bevorzugten, waren 66% Frauen. Etwa gleich viele weibliche und männliche PatientInnen präferierten einen männlichen Therapeuten.

Sellschopp und Buchheim (1997) analysieren Daten aus der stationären Psychotherapie, dass der Wunsch nach einer Frau als Therapeutin häufig von Klientinnen geäußert wird, die sexualisierte Gewalterfahrungen erlitten haben. Dies wurde in mehreren anderen Studien bestätigt. In einer eigenen Studie (Schigl 1999) wurden bei Selbstwahl der TherapeutIn die weiblichen Klientinnen häufiger von einer weiblichen und männliche von einem männlichen Therapeuten ambulant behandelt. Mit zunehmendem Alter werden ältere TherapeutInnen gewählt, wobei signifikant häufiger in geschlechtsheterogenen Therapiedyaden auf eine altersmäßige Ähnlichkeit geachtet wird. Aglaja Stirn (2002, 54) konstatiert, dass psychoanalytische Berichte über Therapien, in denen ein männlicher Therapeut eine weibliche Patientin behandelt, in der Mehrzahl sind.

38 Hier sind sowohl Struktur- als auch Prozessvariable gemeint – und in den Variablen der TherapeutInnen- und PatientInnen alle Faktoren von Diversity!

Gegenseitige Wahrnehmung

Weibliche Klientinnen fühlen sich eher kritisch und beurteilend wahrgenommen als männliche Klienten, egal ob ihre TherapeutIn ein Mann oder eine Frau ist (Jones & Zoppel 1982). Männliche Therapeuten werden in einer katamnestischen PatientInnenbefragung (Schigl 1998, 2000) von Männern wie Frauen eher als „herablassend" oder „abweisend" bezeichnet als weibliche Therapeutinnen, was sich mit zunehmendem Alter der männlichen Therapeuten tendenziell verstärkt. Diese Haltung ist besonders in der geschlechtshomogenen Variante männlicher Therapeut und Klient ausgeprägt. In den gemischtgeschlechtlichen Dyaden wurde die Aussage: „zu sehr auf die Kindheit/ entfernte Probleme konzentriert" signifikant häufiger angegeben als in geschlechtshomogenen Settings.

Rudolf (1991) fand heraus, dass umgekehrt männliche Klienten von TherapeutInnen beiderlei Geschlechts eher als sachlich, gefühllos, rechthaberisch und kontrolliert bezeichnet wurden, während weibliche Klientinnen eher als unsachlich, gefühlvoll, ungenau und unkontrolliert charakterisiert wurden. Diese Aussagen spiegeln gesellschaftstypische Vorurteile wider.

Schon erwähnt wurde, dass Therapeutinnen weniger pathologisch diagnostizieren als ihre männlichen Kollegen (Rudolf 2002). Diese tun das am ausgeprägtesten bei weiblichen Patientinnen, während in der umgekehrt zusammengesetzten Dyade, weibliche Therapeutin mit männlichem Patienten, der niedrigste Wert im PSKB (Psychischen und Sozial-Kommunikativen Befund) vergeben wurde. Insofern decken sich die Diagnosen der männlichen Therapeuten mit dem Selbstbild der weiblichen Patientinnen: Diese beschreiben sich auf 7 von 13 Skalen kränker als Männer – was mit den „üblichen" Abweichungen von Beschwerden zwischen Männern und Frauen übereinstimmt. Therapeutinnen beurteilen PatientInnen beiderlei Geschlechts milder. Besonders divergierend sind die Beurteilungen in der Skala narzisstisch-kämpferisch: Männliche Therapeuten sehen ihre männlichen Patienten signifikant öfter und in höherem Ausmaß in diesem anspruchsvoll-konkurrierenden Verhalten als ihre weiblichen Kolleginnen: „Frauen werden durch das narzisstische Imponiergehabe von Männern offenbar weniger beunruhigt als Männer, die auf ein solches Beziehungsangebot stärker reagieren", so Rudolf (2002, 87).

David Vogel, Franz Epting und Stephen Wester (2003) belegen hingegen in ihrer Beratungs-Studie, dass BeraterInnen die männlichen und weiblichen KlientInnen in den meisten Punkten ähnlich wahrnehmen bzw. beschreiben, in zwei zentralen Punkten jedoch differieren: Bei weiblichen Klientinnen wurde deren Verletzlichkeit in den Vordergrund gestellt und die BeraterInnen achteten besonders darauf, wie sich die Klientin durchsetzt bzw. behauptet. Bei männlichen Klienten wurde besonders darauf geachtet, wie gut der Klient mit anderen sozial vernetzt war.

Ogrodniczuk und Staats (2002) fassen in ihrem schon zitierten Überblick zusammen, dass TherapeutInnen beiderlei Geschlechts KlientInnen ihres eigenen Geschlechts prognostisch günstiger diagnostizieren und sich eine therapeutische Beziehung in dieser Konstellation einfacher zu entwickeln scheint.

7.3.2 Therapieprozess

Heike Schemmel (2002) kommt zum Ergebnis, dass nur wenige Studien die Interaktion des Geschlechts der KlientInnen und der TherapeutInnen in ihren Kombinationen systematisch untersuchten. In ihrer Überblicksarbeit scheinen die Unterschiede von männlichen und weiblichen TherapeutInnen im Behandlungsprozess am größten zu sein, wenn es sich um eine weibliche Klientin handelt. Die Autorin interpretiert, dass in der Situation männlicher Therapeut und weibliche Klientin traditionelle Geschlechterstereotypen besonders aktiviert werden bzw. das Machtgefälle hier am stärksten ausgeprägt ist.

Sprachliche Kommunikation

Weibliche Klientinnen werden von ihren TherapeutInnen dreimal häufiger unterbrochen als männliche Klienten. Ebenso geben sowohl männliche wie weibliche PsychotherapeutInnen ihren weiblichen Klientinnen mehr Ratschläge und versuchen sie offensichtlicher zu beeinflussen. Männlichen Klienten werden hingegen häufiger Gedanken, Gefühle und Verhalten erklärt (Cooke & Kipnis 1986). Das Geschlecht der TherapeutInnen hatte dabei keinen Einfluss auf die Unterbrechungen. Verschiedene Interpretationen sind hier möglich. Es könnte sich um eine Machtdemonstration seitens der TherapeutInnen handeln, die bei Frauen leichter möglich ist. Frauen als Klientinnen präsentieren sich jedoch auch schwächer und hilfesuchender, was TherapeutInnen vermehrt zu beeinflussenden Äußerungen veranlassen könnte.

Die therapeutische Arbeitsbeziehung

Bernhard Strauß, Johanna Hartung und Heinz Kächele (2002) berichten, dass weibliche Therapeutinnen besser mit weiblichen Klientinnen zurechtkamen, die nach Kompetenz und Selbstständigkeit strebten. Offensivere Klientinnen, die Skepsis, Misstrauen und Gereiztheit zeigten, verunsicherten weibliche Therapeutinnen. Die männlichen Therapeuten reagierten auf misstrauische Frauen und Männer konfrontativer. Mit hilflosen und abhängigen Männern konnten männliche Therapeuten schlecht umgehen, während sie mit hilflosen, abhängigen Frauen gut zurechtkamen.

In einer katamnestischen Untersuchung zur Integrativen Gestalttherapie (Schigl 1998) werden ältere Therapeuten (ab 50a) von ihren KlientInnen eher als „sehr mit weit entfernten Problemen der Kindheit befasst" gesehen und die Arbeitsbeziehung weniger positiv beurteilt.

Anne-Grete Hersoug et al. (2001) fanden hingegen keinen Zusammenhang zwischen der Qualität der Arbeitsbeziehung und der Geschlechterkombination.

Am Rande erwähnt sei hier der Tatbestand von sexuellen Übergriffen in der Psychotherapie (vgl. 7.2). Weibliche Therapeutinnen sind generell zurückhaltend, wenn sexuelle Gefühle in der Therapie aufkommen. Sie ermutigen ihre KlientInnen nicht, wenn diese erkennen lassen, dass sie sich sexuell angezogen fühlen. Männliche Therapeuten zeigen eher, dass sie die Bewunderung der Klientinnen genießen und gestalten sexuell aufgeladene Situationen aktiv mit. Sie suchen in solchen Konstellationen weniger oft Supervision auf als ihre weiblichen Kolleginnen (Arnold, Vogt & Sonntag 2000).

In diesem Zusammenhang sind die Daten einer neuen umfangreichen Studie zu unerwünschten Nebenwirkungen von Psychotherapie interessant (Leitner et al 2011): Dabei wurde u. a. die Möglichkeit einer Verschlechterung der Lebenszufriedenheit von PatientInnen während ihrer Psychotherapie untersucht. Hier verschlechtert sich die Lebensqualität von Frauen, die bei einem männlichen Therapeuten in Therapie waren, signifikant häufiger als in allen anderen Kombinationen (ww, wm, mm). Diese Unterschiede kommen erst durch die Geschlechterkombinationen zustande und zeichnen sich in den allgemeinen Mittelwerten nicht ab. Eine gleichgeschlechtliche PatientInnen-TherapeutInnen-Konstellation verringert das Risiko von Zufriedenheitseinbußen, dies gilt besonders für gendertypische Items wie „Persönlichkeit & Fähigkeiten", „Körper", „Beziehung/Single-Leben", „Freundeskreis" und „Sexualität" für weibliche Patientinnen, die bei einer weiblichen Therapeutin in Behandlung waren. Andererseits geben mehr PatientInnen in gleichgeschlechtlichen Therapiedyaden als PatientInnen in gemischtgeschlechtlichen Settings unangenehmen Druck in Richtung auf Veränderung ihres Privatlebens seitens der/des TherapeutIn an.

Geschlechtshomogene Therapiekonstellation

Es gibt in der Literatur Hinweise dafür, dass geschlechtshomogene Therapiekonstellationen im Therapieprozess vorteilhafter sind (Ogrodniczuk & Staats 2002), besonders die Dyade weibliche Therapeutin und weibliche Klientin. Die Befunde für die Dyade männlicher Therapeut und männlicher Klient sind widersprüchlich: Hier zeigen Klienten die größte Zurückhaltung in der Einschätzung, während die Dyade Frau/Frau die anfänglich beste Bewertung zu verzeichnen hatte (Rudolf 1991 und 2002).

Weibliche Therapeutinnen wurden von Jones et al. (1987) als sicherer, klarer und direkter im Umgang mit den (ausschließlich) weiblichen Klientinnen beurteilt: Sie konnten die emotionale Befindlichkeit der Klientinnen und deren Wahrnehmung der therapeutischen Beziehung besser einschätzen als die männlichen Therapeuten.

Als Ursache für die immer wieder konstatierte positivere Sicht von geschlechtshomogenen Dyaden wird eine stärker wahrgenommene prinzipielle Ähnlichkeit zwischen KlientInnen und ihren BehandlerInnen angenommen. Diese kann dann aber im weiblichen Setting zu verstärkter Nähe, im männlichen zu verstärkter Konkurrenzhaltung führen. In weiblichen geschlechtshomogenen Dyaden ist das Thema der Kontrolle nicht so zentral (Heatherington und Allen 1984), hingegen konzentrieren sich die Therapeutinnen bei ihren weiblichen Klientinnen besonders auf eine Stärkung der Durchsetzungsfähigkeit (Vogel et al. 2003).

Geschlechtsheterogene Therapiekonstellation

TherapeutInnen in der gegengeschlechtlichen Beziehung stellen sich im Gegensatz zur gleichgeschlechtlichen Beziehung als gefühlvoller dar (Rudolf 1991). Weibliche Therapeutinnen bearbeiten mit ihren männlichen Klienten besonders deren Schwierigkeiten in Beziehungen zu ihrem sozialen Umfeld (Vogel et al. 2003).

Weibliche Klientinnen, die bei männlichen Therapeuten in Behandlung waren, sprachen in der Studie von Orlinsky und Howard (1976) mehr über das andere Geschlecht als bei weiblichen Therapeutinnen. Sie gaben auch mehr erotische Gefühle, sowie mehr Ärger, Hemmung und Depressionsgefühle an. Dies bestätigen auch andere Studien, die vermehrt Konflikte und Schwierigkeiten in dieser Dyade aufzeigen: Klientinnen berichten über mehr negative Gefühle während der Sitzungen mit männlichen Therapeuten, die sie zu kontrollieren versuchten (Jones et al. 1987). Die stärksten Beeinflussungsversuche enthält die Dyade männlicher Therapeut und weibliche Patientin (Cooke & Kipnis 1986). Diese Kombination scheint durch mehr Schwierigkeiten geprägt zu sein.

Erfahrene wie unerfahrene TherapeutInnen haben Schwierigkeiten, mit gegengeschlechtlichen PatientInnen genauso empathisch umzugehen wie mit PatientInnen desselben Geschlechts. Mit gegengeschlechtlichen KlientInnen reden unerfahrene Therapeuten und Therapeutinnen mehr über ihre eigenen Gefühle und generell häufiger über sich selbst. Auch erfahrene TherapeutInnen konzentrieren sich bei gegengeschlechtlichen KlientInnen nicht so sehr auf die Gefühle des Gegenübers wie sie das bei gleichgeschlechtlichen KlientInnen tun (Hill 1975).

Beziehungsmuster – Übertragung und Gegenübertragung

Die psychodynamische Annahme unterschiedlicher Übertragungsmuster entlang der Geschlechtergrenzen wird in der tiefenpsychologischen Literatur kontrovers diskutiert. Dabei werden verschiedene Hypothesen beschrieben. Die Basisannahme lautet, dass das reale Geschlecht der TherapeutInnen (alte) Bilder / Szenen bei den KlientInnen auslöst, mit denen diese dann die Realität interpretieren und entlang derer sie Übertragungen aufbauen. Darauf reagieren die TherapeutInnen mit Gegenübertragung bzw. empathischen Antworten, die ebenfalls durch Geschlechtsrollenstereotype mitgesteuert werden (Kottje-Birnbacher 1994): Von einer Therapeutin wird analog zum gesellschaftlichen Frauen- bzw. Mutterbild konstant-geduldige und mitschwingend-empathische Fürsorge erwartet. Sie soll liebevoll und zuverlässig sein. Eine distanzierte Haltung, die bei männlichen Therapeuten als selbstverständlich akzeptiert und projektiv positiv besetzt wird, wird ihr angekreidet. Von einem männlichen Therapeuten hingegen werden Interesse an Zusammenhängen und Anregungen zur Orientierung in der Welt erwartet. Männliche Therapeuten stehen unter geringerem Erwartungsdruck, was die emotionale Versorgung ihrer PatientInnen betrifft. Sie können leichter Grenzen setzen. Ihre PatientInnen nehmen es bei ihnen eher hin, wenn sie nur begrenzt Zeit haben und verwenden sie auch weniger als „Container für Gefühle". Je mehr die Selbstbeschreibung eines Therapeuten ins typisch männliche Geschlechterklischee fällt, desto eher ist sein Arbeitsstil kognitiv ausgerichtet. Unterschätzt werden die erotischen Gefühle männlicher Patienten, die von weiblichen Therapeutinnen behandelt werden (Koo 2001).

Eine andere Meinung besagt, dass auf der Ebene der unbewussten Bedeutungen die therapeutische Beziehung unabhängig vom realen Geschlecht der BehandlerInnen die Übertragung bestimmen kann. So könne etwa in der Arbeit einer weiblichen Patientin mit ihrer weiblichen Analytikerin durchaus eine Vaterübertragung entstehen, die in der Analyse erfolgreich erkannt und bearbeitet werden kann (Lachmann 1993).

Hermann Faller (2000) findet in seiner Querschnittstudie keinerlei Hinweise auf geschlechtstypische Häufungen von Gegenübertragungsmustern bei den TherapeutInnen im Erstgespräch.

Marianne Tolle & Andreas Stratkötter (1998) analysieren in einer qualitativen Studie, dass bei gleichgeschlechtlichen Therapiedyaden Übertragungen beiderlei Geschlechts berichtet werden, in gegengeschlechtlich zusammengesetzten Dyaden allerdings das Geschlecht der Übertragungsfigur dem Geschlecht des/der TherapeutIn entspricht.

Die Schwierigkeit in der Analyse der Studien zum Thema Beziehungsmuster besteht meines Erachtens darin, dass die Phänomene von Übertragung und Gegenübertragung je nach AutorIn bzw. je nach Hintergrund des Therapieverfahrens unterschiedlich gefasst sind. Hier wäre genau zwischen Übertragungsphänomenen im engeren Sinn und der Belebung von Geschlechterstereotypen in der therapeutischen Arbeitsbeziehung zu unterscheiden.

Geschlechterkonstellationen für spezifische Problemstellungen

Immer wieder wird im Zusammenhang mit Geschlechterpräferenz die Behandlung von Patientinnen, die sexueller Gewalt ausgesetzt waren, genannt (Garfield 1994). Bedrohliche Täterübertragungen würden bei weiblichen Therapeutinnen weniger wahrscheinlich sein (Diez Grieser 2002). Allerdings werde so auch die korrigierende emotionale Erfahrung durch einen unterstützenden, nicht übergriffigen männlichen Behandler vermieden. Die Gefahr einer neuerlichen sexuellen Traumatisierung ist in rein weiblichen Dyaden generell kleiner als in gemischtgeschlechtlichen Therapiedyaden.

Bei männlichen Sexualstraftätern scheint eher eine geschlechtshomogen männliche Therapiekonstellation von Vorteil zu sein. Es gibt Hinweise darauf, dass die weiblich-homogene Geschlechterkonstellation bei bestimmten Störungen (z. B. Depression, Essstörungen) von größerer Bedeutung ist als bei anderen Störungen (Orlinsky & Howard 1976).

Gendersensible und genderspezifische psychosoziale Arbeit

Hierzu beziehe ich mich v. a. auf die detailreiche Studie von Cornelia Krause-Girth & Christa Oppenheimer (2004) und stelle jene Ergebnisse dar, die für den therapeutischen Prozess übertragbar sind: KlientInnen und ihre BetreuerInnen wurden nach dem Einfluss von Geschlechtlichkeit und Sexualität in ihrer Arbeitsbeziehung befragt. Einigkeit besteht unter den Befragten über die Wichtigkeit einer gendersensiblen Betreuungsarbeit v. a. bei Thematiken aus dem weiblichen Lebenszusammenhang wie Erfahrungen der Klientinnen mit sexueller Gewalt, Mutterschaft, Wechseljahre etc. Interessant war, dass das Gender-Thema insgesamt mehr als Problem denn als Chance wahrgenommen wurde.

Im Folgenden die wichtigsten Aussagen der BetreuerInnen:

- Gleichgeschlechtliche Dyaden können offenere Gespräche über Geschlechtlichkeit und Sexualität führen.
- Bei gemischtgeschlechtlichen Dyaden können Männer sich bei weiblichem Gegenüber (bei allen Themen) leichter öffnen als Frauen männlichen Betreuern

gegenüber. Dies wird mit Sozialisationserfahrungen (Mutter, frühe weibliche Erziehungspersonen) begründet.

- Beide Geschlechter würden bei eindeutig mit Sexualität und Körperlichkeit verbundenen Themen gleichgeschlechtliche GesprächspartnerInnen bevorzugen.
- Bei Frauen sei eine geschlechtssensible Arbeit durch gleichgeschlechtliche Betreuerinnen bei folgenden Themen erforderlich: Kinderwunsch, Partnersuche, Frauenfreundschaften, sexuelle Missbrauchserfahrungen, weibliche Identitätsbildung, körperlich-sexuelle Probleme.
- Bei Männern sei eine explizit geschlechtssensible Arbeit durch gleichgeschlechtliche Betreuer beim Thema der Bindung an die Mutter erforderlich.

KlientInnen beiderlei Geschlechts äußern eher den Wunsch nach einem/er BetreuerIn des eigenen Geschlechts und sehen das als Hilfe zur Bildung/Festigung der eigenen geschlechtlichen Identität. Darüber hinaus formulieren weibliche Klientinnen den Wunsch nach Halt und Unterstützung bei der Entwicklung ihrer Autonomie, männliche hingegen wünschen sich Hilfe und Unterstützung bezüglich Verhalten im sozialen Raum und in der Interaktion mit Frauen. Mit diesen Wünschen reagieren beide Geschlechter auf ihre gendertypische Sozialisation und zielen auf die Erweiterung und Ergänzung der traditionellen Geschlechterrollen ab.

7.3.3 Therapieoutcome

Die Frage nach dem Einfluss des Geschlechtes auf das Ergebnis von Psychotherapien ist noch unzureichend geklärt. Manfred Cierpka et al. (1997) zeigen auf, dass es noch deutliche Defizite in den Studien, die sich explizit mit Merkmalen von PsychotherapeutInnen beschäftigen, gibt. Auch die Messung des jeweiligen Therapie-Outcomes variiert in den Studien. Hier sind sowohl Selbstratings, Expertenratings als auch Symptomreduktionen als Daten zum Ergebnis möglich. Viele Überblicksarbeiten verzeichnen auch nicht, auf welche Weise der jeweilige Therapieerfolg im Konkreten gemessen wurde.

Therapieabbruch

Bezüglich des (vorzeitigen) Abbruchs der Therapie können aufgrund der herrschenden Datenlage keine eindeutigen Aussagen gemacht werden. Ein Teil der Studien findet keinen Zusammenhang zwischen der Geschlechterkombination in der Therapie und einem Abbruch derselben; ein anderer Teil bringt Indizien für eine geringere Abbruchrate bei geschlechtshomogenen Therapie- und Beratungs-Dyaden.

Die geschlechtshomogene Therapiekonstellation

Die geäußerte gegenseitige Zufriedenheit mit der Therapie scheint in der geschlechtshomogenen Dyade Frau-Frau am größten zu sein: Orlinsky und Howard (1976) oder Jones et al. (1987) kamen zum Ergebnis, dass weibliche Klientinnen signifikant zufriedener mit weiblichen Therapeutinnen waren. Diese Aussagen kommen aber alle aus der Interpretation eher simpler Studiendesigns und bedeuten daher nicht (immer) auch einen größeren Therapieerfolg. Ogrodniczuk und Staats (2002) konstatieren in ihrem Überblicksaufsatz, dass in der v. a. älteren klinischen Literatur häufiger die Auffassung zu finden ist, dass weibliche Klientinnen auch bessere Ergebnisse mit weiblichen Therapeutinnen erzielen. Es sei diesen besser möglich, die spezifischen Belastungen ihrer Klientinnen zu verstehen und sie würden diese weniger entmachten. Auch in Studien zu Supervision und Beratung erhält die geschlechtshomogene weibliche Dyade mehr Unterstützung: Sie stellt mehr Vertrautheit und weniger Machtgefälle her, wirkt mehr in Richtung Empowerment (Nelson & Holloway 1999). Beutler et al. (2004) fanden bei den von ihnen genauer betrachteten neueren zehn Psychotherapieforschungs-Studien jedoch nur eine Untersuchung, in der es diesen signifikanten Effekt gab.

Die geschlechtsheterogene Therapiekonstellation

Es gibt in der Literatur auch Unterstützung für die Annahme, dass KlientInnen beiderlei Geschlechts besser von den jeweils gegengeschlechtlichen TherapeutInnen profitieren:

Beim Vergleich der Besserungsquote der 4 Geschlechterkombinationen in der Therapie von stationär aufgenommenen sozial ängstlichen PatientInnen (meist junge Erwachsene mit ausgeprägten Beziehungsängsten und einer Verunsicherung ihrer Geschlechtsidentität) erzielten weibliche Therapeutinnen mit ihren männlichen Patienten das beste Ergebnis. Das zweitbeste Resultat entsteht in der umgekehrten gemischtgeschlechtlichen Kombination. Die gleichgeschlechtlichen Kombinationen hatten vergleichsweise geringere Besserungsquoten (Rudolf 2002). Betrachtet man die Ergebnisse im Detail, so lassen sich höchst interessante Zwischenergebnisse ausmachen: Die Ausprägung der „Regressiven Bindung“ (Abhängigkeit von Eltern und Familie) konnte bei weiblichen Patientinnen in allen Kombinationen deutlicher reduziert werden als bei den männlichen – hier war das Geschlecht der BehandlerInnen für die Besserung von untergeordneter Bedeutung.

Die Skala „Rücksichtsforderung“ (Krankheitsgewinn) konnte in der Kombination von männlichem Therapeut mit männlichem Klient am erfolgreichsten behandelt werden.

Am Ende der Therapie zeigte sich die größte Zufriedenheit mit der Arbeitsbeziehung aus KlientInnensicht bei den weiblichen Klientinnen, die bei einem männlichen Therapeuten in Behandlung waren. Das beste Therapieergebnis zeigten hier die geschlechtsheterogenen Dyaden.

Katamnesedaten in Bezug auf Gender

Ulrich Stuhr & Ursula Wirth (1990) untersuchten verschiedene Konstellationen von Geschlecht und Therapiemethode im Rahmen einer 12-Jahres-Katamnese des Hamburger Kurzpsychotherapieprojekts. Weibliche Patientinnen erinnerten in dieser Studie ihre männlichen Gesprächstherapeuten am positivsten. Diese Patientinnen hatten 12 Jahre nach Therapieende am häufigsten ihre damaligen Partnerbeziehungen aufrechterhalten. Bei den männlichen Patienten waren das jene, die bei einer Analytikerin in Behandlung gewesen waren. Die AutorInnen interpretieren das in dem Sinne, dass unterschiedliche Geschlechterkombinationen zu unterschiedlichen Objektrepräsentanzen[39] führen, die zu unterschiedlichen Erfahrungen in der Partnerschaft nach Therapieende führen kann. Sie postulieren, dass durch gegengeschlechtliche Therapieerfahrungen heterosexuelle Partnerschaften möglicherweise stärker stimuliert werden und kommen zu dem Schluss, dass besonders männliche Klienten von weiblichen Therapeutinnen zu profitieren scheinen. Auch in der Studie von Ogrodniczuk et al. (2004) zeigten Männer und Frauen unterschiedliche katamnestische Entwicklungen, je nach Kombination mit Geschlecht und deutendem vs. stützendem Therapievorgehen: Männer profitierten kurzfristig mehr von deutenden Angeboten und Frauen mehr von stützenden Angeboten. Das Geschlecht der BehandlerInnen allein zeigte keinen Einfluss. In der Studie von Diane Fujino et al. (1994) verzeichnete hingegen die ethnie- und geschlechtshomogene Therapiekonstellation Frau-Frau positivere Veränderungen der Klientinnen nach Therapieende, wobei besonders die ethnische Passung für asiatisch-stämmige Amerikanerinnen wichtig war.

Generelle Schlussfolgerungen zum Therapieerfolg aufgrund der Geschlechter- Zusammensetzung zwischen KlientInnen und TherapeutInnen sind aufgrund der derzeitigen Forschungslage verfrüht. Eine gemeinsame Definition, was als Erfolg gilt, wäre Voraussetzung, um Studien vergleichen zu können! Zukünftige Forschung in diesem Bereich muss neben der Geschlechtszugehörigkeit weitere TherapeutInnen- und KlientInnenvariable in die Untersuchungen miteinbeziehen (Nadelson et al. 2005).

39 „verinnerlichte" Form der Wahrnehmung von Personen, emotional besetzte Bilder der (bedeutsamen) Anderen,

7.4 Zusammenfassung[40]

Männer und Frauen als PatientInnengruppen weisen deutliche Unterschiede in den Prävalenzen und Ausprägungen psychischer Störungen auf. Frauen werden generell öfter (und öfter zu weiblichen Therapeutinnen) in Psychotherapie überwiesen. V. a. gut gebildete Klientinnen aus der Mittelschicht nehmen häufiger als Männer (ambulante) Psychotherapie in Anspruch. Männliche und weibliche KlientInnen präsentieren sich in der Therapie unterschiedlich und erwarten sich von ihren männlichen oder weiblichen TherapeutInnen jeweils Unterschiedliches. Bezüglich der Therapieabbrüche und des Therapieergebnisses gibt es keine einheitlichen Befunde, aber wenn in Studien Unterschiede zwischen männlichen und weiblichen KlientInnen gefunden wurden, dann waren es in mehr Fällen die weiblichen Klientinnen, die die Therapie fortsetzten und die auch bessere Therapieergebnisse zeigten.

Der Mehrzahl der weiblichen Patientinnen steht eine Mehrzahl von weiblichen Therapeutinnen zur Verfügung – derzeit ca. über die Hälfte bis zwei Drittel Frauen (und ein Drittel Männer). Studien zum Therapieprozess lassen vermuten, dass weibliche Therapeutinnen tendenziell bessere Therapiebeziehungen aufbauen können. Ihre männlichen und weiblichen KlientInnen beschreiben die weiblichen Therapeutinnen positiver und werden auch so von ihnen gesehen.

Bezüglich des Therapieergebnisses und der -zufriedenheit seitens der KlientInnen gibt es keine einheitlichen Ergebnisse. Einige Studien fanden keinen Unterschied im Erfolg von männlichen und weiblichen TherapeutInnen d. h. die KlientInnen zeigten sich nicht systematisch zufriedener oder unzufriedener und ihre Symptome mehr oder weniger gebessert, wenn ihre Therapie durch weibliche oder männliche TherapeutInnen durchgeführt wurden.

Bei den Studien, die einen Unterschied fanden, erzielten die weiblichen Therapeutinnen die besseren Therapieergebnisse. Nach derzeitigem Wissensstand und über alle Störungsbilder gerechnet scheint dieser Unterschied zwar statistisch signifikant zugunsten der weiblichen Therapeutinnen zu sein (Bowman et al. 2001). Er ist allerdings in seiner Effektstärke nicht stark genug, um auch klinisch bedeutsam zu werden. Deshalb wird diskutiert, dass es von der jeweiligen Problemlage des/der KlientIn abhängen könnte, ob ein männlicher oder eine weibliche TherapeutIn besser geeignet ist.

Die Daten aus den wenigen Studien, die Geschlechterkombinationen betrachten, kommen zu dem Schluss, dass jede Konstellation im Therapieprozess spezifische Charakteristika aufweist: Das Geschlecht der KlientInnen wie das der TherapeutInnen hat einen wesentlichen Einfluss auf die Beziehungsgestaltung

40 Für die detaillierten Quellenangaben zu einzelnen Ergebnissen, siehe Kap. 7.1–7.3.

bzw. Übertragungs- und Gegenübertragungsbereitschaften im Therapieprozess. Vor allem die geschlechtshomogenen Konstellationen, und hier besonders weibliche Therapeutin und weibliche Klientin, scheinen vorteilhaft zu sein. Es gibt bestimmte Störungsbilder und Problembereiche – Essstörungen, Körperbildstörungen, Störungen in Zusammenhang mit sexueller Traumatisierung – bei denen eher an weibliche TherapeutInnen überwiesen wird. Es gibt allerdings keine Untersuchungen, die beweisen, dass diese bei den genannten Problembereichen wirklich die bessere Wahl sind.

In der geschlechtsheterogenen Konstellation männlicher Therapeut und weibliche Klientin ist die Wahrscheinlichkeit für einen sexuelle Übergriff in der Therapie am größten.

Geschlechtshomogene Therapiedyaden verzeichnen etwas weniger Therapieabbrüche. Bezüglich des Therapieergebnisses gibt es mehr Studien, die besagen, dass die geschlechtshomogene Therapiekonstellation zu besseren Ergebnissen und mehr Zufriedenheit führt, eine studienübergreifende einheitliche Bestätigung dafür wird jedoch nicht gefunden.

Aus Sicht der Psychotherapieforschung ist somit keine eindeutige allgemeine Präferenz für eine bestimmte generelle Konstellation TherapeutInnen-PatientInnen-Dyade auszumachen, eine weitere und systematischere Erforschung derselben wird jedoch wiederholt gefordert.

Auch in der eigenen Studie waren die genderbetreffenden Ergebnisse uneinheitlich. Wenn sich signifikante Ergebnisse zeigten, dann im Sinne der Geschlechterstereotypen:

Weibliche Klientinnen berichteten mehr Schwierigkeiten, mit älteren männlichen Therapeuten Therapieziele und -fragen anzusprechen. Dies kann sowohl in der Scheu der weiblichen Patientinnen liegen, als auch in der mangelnden Bereitschaft ihrer Therapeuten. Es entspricht jedoch dem Geschlechterklischee, dass ältere Männer besser als jüngere Frauen zu wissen glauben wo es hingehen soll und die Führung übernehmen (wollen). Männliche Therapeuten werden in allen Altersstufen als kritikabweisender erlebt, besonders dann, wenn sie männliche Patienten behandelten. Dies entspricht der oft berichteten Konkurrenzsituation in männlichen Dyaden und deckt sich mit anderen Untersuchungen zur therapeutischen Beziehung.

Männliche Patienten scheinen weniger Hausaufgaben zu bekommen – bzw. nehmen es so wahr. Möglicherweise wird Männern weniger vorgeschlagen oder sie blenden es aus.

Weibliche Patientinnen sehen einen verbesserten Umgang mit ihrem sozialen Umfeld als ein wichtiges Therapieergebnis, egal ob sie bei einem Mann oder einer Frau in Therapie waren. Männer berichten dieses Therapieergebnis signifikant weniger häufig. Das könnte als Indiz für die Beziehungsorientierung von Frauen gewertet werden, denen es besser geht, wenn die Beziehungen zu ihnen wichtigen Menschen im Lot sind. Oder auch dass die Klientinnen in der Therapie besser gelernt haben, ihre eigenen Interessen in ihrem Umfeld durchzusetzen.

Gleichgeschlechtliche Therapiekonstellationen werden von Männern wie Frauen bevorzugt und sind weniger der Kritik der KlientInnen, zu sehr auf entfernte Probleme konzentriert zu sein, ausgesetzt. Letztere Kritik kann in dem Sinne aufgefasst werden, dass eine Übereinstimmung mit den andersgeschlechtlichen TherapeutInnen in der Sicht auf ihre Probleme nur teilweise gegeben war. Die Bevorzugung altersähnlicher TherapeutInnen in gemischtgeschlechtlichen Dyaden könnte als Versuch interpretiert werden, bei Geschlechtsheterogenität eine zumindest lebensaltersmäßige Ähnlichkeit oder Verbundenheit herzustellen.

7.5 Gender in der Praxis im Licht der Forschungsdaten[41]

Die in Kapitel 6 skizzierten für die Praxis relevanten Momente zum Thema Gender werden durch die Empirie der Psychotherapieforschung wie folgt bestätigt:

Gender matters!

Diese unsere zentrale Überlegung kann – betrachtet man allein die Differenz zwischen den Geschlechtern – durch die Ergebnisse der Psychotherapieforschung nur teilweise gestützt werden: Zu uneinheitlich ist das Datenmaterial, das meistens mehr auf die quantitativen (differenztheoretischen) Unterschiede und weniger auf die qualitativen Besonderheiten (Doing Gender) bei Männern und Frauen als KlientInnen und/oder TherapeutInnen eingeht. Das heißt, es wird vielfach nach einem „Mehr oder Weniger?“ statt nach einem „Wie?“ gefragt. Die Mehrzahl der Arbeiten, die nach Unterschieden zwischen Männern und Frauen als TherapeutInnen oder KlientInnen suchen, finden sie auch – einige (wenige) Arbeiten nicht. Die gefundenen Unterschiedlichkeiten liegen meist in Details des Therapieprozesses. Eindeutige Ergebnisse zum Therapieoutcome, die für bestimmte Geschlechterkombinationen sprächen, finden sich in den neueren Studien meist nicht. Es scheint so zu sein, dass sich in gelungenen Therapien die gendertypischen Besonderheiten nivellieren. Nur wenige Arbeiten beschäftigen sich systematisch mit den Geschlechterkonstellationen und variieren die Zusammensetzung in den therapeu-

41 Für die detaillierten Quellenangaben zu einzelnen Ergebnissen, siehe Kap. 7.1–7.3. Die im Text zitierten AutorInnen sind solche, die über die in Kap. 7.1–7.3 zitierten hinausgehen.

tischen Dyaden. Insgesamt sind sich die ForscherInnen in ihren Schlussfolgerungen einig, dass hier weitere Untersuchungen, v. a. in Zusammenhang mit anderen Diversity Faktoren nötig sind.

Geschlecht und Überweisungskontext

Die These, dass Geschlecht im Überwesiungskontext wirksam ist, wird durch die epidemiologische Forschung vollinhaltlich bestätigt. Frauen sind häufiger Patientinnen von Psychotherapie. Ob überhaupt für eine Person, die bestimmte Probleme berichtet (oder eben nicht), Psychotherapie empfohlen wird, ist vom Geschlecht dieser Person abhängig. Frauen schildern ihre Symptome eher psychosomatisch, d. h. sie stellen in ihren (körperlichen) Beschwerdeschilderungen eher Zusammenhänge mit ihren Lebensumständen her. Frauen wird daher eher Psychotherapie empfohlen. Frauen greifen diese Empfehlungen auch eher auf als Männer. Männer haben mehr Schwierigkeiten, sich als hilfsbedürftig zu sehen, darzustellen und solche Hilfe anzunehmen. Es gibt auch weniger auf sie zugeschnittene Therapie- und Beratungsangebote.

In der eigenen Untersuchung ergab die Analyse der Daten, dass zu Therapeutinnen häufiger als zu Therapeuten überwiesen wird.

Die gendersensible epidemiologische Sicht bestätigt die These der unterschiedlichen Eingangskonstellation von Frauen und Männern in Psychotherapie.

Geschlecht und Selbstwahl der TherapeutIn/BeraterIn

Auch die These, dass Geschlecht bei der eigenen Entscheidung zu Therapie und Beratung eine Rolle spielt, wird durch viele Daten gestützt. Frauen fällt es leichter sich hilfsbedürftig zu definieren als Männern (s. o.) und sie suchen daher öfter von sich aus Therapie oder Beratung auf. Deshalb befinden sich weit mehr Frauen in Psychotherapie als Männer, wenngleich diese unterschiedliche Inanspruchnahme sich allmählich etwas zu verringern scheint. Sie attribuieren ihre Probleme eher intern, während Männer zu externalisierten Ursachenzuschreibungen neigen. Einige Studien finden, dass männliche Berater in Berufs- und Studienangelegenheiten bevorzugt werden, weibliche hingegen für persönliche und intime Probleme. Manche Studien finden Hinweise auf eine generelle Bevorzugung weiblicher Therapeutinnen.

In der eigenen Studie fand sich eine Bevorzugung geschlechtshomogener Therapiekonstellationen. In den gemischtgeschlechtlichen Dyaden ergab sich eine größere Altersähnlichkeit von TherapeutIn und KlientIn als in der geschlechtshomogenen Dyade.

Dass mehr Frauen als Männer in Therapie kommen und dort behandelt werden, ist eine Spiegelung der Selbstdefinition der Geschlechter als behandlungsbedürftig in Kombination mit der Diagnosevergabe durch die GesundheitsexpertInnen. Auch die Diagnose und Art des Problems sowie dessen Präsentation spiegelt Geschlechterstereotypen wider – die Datenlage stützt auch diese These!

Geschlechter und Erstkontakt

In verschiedenen tiefenpsychologischen Arbeiten werden geschlechtsspezifische Übertragungsbereitschaften je nach Geschlecht der TherapeutInnen postuliert. Das Geschlecht des Therapeuten bzw. der Therapeutin wirkt initial besonders stark und kann als positiver Faktor oder als Auslöser von Widerstandsphänomenen einen starken Einfluss auf den therapeutischen Prozess haben (Diez Grieser 2000). PatientInnen bringen je nach Geschlecht der TherapeutIn unterschiedliche (bewusste und unbewusste) Wünsche an die Therapie mit. Diese scheinen den Geschlechterstereotypen zu entsprechen, in denen von weiblichen Therapeutinnen mehr Beziehungsorientierung und männlichen Therapeuten mehr Problemlösungsorientierung erwartet wird. Schon in den Eingangssätzen zu Beginn ihrer Therapie zeigen Klientinnen größere Beziehungswünsche als Klienten (Grande et al 1992).

Zur Aktivierung der Geschlechtsrollen in Situationen mit großer Verunsicherung habe ich keine empirischen Überprüfungen aus der Psychotherapieforschung gefunden – hierzu können nur die entsprechenden Studien aus der Sozialpsychologie herangezogen werden (z.B. Zenmore et al. 2000).

Geschlecht und Diagnostik/Zielvereinbarung

Nicht nur die Diagnosevergabe unterliegt einem Doing Gender, auch die Störungsbilder sind durch Gender geprägt: Essstörungen, Depressionen und PTBS finden sich häufiger bei weiblichen, ADHS, Drogen- und Alkoholmissbrauch oder antisoziale Persönlichkeitsstörungen weitaus häufiger bei männlichen Patienten. Bei identen Symptomen/Anzeichen wird bei weiblichen Patientinnen eher als bei männlichen Patienten sexueller Missbrauch als Ursache vermutet.

In der eigenen katamnestischen Studie zeigt sich, dass Klientinnen nach der Therapie signifikant häufiger als Klienten „im Umgang mit anderen Menschen verbessert" angeben. Dies kann als Indiz für die größere Beziehungsorientierung von Frauen gewertet werden.

Diese Praxisthese, dass das Geschlecht der KlientInnen eine Rolle bei Diagnostik und Zielvereinbarung spielt, kann aus Sicht der Psychotherapieforschung ergänzt werden durch:

Das Geschlecht der TherapeutInnen bestimmt (möglicherweise) die Diagnose mit: Einige deutsche Studien deuten darauf hin, dass männliche Therapeuten bei weiblichen Klientinnen das höchste und weibliche Therapeutinnen bei männlichen Klienten das niedrigste Auffälligkeitsniveau registrieren. Im Überblick über die amerikanische Forschungsliteratur scheint jedoch eine leichte Tendenz zu günstigeren Prognosen bei KlientInnen des jeweils eigenen Geschlechts der Fall zu sein.

Geschlecht und spezielle Themen

Auch die These, dass die Geschlechterzusammensetzung der Dyade bei bestimmten Themen besonders wichtig ist, wird von der Psychotherapieforschung für bestimmte Bereiche bestätigt: In vielen Studien zum Überweisungskontext wird berichtet, dass bei bestimmten psychischen Problemen jeweils die eine oder andere Geschlechterkombination von den ÜberweiserInnen für besser (wirksam) gehalten wird. Das sind v. a. Traumatisierungen – hier wird in der (Erst)therapie eher eine andersgeschlechtliche Person als es der/die TäterIn war, als TherapeutIn empfohlen. Bei männlichen Sexualstraftätern scheint die geschlechtshomogene Konstellation vorteilhafter zu sein. Generell werden bei Themen, die mit Sexualität zu tun haben geschlechtshomogene Dyaden meist als wirkungsvoller und empfehlenswerter analysiert.

In der eigenen Studie waren Frauen mit Essstörungen fast ausschließlich bei weiblichen Therapeutinnen, Männer mit Alkohol- oder Drogenproblemen v. a. bei männlichen Therapeuten in Behandlung.

Differenzierte Studien zu diesem Thema fehlen – die quantitative Psychotherapieforschung stößt hier möglicherweise auch an ihre Grenzen. Es darf auch gefragt werden, ob in den Studien zu Überweisungskontext und ExpertInnenmeinung auch wiederum Doing Gender sich abbildet und Klischees weitergetragen werden.

Diese These ist eng verknüpft mit den Überlegungen zu:

Geschlecht und therapeutische Beziehung

Zur Untermauerung der Beobachtung, dass das Geschlecht das Handeln in der therapeutischen Beziehung bestimmt, können aus der Psychotherapieforschungsliteratur all jene Publikationen herangezogen werden, die sich in meist qualitativer Herangehensweise mit Übertragungs- und Gegenübertragungsprozessen beschäftigen. Diese werden zumeist als geschlechterdifferent beschrieben. In vielen Arbeiten wird in erster Linie die heterosexuelle erotische Anziehung thematisiert, die besonders in der Dyade männlicher Therapeut – weibliche Klientin zum Tragen kommen soll. In dieser Kombination werden auch reale sexuelle Handlungen / sexueller Missbrauch in der Therapie am häufigsten berichtet. Homosexuelle Übertragungsdynamiken werden in der (tiefenpsychologischen) Literatur nur wenig als Interpretationsschablonen herangezogen.

Während weibliche geschlechtshomogene Dyaden aus psychodynamischer Sicht durch Nähewünsche, Schuldgefühle und Mutterübertragungen geprägt gesehen werden, werden in männlichen geschlechtshomogenen Konstellationen vermehrt die Themen von Konkurrenz und Macht beschrieben.

In der eigenen Studie sprechen die signifikanten Einzelergebnisse der Geschlechterkombinationen für unterschiedliche Beziehungsdynamiken in den Therapiedyaden: In der Konstellation Therapeut-Klientin wurden aus Sicht der Klientinnen weniger oft Fragen der Therapieziele v. a. mit älteren männlichen Therapeuten besprochen. Männliche Therapeuten wurden signifikant öfter als weibliche von ihren männlichen wie weiblichen KlientInnen als „herablassend“ und „abweisend“ erlebt, in der geschlechtshomogenen Variante männlicher Therapeut/männlicher Klient war dies besonders deutlich ausgeprägt. In gemischtgeschlechtlichen Kombinationen beschrieben die KlientInnen häufiger als in geschlechtshomogenen Dyaden, dass die TherapeutInnen „zu sehr auf die Kindheit /weit entfernte Probleme konzentriert“ waren – was als eine mangelnde Übereinstimmung bezüglich relevanter Themen interpretiert werden kann.

Alle diese Detailergebnisse sind Indizien für ein Doing Gender und (Re)produktion von Geschlechterstereotypen im therapeutischen Prozess, in dem sich so gesellschaftliche Geschlechterdynamiken manifestieren.

Geschlechterstereotypen und gelungene Therapie/Beratung:

Gelungene Therapie weist über Gender-Vorurteile und -Grenzen hinaus: Vielerorts werden in der Psychotherapie(forschungs)literatur geschlechtsspezifische Angebote gefordert. Feministische TheoretikerInnen empfahlen bezüglich des weiblichen Klientels, dass die Entwicklung und Förderung von Autonomie bei Frauen vorrangiges Ziel sein sollte. Denn Frauen gerieten durch gesellschaftliche Sozialisation und individuelle Erziehung leichter in „typisch weibliche“ Abhängigkeitsmuster, die in der Rolle als Ehefrau und Mutter verstärkt würden. Hier seien neue Erfahrungen von selbstbehauptendem Verhalten und eigener Stärke nötig. Männliche Patienten bräuchten hingegen Vorbilder und Bestärkung in einer Männerrolle, die ein In-Beziehung-Stehen zulassen kann, ohne an Attraktivität zu verlieren. In einigen qualitativen Untersuchungen kann bestätigt werden, dass dem Geschlechterklischee entgegengesetzte korrigierende Erfahrungen heilsam wirken. Als ein therapeutisches Ziel sollte der Ausgleich von sehr geschlechterkonformem Verhalten, das krank macht (vgl. Kap 7.1), unterstützt werden. Ergebnisse der Resilienzforschung bestärken diese These: Resiliente Mädchen wie Jungen zeigen androgyne Verhaltens- und Persönlichkeitsmerkmale (Zander 2008).

Dafür spricht auch, dass im Überblick über die Gesamtheit der Studien kein durchgängig signifikant besserer Therapieoutcome bei männlichen oder weiblichen PsychotherapeutInnen gefunden wird: Therapie wirkt und sie wirkt (auch) über die Person der Therapeutinnen und Therapeuten – das ist bewiesen. In den qualitativen Studien finden sich Hinweise, dass jede Konstellation ihre speziellen Vorteile und Schwierigkeiten hat, über die man in einem gelungenen Prozess hinauswachsen kann und soll. PatientInnen können von TherapeutInnen beiderlei Geschlechts (anders bzw. anderes?) profitieren. Die Unterschiede nivellieren sich in gelungenen Prozessen. Dies gilt v. a. für Langzeitprozesse, bei Kurzzeit-Therapien könnte die Gefahr bestehen, in den initialen Beziehungsqualitäten hängenzubleiben.[42]

Um an ihrer Geschlechterrolle und -identität zu arbeiten, ist sowohl die Sicherung in der modellhaften Beziehung zu einer gleichgeschlechtlichen TherapeutIn als auch das Vertrautwerden mit dem anderen Geschlecht nötig. Von beiden Seiten Rückmeldung zu erhalten kann für die Festigung der Identität bedeutsam sein.

Diese Beobachtung untermauern auch die Ergebnisse der eigenen Studie, in der keine systematische Besserbeurteilung bezüglich des Outcomes in einer bestimmten Geschlechter-Kombination gefunden wurde. Es gibt jedoch eine Anzahl von Studien, die in der geschlechtshomogenen Dyade bessere Therapieergebnisse verorten. Das könnte darauf hindeuten, dass eine prinzipiell größere Ähnlichkeit aufgrund des gleichen Geschlechts und ähnlichere „Beziehungs-Sprache" den Therapieprozess befördern kann. Aus der psychologischen Forschung könnte auch abgeleitet werden, dass PsychotherapeutInnen bei größerer wahrgenommener Ähnlichkeit eher als Role Model angenommen werden.

Für alle Punkte

Eine hervorragende qualitative Untersuchung zu Geschlechtszugehörigkeit von TherapeutInnen in der psychotherapeutischen Arbeit haben Marianne Tolle und Andreas Stratkötter (1998) durchgeführt. Die AutorInnen extrahierten aus narrativen Interviews vier Kernkategorien, in die Erfahrungen und Meinungen von PsychotherapeutInnen zur Geschlechter-Zusammensetzung in der Therapie einordenbar sind. Es sind dies:

- Der Stellenwert der Geschlechterkonstellation: beinhaltet die Indikation zu einem bestimmten Geschlecht, die Passung bei geschlechtsbezogenen

42 Die meisten Psychotherapiestudien werden an relativ kurzen Therapieprozessen in meist stationärem klinischen Setting durchgeführt, was nicht den Bedingungen ambulanter Psychotherapie in der Praxis entspricht.

Störungsbildern und Ideen zur Entwicklung der Geschlechtsidentität. Die AutorInnen betonen die Wichtigkeit, die genderkompetente TherapeutInnen der Reflexion dieser Elemente mit ihren Patientinnen geben.

- Geschlecht als Perspektive: ist die Einfärbung jeglichen Wahrnehmens und Handelns durch die Geschlechtszugehörigkeit – wobei entlang der Zusammensetzung der Dyaden Affinität/Ähnlichkeit oder Anderssein empfunden werden kann. Diese wird als unüberschreitbar konzipiert.
- Geschlechterdynamik: bedeutet die wechselseitige Konstitution der Männlichkeiten und Weiblichkeiten im Zusammenhang mit Setting und Situation. Inkludiert sind alle Übertragungs- und Gegenübertragungsphänomene.
- Wirkung des Mann-/Frau-Seins der TherapeutInnen: kann von diesen beabsichtigt eingesetzt werden oder unbeabsichtigt und unbewusst wirken. Im bewussten Fall versuchen TherapeutInnen diese zu dosieren, einzusetzen oder sich auch zu neutralisieren. Dabei betonen die TherapeutInnen die Flexibilität der Kategorien von Weiblichkeit und Männlichkeit und die Möglichkeit der Übernahme dem Geschlechterklischee entgegengesetzter Verhaltensanteile.

Die ersten beiden Punkte werden als fixe, „kristalline" Strukturen verstanden, die beiden letztgenannten als fluide, je nach Situation veränderbare. Zwei der vier Kernkategorien können jeweils strategisch beeinflusst werden (Geschlechterkonstellation, Wirkung des eigenen Mann-/Frau-Seins) die beiden anderen manifestieren sich spontan interaktionell (Geschlecht als Perspektive, Geschlechterdynamik).

Diese Arbeit liefert einen Rahmen für viele der in Kapitel 6 dargestellten Phänomene.

7.6 Gender-Denken für die Psychotherapieforschung

In den meisten Studien zur Psychotherapie gibt es kein Geschlecht, man spricht von Therapeuten und Klienten – Geschlechterdifferenzen gehen unter (Vogt 2000). Ein Hauptergebnis der Sichtung der Psychotherapieforschungsliteratur zum Thema Gender (Kap. 7.1 bis 7.3) ist, dass Untersuchungen in der Hauptsache differenztheoretisch orientiert sind, also nach (quantitativen) Unterschieden zwischen männlichen und weiblichen TherapeutInnen oder KlientInnen suchen. Für eine sozialkonstruktivistische Sichtweise greift diese differenzierende Perspektive als Frage nach einem Mehr oder Weniger zu kurz. Für die Beschäftigung mit Doing Gender in der Therapie sind qualitative Forschungsergebnisse nützlicher als solche, die aus rein quantitativen Daten gewonnen wurden (Fäh & Fischer 1998). Hier wäre (Mikro-) Prozessforschung nötig, Ergebnisforschung allein ist nicht aussagekräftig genug. Tolle's & Stratkötter's detailliertes integratives Modell (1998) der Berücksichtigung des Geschlechts im therapeutischen Kontext könnte etwa als Heuristik für Perspektiven zum Thema Gender-Qualitäten dienen.

Im Überblick der Psychotherapieforschung zu TherapeutInnen und KlientInnenvariablen (Beutler et al. 1994, Garfield 1994, Beutler et al 2004, Orlinsky et al. 2004) ist in der Zusammenschau der Ergebnisse zu Gender kein einheitliches Bild auszumachen: Der Variablen „Geschlecht" (allein) kann keine durchschlagende Wirkung im Sinne generell günstiger oder ungünstiger Psychotherapieprozesse zugeordnet werden. Die Zugehörigkeit von TherapeutIn oder KlientIn zu einem der beiden Geschlechter ist allein für die Vorhersage des Therapieergebnisses nicht ausreichend! Jede Geschlechtskonstellation hat Themen, an denen sie erfolgreicher oder weniger erfolgreich arbeitet, hat ihre Chancen und Gefahren. V. a. darf nicht außer Acht gelassen werden, dass Diversity Faktoren wie Schicht- und Milieuzugehörigkeit, Ethnie, Alter oder sexuelle Orientierung bei TherapeutInnen wie KlientInnen – bei letzteren möglicherweise auch deren Diagnosen – wichtige moderierende Effekte haben.

Es ist ein spannendes Experiment, Forschungsergebnisse zur therapeutischen Beziehung bzw. zum therapeutischen Prozess (Fischer, Fäh & Barwinksi Fäh 1998, 179 ff) in Hinblick auf Gender durchzudenken. Es geht mir dabei nicht darum, die theoretischen Implikationen oder Aussagen der ForscherInnen als letztgültige Aussagen zur Psychotherapieforschung wiederzugeben; sondern vielmehr Implikationen von Gender-Denken in der qualitativen Psychotherapieforschung aufzuzeigen. Eine solche gendersensible Perspektive soll im Folgenden an drei Beispielen dargestellt werden.

Mikroprozessanalysen faktischer Therapieverläufe versuchen, früher als „unspezifisch" bezeichnete Wirkfaktoren des therapeutischen Prozesses zu beleuchten und Modelle dazu zu entwickeln: Miller et al. (1993) etwa beschreiben, dass psychodynamische Therapien positiv verlaufen, wenn es den TherapeutInnen gelingt, sich in ihren Interpretationen und ihrem Beziehungsangebot auf das unbewusste, zentrale Konfliktthema[43] der PatientInnen (in dieser Studie ermittelt durch RaterInnen) angemessen einzustellen. Diese Einstellung der TherapeutInnen auf das Konfliktthema der PatientInnen erfolgt im Prozess der therapeutischen Behandlung intuitiv. Sie stellt laut Tiefenpsychologie, wenn sie glückt, eine Re-Inszenierung des zentralen Beziehungskonflikts der PatientInnen dar, der so bearbeitet werden kann.

43 Kritisch könnte man hier anmerken, dass es wahrscheinlich in den meisten Fällen nicht nur einen, sondern mehrere Konfliktebenen und -themen gibt, multiple problematische Einflüsse, Defizite, Traumata etc., die zusammenwirken. Dies zeigen auch Studien zur Defizitgenese und Resilienz!

Unter gendertheoretischer Perspektive kann differenztheoretisch angenommen werden, dass Männer und Frauen (auch) unterschiedliche gendertypische Konflikte haben bzw. sich die allgemein-menschlichen Fragen und Themen durch die Dimension Gender eingefärbt, in ihren Lebensgeschichten abbilden. Diese Konstellationen aus der Gender-Entwicklung müssten sich bei Frauen und Männern systematisch unterschiedlich im zentralen Beziehungskonflikt spiegeln oder ihn zumindest partiell bestimmen.

Gemäß einer sozialkonstruktivistischen Interpretation kann argumentiert werden, dass in einer Geschlechterkonstellation, die dem Konflikt aus der Vergangenheit entspricht, eine solche heilsame Wiederinszenierung dieses Konflikts möglicherweise leichter emergiert. Ob sie in dieser Konstellation auch gut zu bearbeiten ist oder gerade beim anderen als dem ursächlich konfliktverursachenden Geschlecht leichter als Übertragung/Re-Inszenierung erkennbar werden kann, kann nur fallspezifisch beantwortet werden. Männliche und weibliche TherapeutInnen gehen auf diese durch das Geschlechterstereotyp getönten Angebote jedenfalls entlang ihrer eigenen männlichen oder weiblichen Sozialisation ein. Sie werden dies umso bewusster tun und auch die Begrenzungen eigener Geschlechtsrollensozialisierung umso eher transzendieren, je mehr Selbsterfahrung und Bewusstheit sie über diesen Teil ihres (therapeutischen) Handelns schon gewonnen haben, was sie davor bewahrt, (nur) entlang der Gender-Schablonen – ebenso wie der milieuspezifischen[44] Erfahrungen – zu interagieren.

ForscherInnen der Mount Zion Gruppe (Sampson 1992) beschäftigten sich mit der therapeutischen Passung und postulierten, dass PatientInnen mit einem „unbewussten Veränderungsplan" in die Therapie kommen und sich darauf aufbauend intuitiv und unbewusst ihre TherapeutInnen aussuchen. Gelingt es den TherapeutInnen sich pro-planmäßig entlang des inneren Bildes der PatientInnen zu verhalten, verlaufen die Therapien erfolgreich. Passt das Handeln der PsychotherapeutIn jedoch nicht zum Veränderungsplan der PatientIn, so stagniert oder scheitert die Therapie. Die Passung von kognitiven und emotionalen Stilen ist nach Ansicht der psychoanalytischen ForscherInnen ein wesentlicher Faktor der Beziehungsdynamik zwischen PatientInnen und TherapeutInnen.

Wenn wir diese Hypothese unter Genderperspektive betrachten, können wir konstatieren, dass die Probleme der PatientInnen gendertypisch eingefärbt sind. Wir können somit annehmen, dass (zumindest ein Teil) des unbewussten Therapieplans der PatientInnen darin besteht, Probleme mit/durch ihre/r Genderrolle zu mildern oder zu beseitigen (vgl. Krause Girth & Oppenheimer 2004). Das mag mögli-

44 Manche Konflikte sind möglicherweise weniger von Gender, als von anderen Diversity Faktoren geprägt.

cherweise bei weiblichen Patientinnen, deren gesellschaftliche Rolle aus Sicht des Gleichheitsdiskurses eine benachteiligte ist, offensichtlicher sein als bei männlichen Patienten. Ein Teil der Veränderungspläne, denen PatientInnen folgen, könnte sein, ein/e „richtige/r oder andere/r Mann/Frau" zu werden. Das könnte ein besseres und exakteres Erfüllen der sozial zugeschriebenen „weiblichen" oder „männlichen" Verhaltensweisen im Geschlechterstereotyp bedeuten. Es kann aber auch das Bestreben nach Überschreiten dieser Verhaltensweisen beinhalten, die Entwicklung anderer, in den herkömmlichen Konnotationen ihrer Weiblichkeit und Männlichkeit nicht vorhandenen Attribute. TherapeutInnen antworten ihren KlientInnen und PatientInnen nun entlang ihrer eigenen „gender-beliefs" und stellen sich selbst als Modell dar. Je nachdem, wie gut die TherapeutInnen die inneren Pläne der PatientInnen in Bezug auf Gender aufnehmen und bearbeiten, wird die Passung zwischen ihnen besser oder weniger gut funktionieren und umso geglückter (oder fruchtloser) könnte die Zusammenarbeit in der Therapie sein. Sozialkonstruktivistische Annahmen stützen diese Betrachtungsweise: Fragen des Selbstbildes wie sie in psychotherapeutischen Prozessen oft im Mittelpunkt stehen, sind zutiefst mit geschlechtlicher Identität verbunden (siehe Kap. 3.1).

Ein weiteres Arbeitsmodell zur Erklärung der Veränderungen in der Therapie ist das „dialektische Veränderungsmodell der optimalen Differenz" (Fischer 1996): Es geht auf das Konzept der optimalen Differenz (zwischen Schema und Objekt bzw. Erfahrung) von Jean Piagets kognitiver Entwicklungspsychologie zurück und besagt, dass es der/dem Therapeutin/en gelingen sollte, eine optimale Differenz zwischen den pathogenen Vorerfahrungen und Schemata der/des PatientIn sowie deren aktuellen Erfahrungen in der psychotherapeutischen Situation und Beziehung herzustellen. Das ermögliche die korrigierende emotionale (bzw. kognitive oder volitive) Erfahrung. Eine zu geringe Differenz lässt die (krankmachenden) Schemata unverändert, eine zu große wird ignoriert, da sie nicht integriert werden kann. In einer optimalen Differenz kommt jene konstitutionale Spannung zum Tragen, die produktive Veränderungen des Schemas möglich macht.

Die optimale Differenz ist dabei abhängig von den kognitiven bzw. emotionalen Stilen und biografischen Vorerfahrungen der KlientInnen – die alle gendertypisch eingefärbt und verleiblicht sind! Wenn wir dieses Modell aus Genderperspektive betrachten, sollten sich TherapeutInnen nicht zu viel/zu wenig von kränkenden oder verletzenden AkteurInnen aus der Biografie ihrer PatientInnen unterscheiden. Hier stellt sich wieder die Frage nach der geschlechtshomogenen oder geschlechtsheterogenen Therapiedyade: Die Geschlechtszugehörigkeit der TherapeutInnen könnte in einem Fall eine zu große Ähnlichkeit zu problemhaften Erfahrungen bedingen, sich hingegen in einem anderen Fall durch die Zugehörigkeit zum anderen Geschlecht als die konflikthafte Bezugsperson der PatientIn zu weit von der krankmachenden Ursprungssituation entfernen Gottfried Fischer (2009, 320) wägt diese Frage im Rahmen der Therapie bei sexuellem Missbrauch ab und konstatiert, dass männliche Therapeuten bei von männlichen Tätern sexuell traumatisierten weiblichen Klientinnen Schwierigkeiten haben könnten, die richtige Distanz zu finden, das heißt, weder zu weit entfernt und abweisend noch verführbar zu erscheinen. Bei besonders traumatisierenden Erfahrungen wie sexueller Gewalt könnte man daher argumentieren, dass im Sinne der optimalen Differenz eine besonders weit von den ursprünglichen Mustern entfernte Situation aufgesucht werden müsse, um die Differenz (zumindest anfangs) möglichst groß zu gestalten und neuerliche Traumatisierungen im Keim zu ersticken. Daher kann in Fällen schwerer Traumatisierung durch ein Geschlecht dann in der Psychotherapie die Wahl des jeweils anderen TherapeutInnengeschlechts am günstigsten sein. Dies erinnert an die zuvor referierten Forschungsergebnisse: PatientInnen wünschen sich bei Wahlfreiheit fast ausschließlich, dass ihre zukünftigen TherapeutInnen dem anderen als dem TäterInnengeschlecht angehören sollen.

Interessant ist es auch, verschiedene Ergebnisse zusammen zu führen: Wie wirkt die Selbstbeschreibung von TherapeutInnen (Sellschopp und Buchheim 1997; vgl. Kap. 7.3.2) entlang der Geschlechtsrollenstereotypien? Inwieweit ist bei manchen PatientInnen die therapeutische Wirksamkeit von der Geschlechtsrollenkonformität abhängig? Wieweit dürfen sich TherapeutInnen von den Geschlechtsrollenstereotypen ihrer KlientInnen entfernen, ohne an therapeutischer Wirksamkeit zu verlieren?

Ist der Blick erst einmal für die Genderperspektive geschärft, so können viele Beiträge aus der Therapieliteratur differenziert und kritisch gelesen werden. Besonders Therapieberichte zeigen hier anschaulich, wie Genderthemen sich immer wieder inszenieren: Chris Jaenicke (2009) etwa beschreibt in seiner differenzierten Arbeit über Intersubjektivität und wechselseitige Regulierung im Psychotherapieprozess Therapieszenen, die sich um den Ausdruck und die adäquate Reaktion von Beziehungswünschen in der Psychotherapie drehen. Seine anschaulichen Vignetten, die ein inhaltliches Naheverhältnis zum interaktionalen Ko-respondenzmodell der IT zeigen, sind Musterbeispiele des Geschlechterhandelns in der Psychotherapie – allerdings scheint weder den beschriebenen TherapeutInnen noch dem Autor selbst die Gender-Dimension der Situationsbeispiele bewusst zu sein: In den gemischtgeschlechtlichen Therapiedyaden des Autors handeln sowohl PatientInnen als auch PsychotherapeutInnen entlang ihrer durch ihre Geschlechtersozialisation gefärbten Genderrollen[45] in Bezug auf Fragen von Beziehungsaufnahme, Werbung, Trennung und Treue und verwickeln sich prompt darin.

Im Gegensatz dazu stehen z. B. die Therapieprozess-Beschreibungen von Susie Orbach (2001), deren Nachzeichnung der Behandlung von sechs PatientInnen gelungene Beispiele geschlechtersensiblen therapeutischen Handelns sind: Die Autorin stellt in den Beschreibungen der Prozesse immer wieder ihre Überlegungen zu den therapeutischen Situationen dar und reflektiert die eigene Geschlechterrolle sowie deren Bedeutung für die Interaktion mit den KlientInnen (und den LeserInnen).

Die hier angedachten Beispiele zeigen, in welche Richtung sich genderbewusste Prozessbeschreibung, Theoriebildung und Forschung bewegen könnten. In Prozessanalysen könnte nachgezeichnet werden, wie TherapeutInnen und PatientInnen im therapeutischen Prozess optimal zusammenwirken bzw. unter welchen Umständen ihre Interaktionen schwierig und unproduktiv werden. In über 75 % der Fälle ist das Scheitern der Therapie in der therapeutischen Beziehung begründet (Kottler & Blau 1991, 195). Therapieforschung wird sich mehr um das Spezifische kümmern müssen (Strupp 1997), denn aus der Abstraktion und quantitativen Gegenüberstellung allein sind kaum mehr neue Erkenntnisse zu gewinnen. Dies gilt ebenso für Forschung zur Genderperspektive. Im konkreten Verhalten, in der PatientIn-TherapeutIn-Interaktion liegen die spannenden Fragen und die spezifische Wirksamkeit psychotherapeutischen Handelns. Das erklärt, warum der Therapieerfolg in den bisher vorliegenden Kontrollstudien weniger an ein bestimmtes Verfahren gebunden ist, als an die Persönlichkeit der TherapeutIn und v. a. an die gelungene Beziehungsgestaltung zwischen TherapeutIn und PatientIn. Diese spezifische Beziehung als agens movens jeder Therapie muss ins Zentrum naturalistischer Studien gerückt werden (Fäh & Fischer 1998). Werden diese Beziehungsmuster differentiell erforscht, so ist sowohl der Einbezug der Gender-Dimension als auch anderer Diversity Faktoren in die Analyse unverzichtbar.

45 In den Vignetten fällt auch das an der Psychoanalyse von feministischer Seite oft kritisierte „Mother blaming" auf, in allen Beispielen wird (vom männlichen Autor) ein negatives Bild der Mutter der PatientInnen gezeichnet, als ob diese allein für das Wohlergehen des Kindes verantwortlich wäre. Der Vater ist einfach „abwesend" vgl. Rohde-Dachser et al. 1993.

8. Gendersensibilität und Genderkompetenz in der Psychotherapie

In den folgenden Abschnitten von Kapitel 8 sollen nun die bisher vorgestellten Erkenntnisse der unterschiedlichen Abstraktionsniveaus gebündelt und umgesetzt werden.

Zuerst wird das Ko-respondenzmodell als Basisschema für menschliche – und psychotherapeutische – Beziehungen aus gendersensibler Perspektive betrachtet (Kap. 8.1). Die vier möglichen Geschlechterkonstellationen in den therapeutischen Dyaden werden mit ihren möglichen Spezifika des Doing Gender im Kapitel 8.2 dargestellt. Was geschlechtersensibles und genderkompetentes Handeln in der Psychotherapie heißen kann, wird entlang der genderrelevanten Praxis-Dimensionen (Kap. 6) an Beispielen dargestellt (Kap. 8.3). Ein Fragenkatalog zur Überprüfung eigener Geschlechtersensibilität für TherapeutInnen (Kap. 8.4) folgt. Zur Anregung für Selbsterfahrung und zum Bearbeiten von Gender in Beratung und Therapie werden schließlich Techniken und Methoden als Werkzeuge genderkompetenten Handelns vorgestellt (Kap. 8.5).

8.1 Gender in Interaktionsprozessen: Das Ko-respondenzmodell

Das Ko-respondenzmodell ist eine der Basisannahmen der IT (vgl. Kap. 4.2.1). Es liefert eine Folie zur Beschreibung der Interaktionen, in denen TherapeutIn und PatientIn miteinander eine geteilte Sicht auf die Welt herstellen bzw. sich zumindest darauf einigen, dass sie unterschiedliche Sichtweisen haben. Diese Option ist gerade für Gendersensibilität wesentlich. Denn nicht immer kann eine gemeinsame Sicht der Welt hergestellt werden – insofern ist der dem Ko-respondenzmodell innewohnende Gedanke vom respektvollen Konsens über den Dissens eine Möglichkeit, Integrität und Souveränität zu begründen und zu bewahren. Dieses Modell kann als Basis nicht nur der therapeutischen, sondern jeglicher zwischenmenschlicher Interaktion verstanden werden.

Genderprozesse sind aus Sicht der IT Teil der sozialen Dynamiken auf gesellschaftlichen Meso- und Makroebenen und bilden sich auf den Mikroebenen von sozialen Netzwerken und Dyaden ab. Sie färben die Ko-respondenzprozesse des wechselseitigen Austauschs und der Auseinandersetzung ein. Gender ist somit in soziokulturellen Mentalisierungsprozessen entstanden. Die verinnerlichten Repräsentationen von Frau- und Mannsein führen zu spezifischen Enkulturations- und Sozialisationspraxen, d. h. Verleiblichungen und Identitätsinszenierungen (Petzold & Orth 2011, 228) von Frauen und Männern. Die konstruktivistische Annahme von Doing Gender (vgl. Kap. 2.3) lässt sich ausgezeichnet mit diesen Gedanken der gemeinsam hergestellten Wirklichkeit in Einklang bringen. Im Folgenden wird dargestellt, welche Einflüsse die Dimension Gender (als eine von zu untersuchenden Diversity Faktoren) auf die Elemente dieses Ko-respondenzprozesses in der jeweiligen Dyaden-Zusammensetzung hat.

Gendersensibilität im therapeutischen Prozess beinhaltet folgende Überlegungen für die einzelnen Faktoren dieses zentralen Modells menschlicher Interaktion.

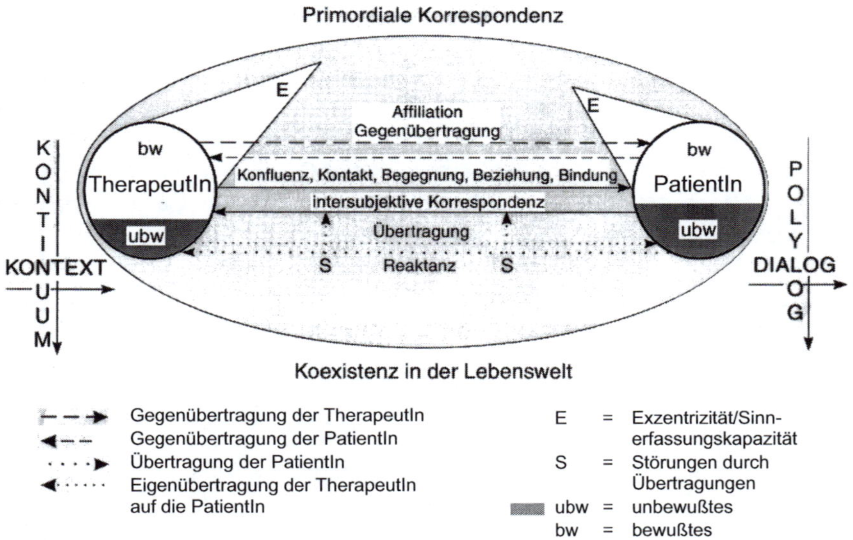

Abbildung 3: Das Ko-respondenzmodell unter Genderperspektive (Schigl nach Petzold 2003a, 71)

- „Primordiale Ko-respondenz“ und
- „Koexistenz in der Lebenswelt“ betreffen beide Geschlechter gleich. Beide Begriffe bedeuten, dass Frauen wie Männer als Menschen auf andere Menschen hin ausgerichtet und angelegt sind. Menschen treffen sich in sozialen Situationen in ihrer Lebenswelt – eine davon ist die therapeutische Situation. Sie bildet den „Kontext“, in dem der therapeutische Prozess im „Kontinuum“ der Zeit ablaufen kann. Diese Grundannahme geht von einer prinzipiellen Gleichheit (Kap. 2.2) der Menschen in Bezug auf ihre Hominität, auf ihre Würde und ihren Wert aus.
- Die beiden InterakteurInnen, in der therapeutischen Situation PatientIn und TherapeutIn, sind (in unserer Kultur fast immer) einem Geschlecht, weiblich oder männlich, zuzuordnen. Daraus ergeben sich 4 mögliche Kombinationen von therapeutischen Ko-respondenzsettings mit TherapeutInnen und KlientInnen: ww, wm, mw, mm (vgl. Kap. 8.2, Tab. 3). Auf dieser Ebene kommen die Diskurse der Differenz zum Tragen.
- Die Inhalte des „Bewussten“ und „Unbewussten“ der AkteurInnen sind durch die Dimension Gender gefärbt. Auch bestimmte Aspekte der Beziehungsgestaltung werden nicht bewusst (wohl aber bewusstseinsfähig) sein. Möglicherweise sind z. B. Frauen ihre aggressiven, Männern ihre bedürftigen Gefühle und Wünsche nicht so zugänglich, wenig bewusst. V. a. bei leibnahen wie sexuellen Themen (siehe Kap.6) haben sich die nach Geschlecht unterschiedlichen Erfahrungen verleiblicht und manifestieren sich nachhaltig.
- „Affiliation“ als Wunsch des Naheseins, der Beziehungsaufnahme und Aufnahme sozialer Kontakte zu anderen Menschen, zeigt sich differenztheoretisch betrachtet entlang der gendertypischen Rollenskripte verschieden getönt. Männer zeigen ihre Wünsche nach Nähe zu anderen Männern und Frauen auf eine bestimmte Art, Frauen tun dies in einer anderen Weise. Wie sich Klienten und Klientinnen in der Therapie präsentieren, wie sie uns entgegenkommen, was sie von uns erwarten, welche Modi des Ausdrucks sie wählen oder zulassen, ist durch ihre Geschlechtszugehörigkeit mitbestimmt. Ebenso ist die Art und Weise, wie Therapeutinnen und Therapeuten ihren KlientInnen Nähe und Verständnis signalisieren entsprechend ihrer Geschlechtssozialisation und -zugehörigkeit unterschiedlich.
- „Reaktanz“ als innerer Widerstand gegen Einschränkungen der Handlungsfreiheit durch andere ist ebenfalls, wie der obige Punkt, aus differenztheoretischer Sicht gendertypisch geprägt. Der Widerstand gegen andere zeigt sich bei Frauen und Männern (meist) unterschiedlich. Auch wir TherapeutInnen sind entlang unserer Gendersozialisation in einigen Arten, uns zu widersetzen, geübter als

in anderen. Weibliche und männliche TherapeutInnen konfrontieren anders, sie zeigen sich anders widerständig gegenüber bestimmten Anforderungen ihrer PatientInnen.

- „Übertragung" ist die Reaktivierung alter Szenen und die Beziehungsaufnahme entlang alter Erfahrungen. Die „Gegenübertragung" ist die (empathische) Reaktion darauf. Beide sind via Biografie von den sozialen Bedingungen des Mann- und Frauseins in unserer Gesellschaft geprägt. In den meist familialen Szenen, die sich in den Übertragungen manifestieren, sind hologrammartig immer auch die gesellschaftlichen Gender-Konditionen repräsentiert. Hier wird (unter anderem) das Doing Gender jener frühen Bezugspersonen virulent, dessen Dynamiken die aktuelle Therapiesituation dann einfärben.
- Alle diese oben genannten Faktoren prägen in ihrem Zusammenwirken je nach Kombination der Geschlechter (ww, wm, mw, mm) in der Therapiedyade die therapeutische Beziehung mit ihren „Dimensionen der Relationalität". In der Ko-respondenz manifestieren sich die Phänomene des Doing Gender in ihrer jeweiligen individuellen Färbung im therapeutischen Prozess. Sie prägen so Kontakt, Begegnung und Beziehung, wobei in gelungenen Therapieprozessen diese Genderdynamik keinen Störfaktor darstellt. Diese intersubjektive Dynamik kann sozialkonstruktivistisch mit dem Doing Gender- Diskurs (Kap. 2.3) erklärt werden.
- „Exzentrizität" bezüglich der Gender-Dimension heißt, die Aufmerksamkeit darauf zu richten, wie dieses Doing Gender in den konkreten Therapiesituationen abläuft. Dabei bezeichnen wir als Gendersensibilität, wenn sich unser Fokus auf die PatientInnen richtet, und als Genderkompetenz, wenn wir uns TherapeutInnen selbst mit in den Blick nehmen (vgl. Kap. 8.3). Auf der Ebene der Exzentrizität können wir die Frage, was geschieht bzw. unterbleibt, aufgrund der Geschlechtzugehörigkeit der AkteurInnen,[46] reflektieren. Z. B.: Welche Genderdynamiken manifestieren sich in Übertragung und Gegenübertragung? Solcherart kann ein „Undoing Gender" (Hirschauer 1996) versucht werden. Ziel eines solchen ist es, dass sich die InteraktеurInnen als Individuen wahrnehmen, die sich in vielen Aspekten, von denen einer das Geschlecht ist, unterscheiden und in anderen gleichen. Dekonstruktivistisch ließe sich aus der exzentrischen Position die Rückbindung des persönlich Erlebten an gesellschaftliche Verhältnisse und das aus der Geschlechtszugehörigkeit Erwachsene – oder eben nicht Stattgefundene – analysieren.

46 Eine Metareflexion des eigenen Doing Gender kann und muss dabei von genderkompetenten SupervisorInnen gefördert werden.

Alle Elemente des Ko-respondenzmodells werden durch die Bilder von Gender auf gesellschaftlicher Ebene ebenso wie durch die subjektiven mentalen Repräsentationen geprägt. Die IT bezeichnet die gesellschaftlichen Annahmen als „kollektiv-mentale Repräsentationen“ oder „komplexe soziale Repräsentationen“ (Moscovici 2001). Sie meint damit in Bezug auf Gender sozio-kulturelle Männer- und Frauenbilder. Diese kommen dann individualbiographisch geformt als „subjektiv mentale Repräsentationen“ (Petzold 2003, 1053) in den konkreten Interaktionen zum Tragen. Wir können davon ausgehen, dass in allen möglichen Therapiekonstellationen (ww, wm, mw, mm – vgl. Kap. 8.2, Tab. 3) unterschiedliche Muster der Beziehungsgestaltung vorhanden sind (Kottje-Birnbacher 1994). Zwischen männlichen Therapeuten und männlichen Klienten scheint es etwas mehr negativ-aggressive Beziehungstönung als in den anderen Gender-Dyaden zu geben. In der Konstellation von weiblicher Therapeutin und weiblicher Klientin können vermehrt Nähegefühle, symbiotische Wünsche und Ambivalenzen auftauchen. In der Konstellation von männlichem Therapeuten und weiblicher Klientin scheint es mehr erotische Atmosphären zu geben als in der Konstellation weibliche Therapeutin und männlicher Klient. Unterschätzt werden wahrscheinlich die erotischen Übertragungen der männlichen Patienten, die von weiblichen Therapeutinnen behandelt werden (Koo 2001) bzw. homoerotische Dynamiken in gleichgeschlechtlichen Therapiedyaden (Vogt 2000).

Die tiefenpsychologische Bezeichnung dieser Dynamiken als reine „Übertragungsphänomene“ ist aus integrativer und konstruktivistischer Sicht nur teilweise gerechtfertigt. Ein solch generalisierter Übertragungsbegriff überinterpretiert (Gedächtnis)Prozesse, die oft besser als mnestische Resonanzen auf Personen, Situationen und Kontexte und die daraus folgenden Interaktionen entlang der Geschlechterstereotypen beschrieben werden können. Wesentlich für Handeln im psychotherapeutischen Prozess ist die Frage, ob diese Muster den InterakteurInnen im Ko-respondenzprozess bewusst sind bzw. werden. Erst dann ist es möglich, diese Inhalte in die Therapie einzubringen, sich darüber auszutauschen und in Exzentrizität Ko-respondenz darüber herzustellen. Wenn die subjektiven mentalen Repräsentationen (die sich aus den kollektiv-mentalen Repräsentationen nähren) unbewusst bleiben, können sie sich gegenseitig verstärken oder gegenlaufen und so Dynamiken entfachen, die das Gelingen des Therapieprozesses behindern.

Entlang des erkenntnistheoretischen Modells der Wissensgenerierung und Sinnerfassung der IT (vgl. Petzold 2003a, 404f) können folgende Schritte zur Berücksichtigung von Gender im therapeutischen Prozess konzipiert werden:

- Gender in den emergierenden Atmosphären und Szenen im Prozess mit den PatientInnen wahrnehmen,

- deren Gender-Färbung erfassen,
- diese aus einer gendersensiblen Haltung mithilfe ihres Gender-Wissens und dahinterliegender Theorien (Petzold 2003, 146) verstehen
- und dann in den Ko-respondenzprozess einbringen, erklären und mit den PatientInnen reflektieren.

Diese Schritte des hermeneutischen Verstehens von den Phänomenen über die Strukturen zu den Entwürfen sind im genderkompetenten Handeln (vgl. Kap. 8.3) verwirklicht.

8.2 Doing Gender in den Therapie-Dyaden

Welche konkreten Dynamiken entwickeln sich nun entlang der Zusammensetzung in den Therapiedyaden (ww, wm, mw, mm)?

Die in Tabelle 3 eingetragenen Inhalte entsprechen den Beobachtungen aus der Praxis (Kap. 6) und den Ergebnissen der Psychotherapieforschung (Kap. 7). Die jeweils am Beginn angeführten „Annahmen zu Frauen/Männern" sollen ausdrücken, dass subjektive, mentale Repräsentationen, Hypothesen über Frau- und Mannsein als „Gender-Skripts" (Reiche 2008) beinhalten, die sowohl das eigene als auch das jeweils andere Geschlecht betreffen. Fischer (2002) bezeichnet diese Muster etwas simplifizierend als „Geschlechtervorurteile". Sie können sich auf das eigene oder das andere[47] Geschlecht beziehen und jeweils negativ wie auch positiv getönt sein. Sie sind vom Geschlecht dieser Person bestimmt und zeigen sich in (meist unbewussten) Reaktionen in Form von Körperempfindungen, Gefühlen, Gedanken, Wünschen und Impulsen einer Person gegenüber. Oft werden sie erst bewusst, wenn sie auf abweichende Geschlechtervorurteile eines Gegenübers treffen. Wenn solche Geschlechtervorurteile als szenische Interaktionen in die gleiche Richtung gehen, verstärken sie einander. Sie können auch zu Verständigungsschwierigkeiten und Konflikten führen, wenn sie nicht als solche erkannt und auf einer exzentrischen Meta-Ebene reflektiert werden (vgl. Kap. 8.1). Denkt man alle Varianten der Geschlechterzusammensetzung durch, so lassen sich unterschiedliche Dynamiken von „gender trouble" (Butler 1990) aus den jeweiligen Kombinationen folgern. Als gender trouble wird in Anlehnung an Judith Butler (1990 dt. 1991) jene Irritation bezeichnet, die im beraterischen oder therapeutischen Setting durch Gender entsteht. Diese Irritationen, Einschätzungen und Emotionen können dann zu kurzschlüssigen, schnellen Einverständnissen oder Missverständnissen führen (Tatschmurat 2004 cit. Gahleitner & Ossola 2007, 16). Als Beispiel stelle

47 Wenn man annimmt, dass es nur zwei Geschlechter gibt.

man sich eine gleichgeschlechtliche Dyade vor, in der eine weibliche Therapeutin und ihre Klientin negative Geschlechtervorurteile gegenüber Männern teilen, oder ein männlicher Therapeut und sein Klient ähnlich negative Vorurteile gegenüber Frauen haben. Auch in gemischtgeschlechtlichen Dyaden können sich diese Vorannahmen gegen das eigene oder andere Geschlecht richten: So verursacht beispielsweise ein Patient, der Frauen hoch- und Männer geringschätzt, jeweils andere Interaktionsdynamiken, wenn er bei einer Frau oder einem Mann in Therapie ist.

Für eine ausführlichere Darstellung im Zusammenhang mit geschlechtshomogenen Dyaden kann auf die frauenspezifische (z. B. Bilden 1992 Kämmerer 2008, Frauen beraten Frauen 2010), bzw. männerspezifische (z. B. Süssenbach 1996; Brandes & Bullinger 1996; Neumann & Süfke 2008) Beratungs- und Therapieliteratur verwiesen werden. Dort finden sich die differenziertesten Überlegungen zur therapeutischen Beziehung bzw. deren Themen unter Genderperspektive. Hier sind diese verdichtet in tabellarischer Zusammenfassung aufgeführt:

TherapeutIn		
KlientIn	***weiblich***	***männlich***
weiblich	• Geschlechtervorurteile: Annahmen über Männer • Geschlechtervorurteile: Annahmen über Frauen • Eher mildere Diagnostik • Mehr Überweisungen und Empfehlungen, Rolle als Hilfesuchende passt ins Klischee • Anfangs mehr positive Einschätzungen über die therapeutische Beziehung • Nähegefühle entstehen leichter • Möglicherweise Schwierigkeiten Aggression auszudrücken • Homoerotische Gefühle werden (meist) nicht in Betracht gezogen • Role Model leichter möglich – Arbeit an der Geschlechtsidentität mit dem gleichen Geschlecht	• Geschlechtervorurteile: Annahmen über Männer • Geschlechtervorurteile: Annahmen über Frauen • Eher strengere Diagnostik • Berufliche und gesellschaftliche Rollenzuschreibungen verstärken einander • Leibnahe Themen möglicherweise schwerer besprechbar • Erotische Gefühle werden am häufigsten berichtet • Sexueller Missbrauch am häufigsten • Arbeit an der Geschlechtsidentität mit dem Gegengeschlecht

Tabellenfortsetzung nächste Seite

männlich	• Geschlechtervorurteile: Annahmen über Männer • Geschlechtervorurteile: Annahmen über Frauen • Eher mildere Diagnostik • Berufliche und soziale Rolle konterkarieren einander • Erotische Gefühle werden nur wenig berichtet, zuwenig beachtet(?) • Möglicherweise Schwierigkeiten in der Konfrontation • Arbeit an der Geschlechtsidentität mit dem Gegengeschlecht	• Geschlechtervorurteile: Annahmen über Männer • Geschlechtervorurteile: Annahmen über Frauen • Mehr Überweisungen und Empfehlungen • Rolle als Hilfesuchender weicht von Klischee ab • Anfangs werden mehr Schwierigkeiten in der therapeutischen Beziehung berichtet. • Konkurrenzgefühle • Homoerotische Gefühle werden (meist) abgelehnt • Möglicherweise Schwierigkeiten Nähe und Gefühle auszudrücken • Role Model leichter möglich – Arbeit an der Geschlechtsidentität mit dem gleichen Geschlecht

Tabelle 3: Schema der Geschlechter-Kombinationen in den Dyaden ww/mm/wm/mw

Jede Geschlechter-Kombination hat ihre Besonderheiten: Therapeutinnen sind wahrscheinlich diagnostisch milder, was die Frage der Krankheitswertigkeit und Pathologie betrifft, sie geben höhere Sympathiewerte für ihre PatientInnen an. Dies schafft zu Beginn eine Atmosphäre des Vertrauens, die schnell als stützend empfunden wird. Sie sehen ihre männlichen Patienten gelassener, was deren narzisstisch-rivalisierendes Verhalten betrifft und können sie gut in Bezug auf Beziehungsängste unterstützen.

Therapeuten arbeiten mit ihren Patientinnen entlang der geschlechtsrollentypischen Formation helfender Mann – hilfsbedürftige Frau. Sie schätzen ihre PatientInnen beiderlei Geschlechts eher kritisch-pathologisch ein und treffen sich hier mit den Selbsteinschätzungen der weiblichen Patientinnen.

Männer mit Männern sind zu Beginn mit ihrer Einschätzung wesentlich vorsichtiger und zurückhaltender – hier treffen zwei auf Dominanz und Autonomie sozialisierte Individuen aufeinander. In der weiblich-weiblichen Dyade ist die Einschätzung zu Beginn der Behandlung die positivste: Frauen billigen einander die meisten Vorschusslorbeeren zu. Hier begegnen einander zwei Individuen, deren Gender-Sozialisation (meist) auf Nähe und Beziehung programmiert ist.

Eine mögliche Betrachtungsweise wäre, dass Männer und Frauen als TherapeutInnen mit ihren jeweils geschlechtsrollenkonformen Themen (Männer: Autonomie, Frauen: Beziehung) besonders beim Gegengeschlecht wirksam werden könnten. Dagegen spricht die Annahme, dass die Nähe zum Modell – hier Gleichgeschlechtlichkeit – für die Übernahme neuer Verhaltensweisen förderlich ist. Ebenso bedacht werden können schon diskutierte Faktoren wie Passung oder Distanz zu krankmachenden Schemata (vgl. Kap. 7.6).

Ganz wichtig ist es mir wieder zu betonen, dass die hier dargestellten Tendenzen nicht in jedem Einzelfall zum Tragen kommen – allgemeingültige Regeln für jede Dyadenkombination sind nicht möglich. Die hier aufgezeigten Dynamiken erwachsen aus Praxisbeobachtungen gendersensibler TherapeutInnen und BeraterInnen (Kämmerer 2008, Neumann & Süfke 2008) sowie aus Ergebnissen qualitativer Psychotherapieforschung (vgl. Kap. 7.1–7.3 – meist aus dem tiefenpsychologischen Paradigma).

8.3 Genderkompetenz in der Praxis

Wie schon im Kapitel 5 4 auf einer Theoriebene mittlerer Reichweite angeschnitten stellt die Bewusstheit für Gender, deren Konstruktionsprozesse und Implikationen der Geschlechterrollen eine Fähigkeit dar, die in der Arbeit mit Klienten und Klientinnen zu einem unverzichtbaren Qualitätsmerkmal wird.

Surur Abdul Hussein (2011, 56) beschreibt Genderkompetenz und -performanz als „die Fähigkeit und die Umsetzung der bewussten und theoriegeleiteten Analyse und systematischen Reflexion von Praxissituationen, Strukturen, Denksystemen, Organisationen und Institutionen aus Genderperspektive, um daraus adäquates und gendergerechtes Handeln zu entwickeln und bei der Umsetzung dieses Handelns Unterstützung zu bieten".

Genderkompetenz entsteht durch ein Zusammenwirken von verschiedenen Ebenen:

- Voraussetzung für die eigene innere Haltung ist die Bewusstheit für die Wichtigkeit und Allgegenwärtigkeit des Themas (Genderbewusstheit), und dessen unterschiedliche Auswirkungen auf Männer und Frauen (Gendersensibilität[48]),
- verbunden mit dem Wissen über Theorien und Erkenntnisse der Genderforschung (wissensmäßige Genderkompetenz),
- die in der konkreten Praxis dann in gendersensible Diagnostik und genderspezifische bzw. gendersensible Interventionen umgesetzt werden sollen (handlungsmäßige Genderperformanz). Diese Handlungsebene umfasst dabei sowohl geschlechtsspezifische Praxis (speziell für eine Zielgruppe) als auch

48 Das Gegenteil ist Gender-Insensibilität, die sich in einer unhinterfragten, klischeehaften, genderstereotypen Sicht äußert.

gendersensible Praxis (Einbeziehen der spezifischen Situation beider/aller möglichen Geschlechter). Sie heißt in jedem Fall, sich selbst als BeraterIn oder TherapeutIn mit in den Blick zu nehmen.

Interessant ist dabei zu erwähnen, dass es sich bei Genderkompetenz um eine Qualität handeln dürfte, deren Erkennen an eine bestimmte eigene Vorerfahrung/Haltung gebunden ist. Eine Untersuchung bei SupervisandInnen zeigt, dass sie Genderkompetenz nur dann bewusst als solche wahrnehmen (und schätzen), wenn sie selbst für dieses Thema sensibilisiert sind (Karlinger 2010).

Was bedeutet Genderkompetenz für die in Kapitel 6 dargestellten Praxisbereiche? (für eine detaillierte praktische Analyse des eigene Therapie/Beratungs-Verhaltens siehe auch Fragen in Kap. 8.4): Genderkompetente Supervision und Intervision kann in allen hier vorgestellten Bereichen wichtige Hilfe leisten!

- **Vor allem anderen: Gender matters – auch in der Therapie/Beratung!**

  Genderkompetenz meint hier die Bewusstheit und die innere Haltung, dass Gender eine maßgebliche Strukturkategorie menschlicher Kulturen ist und unterschiedliche Implikationen für unterschiedliche Geschlechter bedingt.

- **Geschlecht ist im Überweisungskontext ausschlaggebend**

  und

- **Geschlecht ist bei Selbstwahl der TherapeutIn ausschlaggebend**

  Genderkompetenz bedeutet bezüglich des Anfragens nach und Aufnehmens einer Psychotherapie, dass sich die TherapeutInnen damit auseinandersetzen, welche Rolle die Wahl einer weiblichen Therapeutin oder eines männlichen Therapeuten spielt. Ob diese Wahl von den PatientInnen, deren privatem Umfeld oder einer medizinischen oder psychosozialen Fachkraft getroffen wurde – und welche Implikationen, Wünsche und Delegationen damit verbunden sind.

- **Die Geschlechter-Konstellation prägt den Erstkontakt – und besonders in Situationen der Unsicherheit**

  Genderkompetente BeraterInnen und TherapeutInnen nutzen die spontanen Eindrücke in den ersten Minuten des Kontakts und beobachten, welche Elemente dieses Eindrucks (besonders) von der Geschlechtszugehörigkeit der PatientIn geprägt sind – dies kann auch zur Diagnose genutzt werden.

  Besonders in schwierigen Therapiesituationen, wenn TherapeutInnen es mit „Widerstand", mit mangelnder Kooperation, mit Dissens über wesentliche Therapiethemen und -ziele; mit aggressiven, lähmenden oder auch sehr nahen, verschmelzenden sowie erotischen oder mit anderen „unbenennbaren" Atmosphären zu tun haben, die sie verunsichern, ist höchste Achtsamkeit auf eigenes Doing Gender gefordert.

- **Geschlecht der PatientInnen bestimmt Diagnostik und Zielvereinbarung**
  Genderkompetente TherapeutInnen sind sich bewusst, welche gendertypischen Vorannahmen sie mit weiblichen oder männlichen PatientInnen und deren Leidenszuständen verbinden. Sie sind sich bewusst, dass die Symptome von Frauen und Männern bei derselben Problematik unterschiedlich sein können und dass es „gendertypische" Häufungen von Diagnosen bei einem Geschlecht gibt, in denen sich gesellschaftliche Strukturen widerspiegeln. Sie hinterfragen Zielvorstellungen und Wünsche ihrer PatientInnen in Bezug auf deren Genderkonformität (oder Nicht-Konformität) und sind sich über eigene diesbezügliche Ideale im Klaren.

- **Geschlecht wird bei bestimmten Themen besonders wirksam**
  Genderkompetente BeraterInnen und TherapeutInnen identifizieren Themen, die unmittelbar mit den Konstrukten von Weiblichkeit oder Männlichkeit verbunden sind, wie Fragen der Geschlechtsidentität oder besonders leibnahe, wie mit Sexualität verbundene Themen[49] (vgl. Kap. 6). Sie sind sich bewusst, was ihre eigene Geschlechtszugehörigkeit für die Bearbeitung dieses Themas bedeuten kann. Denn KlientInnen äußern bei Selbstwahlmöglichkeit häufig den Wunsch nach gleichgeschlechtlichen BehandlerInnen (z. B. Schigl 1999; Krause-Girth & Oppenheimer 2004). In der geschlechtshomogenen Dyade wirken möglicherweise weniger Scheu und Peinlichkeit oder problematische Dynamiken aus den kollektiven mentalen Repräsentationen. Es ist zu vermuten, dass bei Milieuähnlichkeit auch eine prinzipiell größere Bereitschaft zur Identifikation gegeben ist. Die Annahmen frauenspezifischer Psychotherapie (Kap. 5.2) und männerspezifischer Ansätze (Kap. 5.3) weisen ebenfalls in diese Richtung. Genderkompetente TherapeutInnen sind sich dessen bewusst und reflektieren Indikationsstellungen einer Therapie bei bestimmten Themen in Bezug auf die Zusammensetzung der therapeutischen Dyade. Sie sprechen diese Geschlechterkonstellation in der therapeutischen Situation mit

49 Viele PatientInnen haben nicht nur aktuelle Probleme mit Beziehungen und Sexualität, sondern auch schon in der Vergangenheit schlechte und unbefriedigende sexuelle und Beziehungserfahrungen machen müssen, was oft auch mit ihrer Symptomentwicklung zusammenhängt.

ihren KlientInnen an – v. a. bei den oben genannten kritischen Themen und überweisen ggf. zu KollegInnen, wenn das aufgrund des Themas indiziert ist!

- **Geschlecht bestimmt Modi des Handelns in der therapeutischen Beziehung**
  Genderkompetente PsychotherapeutInnen sind sich im Klaren, welche Vorteile und Beschränkungen sie aufgrund der eigenen internalisierten Geschlechtsrolle haben. Sie sind sensibel dafür, wie sich die Art der Kommunikation, Beziehungsgestaltung, Auseinandersetzung aufgrund ihrer männlichen und weiblichen Sozialisation geformt und auf welche Weise sie in der Interaktion mit dem jeweils gleichen oder anderen Geschlecht zum Tragen kommt. Genderkompetente PsychotherapeutInnen berücksichtigen das „männliche Dilemma" (Neumann & Süfke 2004), die Schwierigkeiten von Männern, sich hilfsbedürftig zu zeigen und Gefühle anzusprechen. Genderkompetente PsychotherapeutInnen sind sensibel für Machtäußerungen von Frauen oder weibliche Aggression und wie sie sich in internalisierten Reaktionen äußern können.

- **Gelungene Therapie weist über Genderstereotypien hinaus**
  Genderkompetente BeraterInnen und TherapeutInnen sind sich bewusst, dass Frauen als Therapeutinnen wie als Klientinnen in einer gendertypischen Sozialisation mit intimen Gesprächen über Gefühle vertraut gemacht werden, in denen man sich öffnen kann und Erleichterung, Trost und Orientierung findet. Sie wissen, dass Männer eher lernen, die Anforderung an sich zu stellen, ihre Probleme alleine zu bewältigen. Genderkompetenz bedeutet im Blick zu haben, dass sowohl eine übermäßige Beziehungsorientierung von Frauen, als auch eine überwertige Aufgabenorientierung von Männern in ihrer ausschließlichen Form praktiziert, gesundheitliche Risken bergen können (Schigl 2007a, b). Die Forderung an genderkompetente Therapie lautet daher, ausgleichend auf die Verwirklichung zu rigider Geschlechterstereotypen zu wirken. Die Dimensionen warmherzig/emotional und mächtig/kompetent sind zwar gender-konnotiert: Gute TherapeutInnen (beiderlei Geschlechts) haben beides, Kompetenz und Warmherzigkeit. Das entspricht immer nur zum Teil dem Geschlechterklischee: Wie gehen genderkompetente Therapeutinnen mit ihrer Macht und Kompetenz, Therapeuten mit ihrer Emotionalität und Warmherzigkeit um? Im therapeutischen Prozess ist die bewusste Ausgestaltung der jeweiligen Geschlechtsrolle bedeutsam. Dieser Gedanke findet in den Ergebnissen der Resilienzforschung Untermauerung (Opp, Fingerle, Freytag 1999): Mädchen werden von Eltern, die ihre Unabhängigkeit fördern, positiv beein-

flusst. Jungen profitieren hingegen am meisten, wenn sie sehen, dass man sanfte und beziehungsstiftende Gefühle zeigen kann. Beide Geschlechter profitieren dabei scheinbar am meisten von gleichgeschlechtlichen Modellen, die ihnen gender-opposite Verhaltensweisen vorleben (Werner 1999). Androgyne Züge, also männlich und weiblich konnotierte Eigenschaftskombinationen wirken gesundheitsförderlich. Was dann – weiter gedacht – zu Bildern von (auch) nährenden Vätern und (auch) konfrontierenden Müttern (Scheyd-Hölzer & Hegi 2002) führt und für TherapeutInnen Perspektiven eröffnet. In der Arbeit mit Menschen aus anderen Milieus oder Ethnien ist es für genderkompetente TherapeutInnen ebenso wichtig, auch den Herkunfts-, Milieu- und Schichtbezug zu berücksichtigen. Ansonsten können sie mit der Wertewelt, aus der die PatientInnen kommen und in die diese nach der Therapie wieder zurückgehen, in der sie mit ihren Netzwerken und „social worlds" leben müssen, in malignen Konflikt kommen – und aus „gender troubles" (vgl. Kap. 8.2 und 8.4) entstehen „culture troubles".

- **Alle Aussagen über Gender sind Aussagen über uns selbst**
  Unser Standpunkt ist geprägt durch unsere Biografie und Sozialisation. Genderkompetenz bedeutet, sich und seine eigenen Annahmen in Frage zu stellen, zu metareflektieren und offen für Veränderungen zu sein. Wir müssen uns klar sein, dass all unser Wissen immer nur ein vorläufiges und konstruiertes ist.

Gendersensible Betrachtung und genderkompetentes Handeln manifestieren sich in den in der IT angenommenen vier Wegen der Heilung und Förderung (Petzold 2003, 77f):

- Bewusstseinsarbeit – was bedeutet, in der Therapie auch auf die größeren Zusammenhänge geschlechtlicher Konstruktionsprozesse, Stereotypen und die damit verbundenen Risiken und Chancen für Frauen wie für Männer hinzuweisen. Gesellschaftliche Muster sollen benannt und deren Spuren in der Biografie und Identität der KlientInnen reflektiert werden. Die Probleme der KlientInnen dürfen nicht ausschließlich auf der individuellen biografischen Ebene betrachtet werden.
- Nach- und Neusozialisation – durch Modellgebung und Perspektivenerweiterung können TherapeutInnen in geschlechtshomogenen Konstellationen bei der Identitätsentwicklung hilfreich sein, wenn die Kombination mit den anderen Diversity Faktoren dieses Wirken als Role Model erlaubt. In der geschlechtsheterogenen Zusammensetzung sind wichtige Korrespondenzprozesse

darüber möglich, wie die jeweiligen KlientInnen aus Sicht des anderen Gender wahrgenommen werden.

- Korrigierende emotionale Erfahrungen der Erlebnisaktivierung: Durch alternative Gender-Erfahrungen durch ihre TherapeutInnen können die in der Biografie der KlientInnen durch ein Geschlecht entstandenen Verletzungen, Defizite und Konflikte bearbeitet werden. Dies könnte am besten in jenen Gender-Konstellationen, in denen die Schädigungen ihren Ursprung haben, ermöglicht werden[50]. Die Erfahrung von anderem Mann- und Frausein als Eltern oder konflikthafte BeziehungspartnerInnen es gelebt haben, wirkt heilsam.
- Solidaritätserfahrung: Diese ist gerade bei Problemlagen, in denen Geschlechtlichkeit ein wichtiger Faktor ist, von hohem Wert. Je nach vergangener Erfahrung wird diese durch eine Psychotherapeutin bzw. einen Psychotherapeuten des gleichen Geschlechts oder eine/n gegengeschlechtliche/n BehandlerIn von den KlientInnen anders wahrgenommen und gewichtet. Hier ist wieder auf Defizite im vergangenen und gegenwärtigen Umfeld der KlientInnen zu achten – v.a. Erfahrungen mit jenem Geschlecht, die Mängel ausgleichen, sind anstrebenswert. Sharing und Feedback aus einer solidarischen Position heraus stellt in Gruppen einen relevanten Heilungsfaktor dar.

Jede/r TherapeutIn hat ihre/seine eigene Art, Weiblichkeit und Männlichkeit zu leben. Sie/Er hat ihr/sein eigenes, mit dieser verknüpftes Selbst- und Weltbild und ganz persönliche Vorstellungen von Männlichkeit und Weiblichkeit, Mütterlichkeit und Väterlichkeit, angemessenen und unangemessenen geschlechtstypischen Verhaltensweisen, Enttäuschungen und Freuden von Weiblich– oder Männlichsein. Diese Inhalte sind genderkompetenten PsychotherapeutInnen durch eigene Selbsterfahrung, Ausbildung und Supervision im Idealfall (größtenteils) bewusst. Er/sie weiß, wie er/sie als Mann/Frau auf andere wirkt oder wirken kann und was seine/ihre Schwierigkeiten mit der eigenen Geschlechterrolle und mit dem Gegengeschlecht[51] sind. Ein genderbewusstes, gendersensibles und genderkompetentes Denken und Handeln kommt in allen vier Wegen der Heilung zum Ausdruck. Es bestimmt mit, welche Geschlechterkonstellation in der Therapie zur Bearbeitung der Ziele am vorteilhaftesten erscheint. Da die tiefer liegenden Störungen und biografischen Verletzungen aber in der Anfangsdiagnostik nicht immer verfügbar sind, ist eine permanente Aufmerksamkeit hinsichtlich der Genderperspektive in

50 Die Ausnahme sind, wie schon dargelegt, wahrscheinlich Traumatisierungen und schwere chronifizierte Konflikte, die so gewaltig sind, dass ein möglichst großer Abstand zur ursprünglichen Situation durch die Wahl des anderen TherapeutInnengeschlechts anzuraten ist.

51 Aus dekonstruktivistischer Sicht ist die Konzeption des „Gegen-Geschlechts" (opposite sex) interessant – bezeichnenderweise sprechen wir nicht von einem Mit-Geschlecht!

der gemeinsamen Interaktion im gesamten therapeutischen Prozess zu fordern. Sie wird je nach Prozessphase und Thema jeweils unterschiedlich stark zum Tragen kommen (siehe Kap. 6).

8.4 Gender-Fragemanual für Therapie und Beratung

Psychotherapie kann als tertiäre Sozialisation betrachtet werden und eine genderbezogene Identitäts- und Selbstwertentwicklung befördern. Sie kann jedoch nur dann in dieser Weise wirksam werden, wenn unter den PsychotherapeutInnen das Wissen und die Bewusstheit um die jeweiligen individuellen und gesellschaftlichen Bedingungen und Grenzen der geschlechtsspezifischen Identitäten sowie die dahingehende Reflexion des eigenen Tuns im psychotherapeutischen Prozess Allgemeingut geworden sind. Ist dies nicht der Fall, können Irritationen, Kollusionen, Widerstände – kurz – die besagten „gender troubles" auftauchen.

Wieweit produzieren PsychotherapeutInnen Geschlechtervorurteile? Wann und wieweit nehmen TherapeutInnen und BeraterInnen Verhalten als von ihren Männlichkeits- und Weiblichkeitsvorstellungen „abweichend" wahr? Empfinden sie dieses dann als etwas zu Korrigierendes oder zu Unterstützendes? Wie geschlechtsrollenkonform präsentieren sich BeraterInnen und TherapeutInnen ihren KlientInnen? Wieweit korrigieren PsychotherapeutInnen diese Passung auf eine optimale Distanz? Und inwieweit sehen BeraterInnen und TherapeutInnen es als erstrebenswert, in den Prozessen mit ihren KlientInnen dazu Stellung zu nehmen und emanzipatorisch zu wirken (Schigl 2010b)?

Zur Sensibilisierung und Überprüfung der Gendersensibilität und Genderkompetenz im eigenen therapeutischen/beraterischen Handeln sollen im Folgenden Fragen und Nachdenkhinweise entlang der Praxis-Thesen aus Kapitel 6 vorgestellt werden. Zur generellen Überprüfung der Sichtweisen der feministischen und Gender-Diskurse vor dem Hintergrund der Large RangeTheories verweise ich auf die Arbeit von Surur Abdul Hussein (2011)[52].

Fast alle folgenden Fragen (ab 8.4.2) sind natürlich nicht nur allgemein im Hinblick auf Gender zu beantworten, sondern v. a. in Hinblick auf die Zusammenarbeit mit konkreten PatientInnen. Wie schon erläutert wird Gender durch andere Strukturkategorien wie Alter, Ethnie und Herkunft, Milieu, Religionszugehörigkeit, sexuelle Orientierung etc. sowie deren verschiedenste Verknüpfungen moderiert, überdeckt oder verstärkt.

52 Die dort vorgestellten Fragen beziehen sich v. a. auf Gruppen- und Teamsupervisionen, können jedoch in der Mehrzahl leicht auf therapeutische Kontexte umgelegt werden.

8.4.1 Gender matters! Geschlecht und Gendersensibilität

- Generell: Welche Haltung habe ich zu den Gender-Diskursen?
- Was sind meine Vorannahmen zu Frauen und zu Männern? Welche Bewertungen sind darin enthalten?
- Welche Meinung habe ich zum Gleichsein von Frauen und Männern?
- Worin sind wir gleich?
- Welche Meinung habe ich zur Unterschiedlichkeit von Männern und Frauen?
- Worin sind wir unterschiedlich?
- Wodurch werden meiner Meinung nach diese Unterschiede erzeugt?
- Wie sehr fühle ich mich als „richtige Frau"/„richtiger Mann" und aufgrund welcher Tatsachen?
- Wann handle ich in meinem Leben gemäß der Genderstereotypen?
- Bin ich gerne eine Frau/ein Mann? Was vermute ich, wäre mir im anderen Geschlecht leichter/schwerer?
- Welche Vorteile sehe ich generell im Frausein? Im Mannsein?
- Wie ist meine sexuelle Orientierung? Habe ich auch jeweils andere Erfahrungen?
- Welche Meinung vertrete ich bezüglich optimaler (Klein)kinder-Erziehung und -pflege bei Müttern und Vätern?

In der Therapie:

- Glaube ich, dass die Geschlechtszugehörigkeit und -Konstellation in der Therapie eine Rolle spielen? Was sind meine diesbezüglichen Erfahrungen?
- Wann ist die Geschlechtszugehörigkeit bei der Therapie egal?
- Wann macht sie einen Unterschied?
- Was sind meine eigenen Erfahrungen als PatientIn, als Auszubildende/r mit männlichen/weiblichen TherapeutInnen bzw. als TherapeutIn?

8.4.2 Geschlecht und Überweisungskontext

- Wer hat mir diese PatientIn überwiesen? War es der überweisenden Person wichtig, dass die PatientIn zu einer Frau/einem Mann in Therapie geht?
- Bekomme ich von dieser Person öfter/selten PatientInnen aufgrund meiner Geschlechtszugehörigkeit?

- Welche Botschaften hat die PatientIn über mich bekommen? Was haben diese mit meiner Geschlechtszugehörigkeit zu tun?
- Wie sehr deckt sich das mit den Ansprüchen der/s Klientin/en, seinen/ihren Wünschen?

8.4.3 Geschlecht und Selbstwahl der TherapeutIn/BeraterIn

- Welche Überlegungen gab es bei der Wahl der TherapeutIn? Spielte das Geschlecht eine Rolle?
- Was phantasiert die PatientIn, wäre mit der gewählten TherapeutIn aufgrund ihres/seines Geschlechts eher möglich bzw. würde nicht eintreten?
- Gab es schon vorherige Therapieerfahrungen? Mit demselben oder dem anderen Geschlecht?

8.4.4 Geschlecht und Erstkontakt

Geschlecht in verunsichernden Therapiesituationen

- Welche Phantasien hatte ich über die/den Patientin/en aufgrund des telefonischen/E-Mail-Erstkontakts und der Terminvereinbarung? Was ist mir dabei aufgefallen?
- Wie nahm ich die PatientIn im ersten Augenblick wahr? Als was für ein/e Frau/Mann erschien sie/er mir?
- Fiel mir besondere Übereinstimmung bzw. Abweichung vom Geschlechterstereotyp auf? Welche Weiblichkeit/Männlichkeit präsentierte der/die Patient/in? In welchen Aspekten erschien mir das bemerkenswert? Nehme ich Heterosexualität an? Stelle ich Fragen über sexuelle Orientierung?
- Hat der/die Patient/in explizit auf sein/ihr Mann-/Frausein Bezug genommen? In welchem Zusammenhang? Was hat er/sie über sein/ihr Mann-/Frausein erzählt – explizit oder implizit?
- Als was für eine/n Frau/Mann habe ich mich (im Erstkontakt) präsentiert? Habe ich etwas über mich persönlich (Familienverhältnisse, Werte) gesagt?
- Wie habe ich/meine KlientIn in verunsichernden Therapie-Situationen reagiert? Habe ich diese Situationen unter gendersensibler Perspektive bertrachtet?
- Inwieweit bzw. wobei oder wodurch war Geschlecht bei Kollusionen, Übertragungen, Konflikten, Widerständen im Therapieprozess spürbar?

- Zu welchen Ergebnissen gelange ich, wenn ich schwierige oder gelungene Therapiephasen oder -situationen unter Genderperspektive analysiere?
- Habe ich solche Analysen der/dem Patientin/en kommuniziert? Mit welchem Resultat?

8.4.5 Geschlecht und Diagnostik/Zielvereinbarung

- Was sind meine Vorstellungen von einem gesunden Mann/einer gesunden Frau? (In welchem Alter, Milieu, bei welcher Ethnie…)
- In welchen Aspekten spielte die Geschlechtszugehörigkeit bei dieser PatientIn in Pathogenese, Diagnose und Therapieziel eine Rolle?
- Welche Rolle spielen Sexualität, Begehren, Partnerschaft bei dieser PatientIn?
- Welche Ziele gibt sie/er bezüglich dieser Dimensionen an?
- Welche Haltung habe ich zu diesen Themen aus eigener Lebenserfahrung/Betroffenheit als Frau/Mann?
- Hat meine PatientIn eine Diagnose, die gehäuft oder selten bei einem Geschlecht vorkommt (Essstörungen, PTBS, Depressionen, Alkohol- oder Drogenmissbrauch, asoziale Persönlichkeitsstörung)?

8.4.6 Geschlecht und bestimmte Themen

- Bei welchen Themen fiel mir bei PatientIn X die Gender-Gebundenheit des Themas auf?
- Welche gender(verbundenen) Themen bearbeiten wir (als solche) im therapeutischen Prozess? Und welche lassen wir aus? – Bewusst?
- Welche Haltung und Erfahrungen habe ich als Frau/Mann zu diesem vermiedenen Thema?
- Habe ich mit meiner/m Patientin/en schon darüber gesprochen, was es für die Bearbeitung heißt, dieses Thema mit einer gleichgeschlechtlichen /andersgeschlechtlichen TherapeutIn zu bearbeiten?
- Im Rahmen von biografischer Arbeit: Inwieweit bemerke ich Mutter-/Vater-Übertragungen – geschlechtskonform oder entgegengesetzt? Wie ist meine Gegenübertragung dazu – welches Vater-/Mutterbild vermittle ich in der Nach-Beelterung oder Ablöseunterstützung?
- Kamen folgende Themen im Therapieprozess vor (Details siehe Kap. 6)?

  - Sexualität (mit allen Varianten ihrer Verletzungen, Normungen, Schwierigkeiten, Phantasien, Erfüllungen oder Traumatisierung); Entwicklung der Geschlechtsidentität, Menarche, Pollution, Menopause, Andropause; sexuelle Orientierung und Coming Out, sexuelle Funktionsstörungen, Transgender und – geschlechtsumwandelnde Maßnahmen. Generell: Schönheit und Attraktivität
  - Erkrankungen der Geschlechtsorgane; Kinderwunsch, Geburt, Fehlgeburt, Abtreibung, Reproduktionsmedizin
  - Machtausübung, Machtlosigkeit: Gewalterfahrungen, Täterschaft und Opferrolle
  - Krisen in Paarbeziehungen: Trennung, Treue/Untreue, (vergebliche) Werbung und Begehren, Sehnsucht nach Partnerschaft etc
  - Problemkonstellationen entlang der gesellschaftlichen Rollenverteilung wie Pflege von Angehörigen, Kindererziehung, Hausarbeit, berufliche Karriere, Teilzeit- oder Vollzeitarbeit, risikoreiches Verhalten etc.
  - Wie ist meine eigene Einstellung zu diesen Themen? Wie ist sie gewachsen, wer hat mich hier beeinflusst?
- Wie ging/gehe ich mit diesen Themen um, wurde die Geschlechterkonstellation in der Therapie in Bezug auf dieses Thema angesprochen, mit der PatientIn reflektiert, in der Supervision untersucht?

8.4.7 Geschlecht und Modi des Handelns

- Berühre ich PatientInnen des gleichen Geschlechts oder des anderen Geschlechts? Bei welchen Gelegenheiten, wo, wie?
- Wie sehr spüre ich Nähegefühle, tiefes Verständnis und drücke das aus?
- Wie sehr spüre ich Andersheit, Konkurrenz, Anmaßung, Kritik und drücke dies aus?
- Wie oft setze ich tiefende Arbeiten ein, arbeite mit kreativen Medien?
- Wie sehr arbeite ich auf einer kognitiven Einsichtsebene, gebe Hausübungen, Lösungsvorschläge, Tipps und Struktur?
- Welche Gefühle zu meiner PatientIn als Frau/Mann habe ich? Wirkt sie/er attraktiv, abstoßend, (sexuell) anziehend auf mich?
- Wie verhalte ich mich in gleichgeschlechtlich zusammengesetzten Gruppen, wie in gemischtgeschlechtlich zusammengesetzten Gruppen?

8.4.8 Gelungene Therapie überschreitet Gender-Grenzen

- Wie sehr entspricht das Verhalten meiner PatientIn dem Geschlechterstereotyp?
- Wie geschlechtsrollenkonform ist mein Verhalten als weibliche/männlicher TherapeutIn? Wie präsentiere ich mich diesbezüglich den KlientInnen?
- Wie gehe ich mit sehr geschlechterstereotyp-konformen bzw. geschlechterstereotyp-abweichendem Verhalten um? Was unterstütze ich, was versuche ich abzuschwächen?
- Meta-kommuniziere ich über Geschlechtszugehörigkeit, unterschiedliche Weiblichkeiten und Männlichkeiten, über Geschlechterstereotypen?
- Beachte ich die Genderperspektiven in meinen Supervisionen?
- Wie sind die Rollen verteilt, wenn ich mit einem/r andersgeschlechtlichen Therapeuten/in zusammenarbeite?

8.4.9 Zu Gruppen-Psychotherapie/ Gruppenleitung/Gruppenberatung

- Arbeite ich in einer gemischtgeschlechtlichen oder geschlechtshomogenen Gruppenkonstellation?
- Wenn ich beides kenne, was ist der Unterschied für mich als TherapeutIn?
- Welche Rolle spielt das Geschlecht bei meinen Interventionen? Bevorzuge ich ein Geschlecht – oder versuche ich es eben nicht zu machen?
- Was ist in gleichgeschlechtlichen Gruppen leichter möglich, was schwieriger, was fehlt? Wie stimmt das mit der Indikation überein?
- Laufen in der Gruppe soziale Vergleiche von Männern und Frauen? Welche Variationen von Weiblichkeit und Männlichkeit werden gezeigt – welche nicht? Welchen Stellenwert haben etwaige unterschiedliche Entwürfe von Weiblichkeiten und Männlichkeiten? Welche Rolle spielt Attraktivität?
- Welche Männlichkeits- und Weiblichkeits-Zuschreibungen ergeben sich in der Gruppe und wie sehr nehme ich diese auf und wahr?
- Welche Funktion haben diese Zuschreibungen im Prozess? Was wird durch sie verhindert, befördert?
- Spreche ich Fragen entlang der unterschiedlichen Weiblichkeits- und Männlichkeitsentwürfe in der Gruppe an?
- Gibt es Anzeichen für einen „Geschlechterkampf“ in der Gruppe? Welche Funktion könnte er haben, worum geht es?

- Habe ich ein Auge auf Verschiedenes beim gleichen Geschlecht oder Gleiches über die Geschlechtergrenze hinaus?

Bei der Zusammenarbeit von zwei TherapeutInnen:

- wie ist es für mich, mit einer/m gleichgeschlechtlichen oder andersgeschlechtlichen Therapeutin/en zusammenzuarbeiten? Was macht den Unterschied, wenn ich beides kenne?
- Wie haben wir in der Zusammenarbeit unsere (formellen/informellen) Rollen verteilt? Welche Rolle spielt das Geschlecht dabei? Entwickeln sich hier Geschlechterstereotypen? Sprechen wir über unsere Geschlechterrollen?
- Welche Reaktionen und Interaktionen ergeben sich aufgrund unserer Rollen mit den GruppenteilnehmerInnen, welche Rolle spielt Geschlechtszugehörigkeit dabei?

8.5 Genderkompetente Methoden und Techniken für Therapie und Beratung

Das wesentlichste Anliegen dieses Buches ist es, bewusst zu machen, dass Doing Gender in der Therapie immer ein gemeinsamer Prozess aller Beteiligten, der TherapeutInnen wie auch der KlientInnen ist. Es soll eine Reflexionsgrundlage bieten, mit der die Interaktionen in den Therapien betrachtet werden können. Deshalb liegt der Schwerpunkt auch nicht in Rezepten, wie „das Gender-Thema in der Therapie bearbeitet werden könnte" – denn es wird – das ist die Botschaft – immer bearbeitet, wenn zwei Menschen miteinander in Interaktion treten. Das kann mehr oder weniger offensichtlich bzw. bewusst sein.

In Gesprächen mit SupervisandInnen tauchte aber oft die Frage nach Techniken und Methoden auf, mit denen Doing Gender bewusst und sichtbar gemacht werden könnte.

Deshalb möchte ich hier kurz einige Techniken vorstellen, die dabei hilfreich sein können, wenn es explizit „zur Sache Gender" gehen soll. Generell kann es für die **Selbsterfahrung** im Zusammenhang mit diesem Thema ein hilfreiches Experiment sein, bei völlig fremden Menschen (Begegnungen auf der Straße, beim Einkaufen, bei Veranstaltungen) darauf zu achten, ob entlang der Geschlechtergrenzen bestimmte körperliche Gefühle, Emotionen, Impulse, spontane Bewertungen von Sympathie/Antipathie systematisch gehäuft auftreten.

Diagnostisch sind die Fragen des **„gendersensiblen Eingangsinterviews"** (Reiche 2008, 49f) sicher hilfreich. Sie können im Laufe der Anamnese gestellt werden, oder auch dann, wenn es zu der Bearbeitung der entsprechenden Phasen/ Probleme kommt. Hier helfen Perspektiven wie:

- Bedeutung der eigenen Geschlechtlichkeit in der Familie – wer freute sich darüber, dass die KlientIn ein Mädchen/ein Bub war, welche Erwartungen waren damit verbunden?
- Was waren die Botschaften der Mutter und des Vaters der/s Klientin/en bezüglich Mädchen und Jungen bzw. Männer und Frauen?
- Wie wurden die Geschlechterrollen von Mutter und Vater der/s Patientin/en ausgefüllt und gelebt, wie war deren Ehe, Rollenverteilung in der Familie?
- Gab es Auf- oder Abwertungen aufgrund der Geschlechtszugehörigkeit in der Kindheit und Jugend?
- Wie werden die Geschlechterorganisation, -rollen und -botschaften in Schulzeit, im Freundeskreis und in Peergroups gesehen? Wie waren die Reaktionen der Eltern oder anderer naher Bezugspersonen auf die körperlichen Veränderungen in der Pubertät?
- Wie waren die erste(n) Verliebtheit(en), Partnerschaften, sexuellen Erfahrungen?
- Wird ein Zusammenhang zwischen Geschlechtszugehörigkeit und Berufswunsch, Ausbildung und jetziger Berufsausübung gesehen? In der derzeitigen familiären Situation?
- Derzeitige Situation in Arbeit und Freizeit: Gibt es männliche/weibliche FreundInnen, Verbündete, wie ist das Verhältnis zum anderen Geschlecht bei KollegInnen, Familie und Verwandten, im Freundeskreis?
- Frühere und aktuelle Partnerschaft(en): Zusammenleben, Sexualität, Rollenverteilung: Wie lebt die/der Klient/in ihre Weiblichkeit oder seine Männlichkeit in der (aktuellen) Partnerschaft? Hat es diesbezüglich Veränderungen gegeben?
- Gibt es Kinder? Welchen Geschlechts? Wie werden diese erzogen, von wem?
- Wie ist die Zufriedenheit mit eigenem Körper, Aussehen, Sexualität?

Auch die in Kapitel 8.4 dargestellten **Fragen für TherapeutInnen** dürfen natürlich auch mit PatientInnen angesprochen werden – besonders interessant ist eine Thematisierung in **Gruppentherapien** (vgl. Kap. 8.4.9), wo verschiedene Perspektiven sich dann ergänzen oder widersprechen und Polyloge über Gender als vielfältige Kommunikationen nach allen Seiten (Petzold 2003a, 60f) entstehen können.

In der Therapie und Beratung mit Menschen, die sich explizit diesem Thema widmen wollen, kann ein **Genderpanorama** (Petzold 1975h, zit. Abdul Hussein 2011) angeregt werden: Dazu werden nach einer Entspannungsanleitung genderrelevante entwicklungspsychologische und sozialisationsbetreffende Denkanregungen entlang der Lebenszeit gegeben (genauer bei Abdul Hussein 2011, 179ff). Danach haben die PatientInnen Zeit, die Bilder, Szenen und Atmosphären, die ihnen zu den einzelnen Fragen (und darüber hinaus) im Zusammenhang mit ihrer persönlichen Biografie in den Sinn kamen, darzustellen. Zumeist wird dabei mit zeichnerischen Mitteln (Ölkreiden, Stiften) auf großen Papierbögen gearbeitet. D. h. die in der IT bekannte Panoramatechnik wird hier unter dem Fokus Gender angewendet und besprochen. Ergänzend oder stattdessen können auch **Fotos** der PatientInnen aus verschiedenen Lebensaltern und deren relevanten Kontexten verwendet werden, die diese mitbringen und dann entsprechend ihrer inneren Logik anordnen. Diese werden dann ebenfalls in Hinblick auf genderrelevante Szenen besprochen.

Generell eignen sich alle **kreativen und expressiven Methoden** der IT (Orth & Petzold 1993c, Leitner 2010, 222) gut, um sich dem Thema Gender zu nähern:

- Ein/en **Märchen/Text** schreiben, und unter Gender-Blickwinkel betrachten;
- **Body Charts**, Körperbilder malen, um die Verleiblichung von Gender sichtbar zu machen. Ganz wichtig ist es hier, nicht nur auf Einschränkungen und Verletzungen, sondern auch auf Ressourcen und Freuden zu achten. Sich so anhand gezeichneter eigener Körperumrisse und -formen, mit als wesentlich empfundenen Aspekten des Frauen- bzw. Männerkörpers auseinanderzusetzen.
- **Tonarbeiten** zum Thema Körper können in ihrer vertiefenden Qualität (mit Worten unausdrückbare) Genderaspekte sichtbar machen.
- **Symbole** für eigene gute Weiblichkeit/Männlichkeit finden oder gestalten etc.
- Mit **Musik, Tönen, Inszenierungen** Aspekte von (eigener) Weiblichkeit und Männlichkeit bzw. ihrer Entwicklung ausdrücken – sowohl aktuell bestehende als auch erwünschte zukünftige.
- **Zukunftsimaginationen** oder Phantasieübungen die eigene Geschlechterrolle und Geschlechtlichkeit betreffend,
- ….

Auch eine Analyse des (gezeichneten) **sozialen Atoms** – einer Darstellung des sozialen Netzwerks mit den wichtigen Bezugspersonen – kann unter der Perspektive Gender analysiert werden. Dabei ist darauf zu achten, dass nicht nur simplifizierend nach „Wieviele Männer, wieviele Frauen?" gefragt wird, sondern im Sinne einer salutogenetischen Perspektive (Antonovsky 1997) differenziert Vorbilder, stärkende, unterstützende Personen beiderlei Geschlechts in den Blick genommen werden

Ebenso können sich in der Bearbeitung der (gezeichneten) **5 Säulen der Identität** mit Leiblichkeit, Sozialem Netzwerk, Arbeit/Leistung/Freizeit, Materielle Sicherheit sowie Wertorientierungen (Petzold 2003a) Genderperspektiven abbilden bzw. bei der Besprechung und Bearbeitung unter Genderperspektive sichtbar werden.

Die Auseinandersetzung mit der eigenen Gendersozialisation kann durch die Erinnerung und Benennung von **Botschaften zum Mädchen-/Junge-Sein bzw. Frau-/Mann-Sein** initiiert werden. Von wem wurden diese Botschaften mitgegeben? Die Botschaften können mit der Leeren-Stuhl-Technik (mehreren Stühlen) ausgedrückt, Widersprüche und Beschränkungen so sichtbar gemacht werden. Innere Beistände oder innere KritikerInnen können so identifiziert werden. Auch mit **Handpuppen** können derart innere Dialoge zum Thema Gender inszeniert werden. Die mittlere Distanzierung durch die Verwendung der Puppen ist besonders hilfreich, wenn die Bilder und Botschaften als sehr gewaltsam oder einschränkend erlebt werden.

Besonders bei jüngeren Frauen und Mädchen ist die Anregung, eine **Collage** zum Thema „ideale Frau" zu gestalten, eine Möglichkeit sich mit (überzogenen) (Leiblichkeits)Idealen und multiplen Anforderungen auseinanderzusetzen. V. a. Ausschnitte aus Zeitschriften bieten hier eine reichhaltige Quelle und zeigen sogleich die gesellschaftliche Einbettung persönlicher Vorstellungen auf.

Generell ist eine Auseinandersetzung mit eigenen (oder den vermittelten) **Mann-/Frau-Idealbildern** und Geschlechterrollen-Anforderungen ein hilfreiches Werkzeug in der Auseinandersetzung mit eigenem Gender. Dies kann etwa auf Ebene der Bilder von inneren HelferInnen und Beiständen oder inneren KontrahentInnen und KritikerInnen stattfinden, die gezeichnet, symbolisiert oder mit der Leeren-Stuhl- Technik dargestellt und miteinander in Kontakt gebracht werden können.

Phantasieübungen wie der **Genderperspektivenwechsel** sind bei PatientInnen, die mit ihrer Situation unzufriedenen sind, eine gute Methode: Er/Sie möge sich vorstellen, das andere Geschlecht zu haben und aus dieser Perspektive den fiktiven Tagesablauf, Aufgaben und Lebenssituation beschreiben. Sich einmal ins **andere Geschlecht hineinzuversetzen** und zu phantasieren, wie ein Tag/Leben jetzt als Frau/Mann aussehen würde.

Neues Verhalten, das bisherige Gendergrenzen überschreitet, kann gut in der Therapie **eingeübt** werden – besonders in **Gruppen** bieten sich hier viele Gelegenheiten. So können etwa neue Sätze/Haltungen ausprobiert und dabei darauf geachtet werden, wie es sich anfühlt, so etwas zu sagen, so eine (Körper)haltung einzunehmen. Wichtig ist hier die Funktion des **Feedbacks** seitens der/s Therapeutin/en oder von Gruppenmitgliedern. V. a. in **Gruppen** sind auch **Rollenspiele** zur Auseinandersetzung mit gendertypischen oder untypischen Verhaltensweisen gut zu inszenieren. Hier gilt es für die TherapeutInnen wieder besonders sensibel sein, damit sich nicht – wie es in gemischtgeschlechtlichen Gruppen zu leicht passieren kann – eine Fortschreibung des Geschlechterkampfes mit polarisierenden Bildern inszeniert und verhärtet.

9. Schlussfolgerungen und Ausblick

Die Beschäftigung mit der Geschlechterdimension in der Psychotherapie bleibt hinter der sonst im sozialwissenschaftlichen Feld stattfindenden Forschung zum Thema Gender und dem diesbezüglichen gesellschaftlichem Anspruch zurück. Sexualität, geschlechtsspezifische Stereotypen, Kategorien von Männlichkeit und Weiblichkeit, Gender-Selbstbilder und Erwartungshaltungen werden im Rahmen von Therapie und Beratung nur in der Nische der feministischen und Genderforschung ausführlich behandelt. Im Mainstream der Theoriekonzeptionen, der Forschung und Ausbildung zu Psychotherapie und Beratung sind sie randständig. Dieses Buch soll handlungserweiternde Erkenntnisse für gendersensibles und genderkompetentes therapeutisches Handeln für alle Therapieverfahren zur Verfügung stellen und zur Sensibilisierung für Genderfragen beitragen.

Im Zentrum der Überlegungen stand und steht die Bedeutung der Geschlechterkonstellation in der Interaktion zwischen TherapeutInnen und PatientInnen, BeraterInnen und KlientInnen. Als Grundmodelle der Analyse dienten auf einer metatheoretischen Ebene die Diskurse der Frauen- und Geschlechterforschung (Kap. 2) sowie als therapeutischer Hintergrund das Ko-respondenzmodell der Integrativen Therapie (Kap. 4). Neun zentrale Thesen zu Differenz und Doing Gender im therapeutischen/beraterischen Kontext schlugen den Bogen zur Praxis (Kap. 6) und wurden mit den metatheoretischen Erkenntnissen und empirischen Forschungsergebnissen (Kap. 7) in Bezug gesetzt. Die Elemente des IT-Modells der primordialen Ko-respondenz wurden in Hinblick auf Gender durchgedacht. Schlussfolgerungen für genderkompetentes Arbeiten, ein praxisnahes Fragemanual für TherapeutInnen sowie Anregungen für die konkrete therapeutische Arbeit runden die Analysen ab (Kap. 8).

Folgende Schlussfolgerungen lassen sich aus der Beschäftigung mit Doing Gender in der Therapie ableiten und als Desiderate für weitere Arbeit postulieren:

Bisherigen Erkenntnisstand durch differenzierte Forschung ausweiten!

Der in dieser Arbeit geschaffene Überblick über die vorhandenen Ergebnisse zu Psychotherapie und Gender lässt mehrere Tendenzen erkennen:

- Die meist aus den 1980er-1990er Jahren stammende Literatur zu weiblicher Entwicklung, Geschlechtsidentität, Leiblichkeit etc. aus feministischer Feder stellt die noch immer reichste Quelle theoretischer Überlegungen zur psychischen Entwicklung von Frauen dar. Diese oft mit tiefenpsychologischen Annahmen arbeitenden Autorinnen haben ihre Überlegungen jedoch wenig mit empirischer Forschung verbunden.
- Die oft soziologisch arbeitenden GenderforscherInnen haben aktuelle Theorien und empirische Ergebnisse zur Konstruktion von (Zwei-)Geschlechtlichkeit und zum gesellschaftlichen Umgang zur Verfügung gestellt. Hier sind sowohl die Frauen- wie die kritische Männerforschung zu nennen. Beide machen allerdings wenige Bezüge zu psychischen Störungen und den Implikationen ihrer individuellen Behandlung.
- Die empirische Psychotherapieforschung wiederum ist meist simplifizierend auf die Genderfrage eingegangen und hat v. a. differenztheoretische Daten erhoben. Diese sind uneinheitlich, sodass keine verbindlichen Schlussfolgerungen oder Handlungsempfehlungen daraus ableitbar sind. Das, was mit einiger Sicherheit den Daten zu entnehmen ist, ist in diesem Buch diskutiert und in die zentralen Praxis-Thesen eingeflossen.
- Neuere Publikationen der klinisch-psychologischen, psychiatrischen und psychotherapeutischen Literatur zum Thema Gender betrachten zwar die PatientInnen (öfter Frauen als Männer und mehr oder weniger umfassend) unter Genderperspektive, beziehen jedoch nicht die BehandlerInnen als mit diesen interagierende Frauen und Männer in ihre Überlegungen mit ein.

Es reicht nicht, wie in den letztgenannten medizinisch-psychiatrischen Publikationen der Fall, Gender nur in Hinblick auf die PatientInnen und KlientInnen zu denken (z. B. Rieder & Lohff 2004, Rohde & Maneros 2007). Denn TherapeutInnen und BeraterInnen interagieren ebenfalls in ihrer jeweiligen Weiblichkeit und Männlichkeit mit den PatientInnen und KlientInnen und konstruieren so Gender im Prozess (mit). Hier müssen die Annahmen von sozialkonstruktivistischen und dekonstruktivistischen Theorien miteinbezogen werden – und ebenso die Überlegungen zur Entstehung von individueller Gesundheit oder Störung derselben. Die Designs und Ergebnisse der Psychotherapieforschung differenzieren meist nicht oder nur simpel zwischen den PsychotherapeutInnen (Geschlecht, Therapiemethode, Setting): Persönlichkeitszüge, spezifisches TherapeutInnenverhalten (López-Frank, Veith & Willutzki 1991) sowie deren mehr oder weniger genderkompetentes Handeln werden nicht in den Blick genommen. Diesbezügliche Untersuchungen bedürften einer guten theoretischen Hinterlegung, damit klar wird, welches Forschungsinteresse aus welchem Hintergrund heraus leitend ist und nicht Gender-Vorurteile durch die Forschung reproduziert werden.

Interessant wäre diesbezüglich auch eine dekonstruktivistische Analyse von Psychotherapie-Forschungsergebnissen zum Thema Gender:

- Welche Ergebnisse gibt es, die entgegen den augenscheinlichen Geschlechterklischees interpretiert werden können?
- In Bezug worauf sind die Daten für Männer und Frauen gleich?
- Wonach wird nie gefragt?
- Aus welchem Theoriehintergrund kommen die ForscherInnen?

In dieser Arbeit wurde eine Brücke zwischen den verschiedenen Gender-Wissensgebieten geschlagen und versucht diese miteinander in Beziehung zu setzen. Erst eine Zusammenschau der verschiedenen Wissensstränge aus den verschiedenen Hintergründen vermag ein Licht auf die Frage der Rolle der Geschlechterkonstellation in der Psychotherapie zu werfen. Weitere Forschung, v.a. (Mikro)prozessanalysen und Studien von Psychotherapien in freier Praxis wären notwendig, um differenzierte empirische Daten zu Gender[53] zu generieren. Besonders interessant ist das Konzept des Doing Gender in der wechselseitigen Interaktion im therapeutischen Prozess, wobei dieses sicher schwierig in empirische Forschungsdesigns umzusetzen ist.

Die Theorien der kritischen Frauen und Geschlechterstudien warten darauf, in der therapeutischen Praxis systematisch untersucht zu werden (Schigl 2010b).

Therapietheorie „gendern"!

Die kritische Reflexion der Psychotherapiemethoden, ihrer jeweiligen Anthropologien, Gesundheitsbilder, Persönlichkeits- und Entwicklungstheorien aus Genderperspektive ist dringend vonnöten. Wird in einem Therapieverfahren die „Illusion, dass das persönliche Lebensglück lediglich eine Angelegenheit des persönlichen Vermögens sei" (Scheffler 2004a, 545), genährt? Inwieweit werden gesellschaftliche Mechanismen mitgedacht? Inwieweit sind Theorien zu Gender in den Wissenskanon der jeweiligen Methode aufgenommen worden oder sind damit kompatibel? Inwieweit wird auf die durch Geschlechterrollen beschränkten Lebens- und Ausdrucksmöglichkeiten von Menschen beiderlei Geschlechts eingegangen? Die Rezeption der differenzierten Literatur zu frauen- und männerspezifischen Entwicklungs- und Lebens-Themen ist in der Psychotherapietheorie noch in zu ge-

53 sowie weiterer Diversity Faktoren wie Persönlichkeit, Ethnie, Alter etc.

ringem Ausmaß erfolgt. Eine systematische Beschäftigung mit der Genderperspektive steht in vielen Therapiemethoden noch aus.

TherapeutInnen und BeraterInnen genderkompetent machen!

„Gender troubles“ sind Stolpersteine in Therapieprozessen, wie die gendersensible Analyse von Fallbeispielen aus Literatur und Supervision zeigen. Bei Behandlungsstillständen und schwierigen Indikationsstellungen müsste sorgfältiger auf den Faktor Geschlecht bzw. Geschlechterzusammensetzung in den Interaktionen geachtet werden. So können geschlechtstypische Bereitschaften der Beziehungsaufnahme und -gestaltung sowie gendertypische Übertragungs- und Gegenübertragungsprozesse (Sellschopp 1999) metareflektierend in den Blick genommen werden.

Wie gehen TherapeutInnen mit der Wirkung der Geschlechterkonstellation im therapeutischen Prozess um? Erkennen sie die sich in Doing Gender und ggf. Übertragung konfigurierenden Positionen? Wie gendersensibel und genderkompetent arbeiten sie bei besonders genderrelevanten Themen oder Phasen des therapeutischen Prozesses? Wie gut erkennen sie Gender troubles gleich- oder gegengeschlechtlicher Natur, können sie akzeptieren, reflektieren, moderieren und das Ergebnis in die therapeutische Interaktion einfließen lassen? Je klarer einerseits und je elastischer und flexibler andererseits die eigene Geschlechtsidentität der TherapeutInnen ist, desto eher wird das gelingen (Tolle & Stratkötter 1998).

Schließlich darf auch nicht außer Acht gelassen werden, dass Gender nicht die einzige Differenz ist, die im Interaktionsprozess zum Tragen kommt. Es muss differenziert werden zwischen der Omnipräsenz der Kategorie Gender und ihrer jeweiligen Relevanz in einer bestimmten Situation/an einem bestimmten Punkt im Interaktionsprozess. Andere Faktoren von Diversity in Kombination mit Gender oder dessen Überlagerung müssen in die Reflexionen und Forschungen eingehen.

Aus dieser Perspektive muss an die psychotherapeutischen Aus- und Weiterbildungen die Forderung herangetragen werden, eine selbstreflexive, kritische und offene Haltung der TherapeutInnen zu initiieren und zu fördern. Besonderes Augenmerk muss auf die geschlechtertypische Färbung von Lebensfragen und Verhaltensweisen gelegt werden. Einerseits um eigene Gender-Problematiken sowie die daran geknüpften Beziehungs- und Übertragungsbereitschaften in der Lehrtherapie oder Supervision erfolgreich zu bearbeiten. Weitergehend aber soll die Bewusstmachung von gender beliefs, gendertypischem oder -untypischem Verhalten TherapeutInnen helfen, ihre eigenen Annahmen und Interventionen immer wieder in Bezug auf Doing Gender und seine Auswirkungen zu hinterfragen.

Metareflexion

Um das Phänomen der Geschlechterordnung zu fassen, ist eine Mehrperspektivität des Denkens in gleichheits- wie differenztheoretischen Konzepten sowie in konstruktivistischen und dekonstruktivistischen Diskursen nötig. Für den Umgang mit der tatsächlichen Benachteiligung und gesellschaftlichen Ungleichbehandlung von Männern und Frauen ist ersteres nötig, zweiteres für eine genderspezifische Praxis gefordert. Für die Metareflexion jedoch ist die sozialkonstruktivistische Ebene unerlässlich. Handeln im Differenzdiskurs und Denken im (de)konstruktivistischen Diskurs ist somit erforderlich. Dabei darf im differenztheoretischen Diskurs nicht nur die Position von Frauen betrachtet werden. Gemäß dem Doing Gender Ansatz müssen ebenso die speziellen Einschränkungen durch Männlichkeit in vielen (emotionalen) Bereichen thematisiert werden. Vor dem anthropologischen und politischen Hintergrund der Gleichheit ist die Phänomenologie von Gender die Differenz – und die Strukturen dieser Differenz soziokulturell konstruiert – die Perspektiven aller vier Diskurse sind daher nötig, um Gender zu verstehen (Stoller 2010).

Im Überblick über die bisher vorliegenden Forschungsergebnisse und Theorien zum Thema Gender kann derzeit jenseits der beschriebenen Praxisthesen (Kap. 6 und Kap. 8) kein eindeutiger, in allen Fällen beobachtbarer Zusammenhang von bestimmten Phänomenen mit der Genderkonstellation festgemacht werden. Wir sind der Zumutung ausgesetzt, Widersprüchliches zu rezipieren. Wir können keine eindeutigen immergültigen Regeln für unser Handeln in den therapeutischen und beraterischen Kontexten entlang der Gender-Zugehörigkeit extrahieren. In einer Welt, die eindeutige, wiederholbare Erkenntnisse möchte, ist dies unsere Herausforderung beim Thema Gender – die Wirklichkeit geht eben über simplifizierende Stereotypen hinaus!

Ich möchte nun mit einem Gedanken schließen, der mich in meiner Arbeit und meinem Denken zum Thema Gender immer wieder beschäftigt hat: Was ist der Sinn einer Geschlechterordnung, warum erzeugen und halten Gesellschaften eine Geschlechterordnung? Denn irgendeine Art von Geschlechterordnung scheint in allen Kulturen gegeben, wenn auch die Inhalte dieser Gender-Differenzen – was als männlich und weiblich gilt – sehr unterschiedlich ausfallen können, wie historische und ethnologische Untersuchungen beweisen. Dass es in menschlichen Kulturen immer die Dimension Geschlecht gab und gibt und diese Wichtigkeit hatte und hat, deutet darauf hin, dass damit ein existentielles Thema von Menschsein berührt und beantwortet wird. Die kulturelle Ordnung entlang der Dimension Geschlecht hat mit den letzten Fragen nach Leben und Tod zu tun: Durch das Sameness Taboo (Rubin 1975) entsteht Spannung zwischen Frauen und Männern.

Dadurch organisiert die Gesellschaft die Reproduktion und bietet Schablonen, in denen diese in Männer- und Frauenleben eingepasst werden können. Diese unbewusste Dimension der Geschlechterordnung in der reproduktiven Kultur (Wolf 2008) erklärt ihre Beharrlichkeit und kulturübergreifende Präsenz.

Es gilt nun diese Geschlechterordnung so zu gestalten, dass sie – gemäß den Paradigmen unserer Zeit und den Bedürfnissen der heutigen Frauen und Männer, unserer Patientinnen und Patienten – möglichst salutogenetisch, gesundheitsförderlich ist. Einen Beitrag können Therapeutinnen und Therapeuten durch genderbewusstes, gendersensibles und genderkompetentes Wirken in psychotherapeutischen Ko-respondenzprozessen leisten. Mögen meine Überlegungen dabei von Nutzen sein.

Literatur

Abdul-Hussain, Surur (2011): Genderkompetenz in Supervision und Coaching. Verlag für Sozialwissenschaften. Wiesbaden

Alfermann, Dorothee (1996): Geschlechterrollen und geschlechtstypisches Verhalten. Kohlhammer. Stuttgart

Altgeld, Thomas (Hg.) (2004): Männergesundheit. Neue Herausforderungen für Gesundheitsförderung und Prävention. Juventa Verlag. Weinheim

Altgeld, Thomas; Kolip, Petra (Hg.) (2006): Geschlechtergerechte Gesundheitsförderung und Prävention. Theoretische Grundlagen und Modelle guter Praxis. Juventa Verlag. Weinheim

Altstötter-Gleich, Christine (2004): Expressivität, Instrumentalität und psychische Gesundheit. Ein Beitrag zur Validierung einer Skala zur Erfassung des geschlechtsrollenbezogenen Selbstkonzepts. In: Zeitschrift für differentielle und diagnostische Psychologie. Nr. 25, S 123-139

Antonovsky, Aaron (1997): Salutogenese: Zur Entmystifizierung der Gesundheit. dgvt Verlag. Tübingen

Arnold, Eva; Vogt, Irmgard; Sonntag, Ute (2000): Umgang mit sexueller Attraktivität und Berichten über sexuelle Kontakte im psychotherapeutischen Setting. In: Zeitschrift für Klinische Psychologie, Psychiatrie und Psychotherapie. 48. Jg., Nr. 1, S 18-35

Aronson, Eliot; Wilson, Timothy; Akert, Robin (2008 4. Aufl.): Sozialpsychologie. Pearson Studium. München

Asendorpf, Jens (2007 4. Aufl.): Psychologie der Persönlichkeit. Springer. Heidelberg

Averill, James. R. (1982): Anger and Aggression. Springer. New York

Bänninger-Huber, Eva (1996): Mimik – Übertragung – Interaktion. Die Untersuchung affektiver Prozesse in der Psychotherapie. Hans Huber. Bern

Bandura, Albert (1977): Social learning theory. Prentice Hall. Englewood Cliffs NJ

Baron-Cohen, Simon (2004): Do sex differences in empathy account for sex differences in language acquisition? In: Journal of Personality and Social Psychology. 87. Jg., Nr. 3, S 327-339

Baumann, Armin (2008): Die symbolischen Wunden des Mannes. Integrative Geschlechterdynamik unter dem Blickwinkel der Selbstorganisations- und Chaostheorie. FPI Publikationen 30/2008 Internet: http://www.fpi-publikation.de/images/stories/downloads/polyloge/baumann_armin_polyloge_30-2008.pdf, Abruf 21 7.2011

Beauvoir, Simone de (1988 Erstveröffentlichung franz. 1949): Das andere Geschlecht. Sitte und Sexus der Frau. Rowohlt Tb. Reinbeck

Becker, Ruth; Kortendiek, Beate (Hg.) (2004): Handbuch Frauen- und Geschlechterforschung. Theorie, Methoden, Empirie. Verlag für Sozialwissenschaften. Wiesbaden

Becker-Fischer, Monika; Fischer, Gottfried (2008 3. Aufl.): Sexuelle Übergriffe in Psychotherapie und Psychiatrie. Orientierungshilfen für Therapeut und Klientin. Asanger Verlag. Kröning

Becker-Schmidt, Regina (2007): <<class>>, <<gender>>, <<ethnicity>>, <<race>>: Logiken der Differenzsetzung, Verschränkungen von Ungleichheitslagen und gesellschaftliche Strukturierung.

In: Knapp, Gudrun-Axeli; Wetterer, Angelika (Hg.): Achsen der Differenz. Gesellschaftstheorie und feministische Kritik 2. Westfälisches Dampfboot. Münster, S. 56–83

Beelmann, Andreas; Hamm, Gerlind (1991): Psychotherapieforschung aus Sicht der Praxis: Rezeption, Bedeutung, Kritik, Erwartungen. In. Petzold, Hilarion G. ; Märtens, Michael (Hg.): Wege zu effektiven Psychotherapien. Psychotherapieforschung und Praxis. Bd. 1 Modelle, Konzepte, Settings. Leske + Budrich. Opladen, S 63-80

Beer, Ursula (Hg.) (1987): Klasse Geschlecht. Feministische Gesellschaftsanalyse und Wissenschaftskritik. AJZ Verlag. Bielefeld

Benard, Cheryl; Schlaffer, Edith (1997): Let's kill Barbie. Wie aus Mädchen tolle Frauen werden. Heyne Verlag. München

Benjamin, Jessica (1993): Die Fesseln der Liebe. Psychoanalyse, Feminismus und das Problem der Macht. Fischer Tb. Frankfurt/Main

Berger, Peter L.; Luckmann, Thomas (1980) : Die gesellschaftliche Konstruktion der Wirklichkeit: Eine Theorie der Wissenssoziologie. Fischer Tb. Frankfurt/Main

Bestnet Information-Service GmbH (2010). Internet: http://www.psyonline.at/contents/625/anzahl-der-therapeutinnen-nach-geschlecht, Abruf 30.10.2011

Beutler, Larry E.; Crago Majorie; Arizmendi TG: (1986): Therapist variables in psychotherpeutic process and outcome. In: Garfield; Bergin (eds.): Handbook of Psychotherapy and Behavior Change (3rd edition) Wiley & Sons. New York. S 257-310

Beutler, Larry E., Machado, Paulo .P.; Neufeldt, Susann. A. (1994): Research on Therapist Variables. In: Garfield; Bergin (eds.): Handbook of Psychotherapy and Behavior Change. 4th edition Wiley & Sons. New York, S 229-269

Beutler Larry E.; Malik, Mary; Alimohmed, Shabia; Harwood Mark T.; Talebi, Hani; Noble, Sharon; Wong, Eunice (2004): Therapist Variables. In: Lambert, Michael J. (ed.): Bergin and Garfields Handbook of Psychotherapy and Behavior Change. 5th edition. Wiley & Sons, New York. S 227-306

Bierbaumer, Andrea (2011): Rezension von Gisela Steins (Hg.) Handbuch Psychologie und Geschlechterforschung. In: Journal für Psychologie. Jg. 18 (2010), Ausgabe 3. Internet: http://www.journal-fuer-psychologie.de/jfp-3-2010-05.html, Abruf 30.10.2011

Bilden, Helga (1991): Geschlechtsspezifische Sozialisation. In: Hurrelmann, Klaus; Ulich, Dieter: Neues Handbuch der Sozialisationsforschung. Juventa. Weinheim, S 279-301

Bilden, Helga (Hg.) (1992): Das Frauentherapie Handbuch. Frauenoffensive. München

Bischof-Köhler, Doris (2004): Von Natur aus anders. Die Psychologie der Geschlechtsunterschiede. Kohlhammer. Stuttgart

Blessing, Annemarie (1992): Die Arbeit mit dem Körper. In: Bilden, Helga (Hg.): Das Frauentherapie Handbuch. Frauenoffensive. München, S 191–199

Bly, Robert (1991): Eisenhans. Ein Buch über Männer. Kindler Verlag. München

Bodmann, Vera (1998): Integrative Therapie in der Beratung und Behandlung von Essstörungen als spezielles Angebot einer psychosozialen Beratungs- und Behandlungsstelle für Suchtkranke. In: Sonderheft Gestalt und Integration. 2/1996-2/1998, S 357-375

Boeger, Annette (2010): Körper und Geschlecht im Jugendalter: Schlaglichter auf eine Entwicklungsaufgabe für beide Geschlechter. In: Steins, Gisela (Hg.): Handbuch Psychologie und Geschlechterforschung. Verlag für Sozialwissenschaften. Wiesbaden, S 133-152

Bohner, Gerd (2003): Einstellungen. In: Stroebe, Wolfgang; Jonas, Klaus; Hewstone, Miles (Hg.): Sozialpsychologie. Eine Einführung. Springer. Berlin, S 265-318

Böhnisch, Lothar; Winter, Reinhard (1997): Männliche Sozialisation. Bewältigungsprobleme männlicher Geschlechtsidentität im Lebenslauf. Juventa. Weinheim

Borter, Andreas (Hg.) (2004): Handbuch Väter Arbeit. Grundlagen und Impulse für Väter und Verantwortliche in Betrieben und Organisationen. Väter im Spannungsfeld von Familie und Beruf. Rüegger- Verlag. Zürich

Bösel, Bernd (2009): Was heißt Integration? Eine philosophische Meditation zu einigen Grundbegriffen im Integrativen Ansatz der Therapie und Beratung von Hilarion G. Petzold. In: Polyloge 07/2009. Internet: http://www.fpi-publikation.de/images/stories/downloads/polyloge/boesel_washeisstintegration_polyloge-07-2009.pdf, Abruf 30.10.2011

Bourdieu, Pierre (1993): Sozialer Sinn. Suhrkamp. Frankfurt/Main

Bourdieu, Pierre (2004): Sozialisation als Habituisierung. In: Baumgart, Franzjörg (Hg.): Theorien der Sozialisation. Erläuterungen, Texte, Arbeitsaufgaben. Klinkhardt. Bad Heilbronn, S 199-255

Bourdieu, Pierre (2005): Die männliche Herrschaft. Suhrkamp. Frankfurt/Main

Bowman Daniel; Scogin, Forrest; Floyd, Marc, R.; McKendree-Smith, Nancy (2001): Psychotherapy length of stay and outcome: A meta-analysis of the effect of therapist sex. In: Psychotherapy. 38. S 142-148

Brandes, Holger; Bullinger, Hermann (1996): Handbuch Männerarbeit. Beltz PVU. Weinheim

Brizendine, Louann (2008): Das weibliche Gehirn. Warum Frauen anders sind als Männer. Goldmann Verlag. München

Brody, Leslie R. (2000): The Socialisation of Gender Differences in Emotional Expression: Display Rules, Infant Temperament and Differentiation. In: Fischer, Agneta H. (eds.): Gender and Emotion: Social Psychological Perspective. Cambridge University Press. Cambridge, S 24-47

Bronner, Kerstin; Behnisch, Michael (2007): Mädchen- und Jungenarbeit in den Erziehungshilfen. Einführung in die Praxis einer geschlechterreflektierenden Pädagogik. Juventa Verlag. Weinheim

Bronverman Inge, K.; Bronverman, Donald M.; Clarkson, Frank E. (1970): Sex Role Stereotypes and Clinical Judgments of Mental Health. In: Journal of Consulting and Clinical Psychology. Vol. 34, Nr. 1 S 1-7

Brückner, Margit (1998): Wege aus der Gewalt gegen Frauen und Mädchen. Fachhochschulverlag. Frankfurt/Main

Buchta, Anneliese (2004): Aggressionen von Frauen. Entwicklungspsychologie, Psychodynamik und Psychotherapie. Kohlhammer. Stuttgart

Budde, Jürgen (2008): Bildungs(miss)erfolge von Jungen und Berufswahlverhalten bei Jungen/männlichen Jugendlichen. Hg. Bundesministerium f. Bildung und Forschung. Eigenverlag. Bonn, Berlin. Internet: http://www.bmbf.de/pub/Bildungsmisserfolg.pdf, Abruf 30.10.2011

Bürgin, Dieter (2002): Übertragung und Geschlechtsspezifität im psychotherapeutischen Prozess mit Kindern und Jugendlichen. In: Schweizer Charta für Psychotherapie (Hg.): Mann oder Frau? Wie bestimmend ist das Geschlecht in der Psychotherapie. Edition Diskord. Tübingen, S 97- 118

Butler, Judith (1991, Orig. 1990): Das Unbehagen der Geschlechter. Suhrkamp. Frankfurt/Main

Butler, Judith (2004): Undoing Gender. Routledge. New York

Buunk, Bram P. (2003): Affiliation, zwischenmenschliche Anziehung und enge Beziehungen. In Stroebe, Wolfgang; Jonas, Klaus; Hewstone, Miles (Hg.): Sozialpsychologie. Eine Einführung. Springer. Berlin, S 415-450

Carrigan, Tim; Connell, Robert; Lee, John (1985): Towards a New Sociology of Masculinities. In: Rural Sociology. 65/4, S 532-546

Cavarero, Adriana (1990): Die Perspektive der Geschlechterdifferenz. In: Gerhard, Ute; Jansen, Mechthild; Maihofer, Andrea; Schmid, Pia; Schultz Irmgard (Hg): Differenz und Gleichheit. Menschenrechte haben (k)ein Geschlecht. U. Helmer Verlag. Frankfurt/Main, S 95-111

Cierpka, Manfred; Orlinsky, David; Kächele, Hans; Buchheim, Peter (1997): Studien über Psychotherapeutinnen und Psychotherapeuten. In: Psychotherapeut. 42, 269-281

Chasseguet-Smirgel, Janine (Hg.) (1974 1. Aufl.): Psychoanalyse der weiblichen Sexualität. Frankfurt/Main

Chesler, Phylis (1971): Women as psychiatric and psychotherapeutic patients. In: Journal of Marriage and Family. Vol 33, pp 746-759

Chodorow, Nancy (1994): Das Erbe der Mütter. Psychoanalyse und Soziologie der Geschlechter. Frauenoffensive. München

Connell, Robert; Raewyn, W. (1999): Der gemachte Mann. Konstruktion und Krise von Männlichkeiten. Leske+Budrich. Opladen

Connell, Raewyn (2002): Gender. Polity Press. Cambridge

Cooke Margaret; Kipnis, David (1986): Influence tactics in psychotherapy. In: Journal of Consulting and Clinical Psychology. No. 54, pp 22-26

Crits-Christoph, Paul (1992): The efficacy of brief dynamic psychotherapy: A meta-analysis. In: American Journal of Psychiatry. No. 149, pp 151-158

Cross, Susan E.; Madson, Laura (1997): Models of the Self: Self-Constructurals and Gender. In: Psychological Bulletin 122, S 5-37

Davis, Angela (1982): Rassismus und Sexismus: Schwarze Frauen und Klassenkampf in den USA. Elefanten Press. Berlin

Derrida, Jacques (1972): Die Schrift und die Differenz. Suhrkamp. Frankfurt/Main

Derrida, Jacques (2004): Die différance. Ausgewählte Texte. Reclam. Stuttgart

Diez Grieser, Marie-Therese (2002): Die Bedeutung des Geschlechts des Therapeuten in der Kinder- und Jugendlichenpsychotherapie. In: Schweizer Charta für Psychotherapie (Hg.): Mann oder Frau? Wie bestimmend ist das Geschlecht in der Psychotherapie. Edition Diskord. Tübingen. S 59-66

Dindia, Kathryn; Allen, Mike (1992): Sex differences in self-disclosure: A meta-analysis. Psychological Bulletin. Vol. 112, pp 106-124

Dölling, Irene (2007): „Geschlechter-Wissen" – ein nützlicher Begriff für die „verstehende" Analyse von Vergeschlechtlichungsprozessen? In: Gildemeister, Regine; Wetterer Angelika (Hg.): Erosion oder Reproduktion geschlechtlicher Differenzierungen? Widersprüchliche Entwicklungen in professionalisierten Berufsfeldern und Organisationen. Westfälisches Dampfboot. Münster, S 19-32

Dürmeier, Waltraud, Eden, Gabriele; Günther, Margit; Hilsenbeck, Polina; Steinke, Christel; Wolterreck, Britta (Hg.) (1990): Wenn Frauen Frauen lieben…und sich für Selbsthilfe-Therapie interessieren. Frauenoffensive. München

Eagly, Alice H. (1995): The science and politics of comparing woman and men. In: Psychologist. Vol. 50, pp 145-158

Eagly, Alice H.; Beall, Anne E. (Hg.) (2004): The Psychology of Gender. 2nd Ed. The Guilford Press. New York

Ebner, Nina; Fischer, Gabriele (2004): Psychiatrie. In: Rieder, Anita; Lohff, Brigitte (Hrsg): Gender Medizin. Geschlechtsspezifische Aspekte für die klinische Praxis. Springer. Wien, S 77-112

Eccles, Jacquelyne S.; Freedman-Doan, Carol; Frome, Pam; Jacobs, Janis; Suk Yoon, Kwang (2000): Gender-role socialization in the family: A longitudinal approach. In: Eckes, Thomas; Trautner, Hanns Martin (eds.): The developmental social psychology of gender. Erlbaum. Mahwah NJ, S 333-361

Eckes, Thomas (1997): Geschlechterstereotype. Frau und Mann in sozialpsychologischer Sicht. Centaurus Verlag. Pfaffenweiler

Eckes, Thomas; Trautner, Hanns Martin (Hg.) (2000): The developmental social psychology of gender. Erlbaum. Mahwah NJ

Eckes, Thomas (2004): Geschlechterstereotype: Von Rollen, Identitäten und Vorurteilen. In: Becker, Ruth; Kortendiek, Beate (Hg.): Handbuch Frauen- und Geschlechterforschung. Theorie, Methoden, Empirie. Verlag für Sozialwissenschaften. Wiesbaden, S 165-176

Egan, Susan K.; Perry, David G. (2001): Gender Identity: A multidimensional analysis with implications for psychosocial adjustment. In: Developmental Psychology. Vol. 37, pp 451-463

Eichenbaum, Luise; Orbach, Susie (1984): Feministische Psychotherapie auf der Suche nach einem neuen Selbstverständnis der Frau. Frauenoffensive. München

Eichenbaum, Luise; Orbach, Susie (1993): Was wollen die Frauen? Econ. Düsseldorf

Eichler, Margrit (1988): Nonsexist Research Methods – A Practical Guide. Routledge. New York

Elliot, Marta (2001): Gender differences in causes of depression. In: Women and Health. 33 (3/4), pp 163-177

Ernst, Sheila; Goodison, Lucy (1981): Selbsthilfetherapie. Frauenoffensive. München

Faller, Hermann (2000): Gegenübertragung und Indikationsstellung für Psychotherapie. In: Zeitschrift für psychosomatische Medizin und Psychoanalyse. Nr. 46, S 349-367

Fäh, Markus; Fischer, Gottfried (Hg.) (1998): Sinn und Unsinn der Psychotherapieforschung. Eine kritische Auseinandersetzung mit Aussagen und Forschungsmethoden. Psychosozial Verlag. Gießen

Farber, Barry A. (2003): Patient self-disclosure: A review of the research. In: Journal of Clinical Psychology. 59, pp 589-600

Faulstich-Wieland, Hannelore (2000a): Individuum und Gesellschaft: Sozialisationstheorien und Sozialisationsforschung. Wissenschaftsverlag Gmbh. Oldenburg

Feingold, Alan (1994): Gender Differences in Personality: A Meta-Analysis. Psychological Bulletin 112, pp 106-124

Fenstermaker, Sarah; West, Candace (2001): „Doing Difference" revisited. Probleme, Aussichten und der Dialog in der Geschlechterforschung. In: Heintz, Bettina (Hg.). Geschlechtersoziologie. Westdeutscher Verlag. Opladen, S 236-249

Fischer, Gottfried (1996): Dialektik der Veränderung in Psychoanalyse und Psychotherapie. Modell, Theorie und systematische Fallstudie. Asanger Verlag. Heidelberg

Fischer Gottfried; Riedesser, Peter (2009 4. Aufl.): Lehrbuch der Psychotraumatologie. UTB Ernst Reinhardt Verlag. München.

Fischer, Gottfried; Fäh Markus; Barwinski Fäh, Rosemarie (1998): Überwindung des Äquivalenz-Paradoxons: Arbeitsmodelle zum Verständnis psychotherapeutischer Veränderung. In: Fäh, Markus, Fischer, Gottfried (Hg.): Sinn und Unsinn der Psychotherapieforschung. Eine kritische Auseinandersetzung mit Aussagen und Forschungsmethoden. Psychosozial Verlag. Gießen, S 178-187

Fischer, Markus (2002): Das Geschlechtervorurteil: Geheimes Thema in Partnerschaft und therapeutischer Beziehungen. In: Schweizer Charta für Psychotherapie (Hg.): Mann oder Frau? Wie bestimmend ist das Geschlecht in der psychotherapeutischen Interaktion? Edition discord. Tübingen, S 13-32

Fivush, Robyn; Buckner Janine P. (2000): Gender, Sadness and Depression: the development of emotion focus through gendered discource. In: Fischer Agneta (Hg.): Gender and Emotion: Social Psychological Perspectives. Cambridge University Press. Cambridge, pp 232-253

Franke, Alexa; Kämmerer, Annette (Hg.) (2001): Klinische Psychologie der Frau. Ein Lehrbuch. Hogrefe. Göttingen

Franke, Alexa (2001): Gesundheits- und Krankheitstheorien der Klinischen Psychologie und ihre Anwendung auf Frauen. In: Franke, Alexa; Kämmerer, Annette (Hg.): Klinische Psychologie der Frau. Ein Lehrbuch. Hogrefe. Göttingen, S 11-50

Franke, Alexa (2007): Zur Bedeutung des Geschlechts in den Rahmenmodellen von Gesundheit und Krankheit. In: Zeitschrift für Frauenforschung und Geschlechterstudien. 25.Jg, Heft 2/2007, S 63–74

Franz, Matthias (1997): Der Weg in die psychotherapeutische Beziehung. Vandenhoeck & Ruprecht. Göttingen

Frauen beraten Frauen (Hg.) (2010): In Anerkennung der Differenz. Feministische Beratung und Psychotherapie. Psychosozial Verlag. Gießen

Frauen beraten Frauen (Internet o. J.): Anzeichen für inkorrektes Verhalten der Therapeutin/des Therapeuten in der Einzeltherapie (nach Laura Brown). Internet: http://www.frauenberatenfrauen.at/wifp.html#Ethik, Abruf 29.9.2010

Frey Steffen, Therese (2006): Gender. Grundwissen Philosophie. Reclam Verlag. Leipzig

Freytag, Gabriele (1992): Der weibliche Körper In: Bilden, Helga (Hg.): Das Frauentherapie Handbuch. Verlag Frauenoffensive. München

Freytag, Gabriele (1997): Die feministische Therapeutin und die feministische Therapie – Szenen einer spannenden Beziehung. In: Blessing, Annemarie et al (Hg.): 20 Jahre feministische Beratung Therapie Supervision. Dokumentation des 20. Frauentherapiekongresses. Eigenverlag. München

Freytag, Gabriele (2003): Von der Avantgarde zur Fachfrau. Berufliche Identitätskonstruktion feministischer Psychotherapeutinnen. Asanger. Heidelberg

Frühmann, Renate (Hg) (1985): Frauen und Therapie. Junfermann. Paderborn

Fujino, Diane, C.; Okazaki, Sumie; Young, Kathleen (1994): Asian-American women in the mental health system: An examination of ethnic and gender match between therapist and client. In: Journal of Community Psychology. No. 22, pp 164-176

Gahleitner, Silke Brigitta (2005): Sexuelle Gewalt und Geschlecht. Hilfen zur Traumabewältigung bei Frauen und Männern. Psychosozial Verlag. Gießen

Gahleitner, Silke Brigitta; Ossola, Elena (2007): Genderaspekte in der Integrativen Therapie: Auf dem Weg zu einer geschlechtssensiblen Therapie und Beratung. In: Sieper, Johanna; Orth, Ilse; Schuch, Hans Waldemar (Hg.): Neue Wege Integrativer Therapie. Klinische Wissenschaft, Humantherapie, Kulturarbeit – Polyloge – 40 Jahre Integrative Therapie, Festschrift für Hilarion G. Petzold. Aisthesis Verlag. Bielefeld

Gahleitner, Silke Brigitta; Gunderson; Connie Lee (Hg.) (2008): Frauen Trauma Sucht. Neue Forschungsergebnisse und Praxiserfahrungen. Asanger. Heidelberg

Gahleitner, Silke Brigitta; Gunderson, Connie Lee (Hg.) (2009): Gender Trauma Sucht. Neues aus Forschung, Diagnostik und Praxis. Asanger. Heidelberg

Gardner, Wendi L.; Gabriel Shira (2004): Gender differences in relational and collective interdependence: implications for self-views, social behavior and subjective well-being. In: Eagly, Alice H.; Beall, Anne E.; Sternberg, Robert J. (eds.): The Psychology of Gender. 2nd. ed. Guilford Press. New York, pp 169-191

Garfield, Sol E. (1994): Research on client variables in psychotherapy. In: Bergin, Allen, E.; Garfield, Sol E. (eds.): Handbook of Psychotherapy and Behavior Change. 4th ed. John Wiley & Sons. London, pp 190-228

Garfinkel, Harold (1967): Studies on Ethnomethodology. Polity Press. Cambridge

Gender Kompetenz Zentrum: Gender Bias. Internet: http://www.genderkompetenz.info/genderkompetenz/handlungsfelder/forschung/genderbias/index.html, Abruf 14.10.2010

Gerhard, Ute (1978): Verhältnisse und Verhinderungen. Frauenarbeit, Familie und Rechte der Frauen. Suhrkamp. Frankfurt

Gildemeister, Regine; Wetterer Angelika (1992): Wie Geschlechter gemacht werden. Die soziale Konstruktion von Zweigeschlechtlichkeit und ihre Reifizierung in der Frauenforschung. In: Knapp,

Gudrun-Axeli; Wetterer Angelika (Hg.): TraditionenBrüche. Entwicklungen feministischer Theorie. Kore Verlag. Freiburg i. B., S 201-254
Gildemeister, Regine (2004): Doing Gender: Soziale Praktiken der Geschlechterunterscheidung. In: Becker, Ruth, Kortendiek, Beate (Hg.): Handbuch Frauen- und Geschlechterforschung. Theorie, Methoden, Empirie. Verlag für Sozialwissenschaften. Wiesbaden, S 132-140
Gildemeister, Regine; Robert, Günther (2008): Geschlechterdifferenzierungen in lebenszeitlicher Perspektive. Interaktion – Institution – Biografie. Verlag für Sozialwissenschaften. Wiesbaden
Goodrich, Thelma Jean; Rampage, Cheryl; Ellman, Barbara; Halstead, Kris (1991): Feministische Familientherapie. Campus. Frankfurt/Main
Gissrau, Barabara (1991): Weiblichkeitskonstruktionen in der Psychoanalyse heute. In: Voigt, Diana; Jawad-Estrak, Hilde (Hg.): Von Frau zu Frau. Feministische Ansätze in Theorie und Praxis psychotherapeutischer Schulen. Wiener Frauenverlag. Wien, S 103–142
Grande, Tillmann; Wilke, Stefanie; Nübling, Rüdiger (1992): Symptomschilderungen und initiale Beziehungsangebote von weiblichen und männlichen Patienten in psychoanalytischen Erstinterviews. Zeitschrift für psychosomatische Medizin. Nr. 38, S 31-48
Grawe, Klaus; Donati Ruth; Bernauer, F. (1994): Psychotherapie im Wandel. Von der Konfession zur Profession. Hogrefe. Göttingen
Greber Bretscher, Franziska; von Albertini, Ursina; Eberle, Susanne (1998): Feminismus und Gestalttherapie/Integrative Therapie. Ein geschlechtsspezifischer Blick auf die Theoriebildung. In: Sonderheft Gestalt und Integration. 2/1996-2/1998, Bd. 2, S 248-264
Gross Anita; Steins, Gisela (1998): Geschlechtsspezifische Auswirkungen von empathischem vs. kritischem Kommunikationsstil auf die Befindlichkeit in einem therapeutischen Erstgespräch. In: Zeitschrift für Klinische Psychologie. Nr. 27, S 262-270
Großmaß, Ruth (1983): Der Widerspenstigen Zähmung. Zum Frauenbild von Gestalttherapie und Bioenergetik. In: Psychologie und Gesellschaftskritik. Bd. 26/27, S 46–60
Großmaß, Ruth (2010): Frauenberatung im Spiegel von Beratungstheorie und Gender-Diskursen. In: Frauen beraten Frauen (Hg.): In Anerkennung der Differenz. Feministische Beratung und Psychotherapie. Psychosozial Verlag. Gießen, S 61-74
Günther, Margrit, Wolterek, Brita (1997): Klientinnen schaden ihren Therapeutinnen – Therapeutinnen schaden ihren Klientinnen – Wie kommen sie dazu? In: Blessing, Annemarie et al (Hg.): 20 Jahre feministische Beratung Therapie Supervision. Dokumentation des 20. Frauentherapiekongresses. Eigenverlag. München, S 114-120
Hagemann-White, Carol (1984): Sozialisation: Weiblich-männlich? Leske und Budrich. Opladen
Hagemann-White, Carol (1993): Die Konstrukteure des Geschlechts auf frischer Tat ertappen? Methodische Konsequenzen aus einer theoretischen Einsicht . In: Landweer, Hilge; Rumpf, Mechthild (Hg.): Feministische Studien, Kritik der Kategorie »Geschlecht«, S 68–78
Hannover, Bettina (2010): Sozialpsychologie und Geschlecht: Die Entstehung von Geschlechtsunterschieden aus Sicht der Selbstpsychologie. In: Steins, Gisela (Hg): Handbuch Psychologie und Geschlechterforschung. Verlag für Sozialwissenschaften. Wiesbaden, S 27-42
Harding, Sandra (1991): Feministische Wissenschaftstheorie. Argument Verlag. Hamburg
Hare-Mustin, Rachel; Marecek, Jeanne (Hg.) (1990): Making a Difference. Psychology and the Construction of Gender. New Haven, London
Hark, Sabine (2004): Lesbenforschung und Queer Theorie: Theoretische Konzepte, Entwicklungen und Korrespondenzen. In: Becker, Ruth; Kortendiek, Beate (Hg.): Handbuch Frauen- und Geschlechterforschung. Theorie, Methoden, Empirie. Verlag für Sozialwissenschaften. Wiesbaden, S 104-11[illegible]

Härtwig, Juliane (2004): Freundschaft. Internet: http://www.freundschaft-diplomarbeiten.de/impressum.htm, Abruf 30.10.2011

Haviland, Jeanette M.(1985): Signals, Symbols and Socialisation. The Modification of Emotional Expression in Human Development. In: Lewis, Michael; Saarne Carolyn. (eds.): The Socialisation of Emotions. Plenum Press. New York, pp 89-116

Heatherington, Laurie; Allen, George J. (1984): Sex and relational communication pattern in counselling. In: Journal of Counseling Psychology. No. 31, pp 287-294

Heatherington, Laurie; Stets, Joseph; Mazarella, Susan (1986): Whither the bias: The female client's "edge" in psychotherapy? In: Psychotherapy. Vol. 23, pp 252-256

Herdt, Gilbert H. (ed.) (1994): Third Sex, Third Gender: Beyond Sexual Dimorphism in Culture and History. Zone Books. Newton

Hermer, Matthias; Röhrle, Bernd (Hg.) (2008): Handbuch der therapeutischen Beziehung Bd. 1+2. dgvt-Verlag. Tübingen

Hersoug, Anne Grete.; Høglend, Per; Monsen, Jon T.; Havik, Odd E. (2001): Quality of working alliance in psychotherapy. Therapist variables and patient/Therapist similarity as predictors. In: Journal of Psychotherapy Practice and Research. No. 10, pp 205-216

Hill, Clara. E. (1975): Sex of Client and Sex and Experience Level of Counselor. Journal of Counseling Psychology. No. 22, pp 6-11

Hirschauer, Stefan (1996): Die soziale Fortpflanzung der Zwei-Geschlechtlichkeit. In: Kölner Zeitschrift für Soziologie und Sozialpsychologie. Nr. 46, S 668-692

Höfner, Claudia (2007): Gender Vertigo. Eine Verführung. In: Integrative Therapie. Bd. 33, Nr. 3, S 279-298

Höfner, Claudia (2011): Zu Konstruktion, Inszenierung und Wandel von männlicher Identität im Zuge der Transition zur Vaterschaft. Master Thesis am Department für psychosoziale Medizin und Psychotherapie an der Donau Universität Krems. http://webthesis.donau-uni.ac.at/thesen/90621.pdf, Abruf 30.10.2011

Hofmeister, Beate (1997): Gender Aspekte in Psychotherapie und Beratung unter besonderer Berücksichtigung von Ausbildungsgängen nach dem personenzentrierten Ansatz von Carl R. Rogers. In: Blessing, Annemarie et al (Hg.): 20 Jahre feministische Beratung Therapie Supervision. Dokumentation des 20. Frauentherapiekongresses. Eigenverlag. München, S 139-150

Hollstein, Walter; Matzner, Michael (Hg.) (2007): Soziale Arbeit mit Jungen und Männern. Reinhardt Verlag. München

Huber, Michaela (1994): Dein ist mein halbes Herz. Was Freundinnen einander bedeuten. In: Schriftenreihe der Evangelische Akademie Baden (Hg.): Freundinnen. Über Frauenfreundschaften und Frauenbeziehungen. Bd. 99. Karlsruhe

Hurrelmann, Klaus; Kolip, Petra (Hg.) (2002). Geschlecht, Gesundheit und Krankheit: Männer und Frauen im Vergleich. Hans Huber. Bern

Irigaray, Luce (1978): Speculum, Spiegel des anderen Geschlechts. Suhrkamp Verlag. Frankfurt

Irigaray, Luce (1987): Zur Geschlechterdifferenz. Interviews und Vorträge. Wiener Frauenverlag. Wien

Jaenicke, Chris (2009): Heilung als Ko-Kreation – Wechselseitige Regulierung im psychotherapeutischen Prozess. In: Psychotherapie Forum. Bd. 17, Heft 1/ 2009, S 9-14

Jahnsen, Doris; Merk Kordula; Motakef, Mona (2007): Soziomedizinische Genderforschung – ein interdisziplinäres Muss. In: Zeitschrift für Frauen und Geschlechterforschung. 25. Jg., Heft 2/2007, S 83-97

Jones, Enrico E.; Zoppel, Christina L. (1982): Impact of client and therapist gender on psychotherapy process and outcome. In: Journal of Consulting and Clinical Psychology. Vol. 50(2), pp 259-272

Jones, Enrico E.; Krupnick, Janice L.; Kerig, Patricia A. (1987): Some gender effects in a brief psychotherapy. Psychotherapy 24, S 337-352. Internet: http://www.sciencedirect.com/science?_ob=ArticleURL&_udi=B6X02-4X4RB3J-6&_user=10&_coverDate=11%2F30%2F1987&_rdoc=1&_fmt=high&_orig=search&_origin=search&_sort=d&_docanchor=&view=c&_searchStrId=1490448980&_rerunOrigin=google&_acct=C000050221&_version=1&_urlVersion=0&_userid=10&md5=9cd65c67dd68745cf705d1743f5ebd1b&searchtype=a, Abruf 30.10.2011

Kahlert, Heike (2000): Konstruktion und Dekonstruktion von Geschlecht. In: Lemmermöhle, Doris; Fischer, Dietlind; Klika, Dorle; Schlüter, Anne (Hg.): Lesarten des Geschlechts. Zur De-Konstruktionsdebatte in der erziehungswissenschaftlichen Geschlechterforschung. Leske + Budrich. Opladen, S 20–44

Kahlert, Heike (2004): Differenz, Genealogie, Affidamento: Das italienische „pensiero della differenza sessuale“ in der internationalen Rezeption. In: Becker, Ruth; Kortendiek, Beate (Hg.): Handbuch Frauen- und Geschlechterforschung. Theorie, Methoden, Empirie. Verlag für Sozialwissenschaften. Wiesbaden, S 91-98

Kämmerer, Annette (2004): Schamgefühle. Entwicklung, Überprüfung und Normierung eines Messinstruments zur diagnostischen Erfassung von Schamgefühlen und dessen Anwendung bei verschiedenen psychischen Störungen. Habilitationsschrift. Fakultät für Verhaltens- und empirische Kulturwissenschaften. Universität Heidelberg

Kämmerer, Annette (2008): Frauen in der therapeutischen Beziehung – von vornherein im Vorteil? In: Hermer, Matthias; Röhrle, Bernd: Handbuch der therapeutischen Beziehung. Bd. 2, dgvt-Verlag. Tübingen, S 1511-1527

Kaplan, Marcia (1996): Patients preferences for sex of therapist. In: American journal of psychiatry. No. 153, pp 136-137

Karlinger, Sabine (2011): Gender matters?! Genderkompetenz in der Supervision – Zur Bedeutung der Genderkompetenz von Supervisorinnen und Supervisoren im psychosozialen Feld. VDM Verlag. Saarbrücken

Keen, Sam (1992): Feuer im Bauch. Über das Mann-Sein. Kabel Verlag. Hamburg

Kelle, Helga (1999): Geschlechterunterschiede oder Geschlechterunterscheidung? Methodologische Reflexionen eines ethnografischen Forschungsprozesses. In: Dausien, Bettina et al (Hg.): Erkenntnisprojekt Geschlecht. Feministische Perspektiven verwandeln Wissenschaft. Leske – Budrich. Opladen, S 304-324

Kelle, Helga (2004): Mädchen: Zur Entwicklung der Mädchenforschung. In: Becker, Ruth; Kortendiek, Beate (Hg.): Handbuch Frauen- und Geschlechterforschung. Theorie, Methoden, Empirie. Verlag für Sozialwissenschaften. Wiesbaden, S 360-369

Kerz-Rühling, Ingrid (1991). Psychoanalyse und Weiblichkeit: Eine Studie zum Wandel psychoanalytischer Konzepte. Zeitschrift für psychoanalytische Theorie und Praxis. Nr. 6, S 293-316

Kessler, Suzanne J.; Mc. Kenna, Wendy (1978): Gender. An Ethnomethodological Approach. Wiley & Sons. New York

Kessler, Suzanne J. (1990): The Medical Construction of Gender: Case Management of Intersexed Infants. In: Signs 3/16, pp 3-26

Kirchhoff, Christine (2002): Anmerkungen zum Verhältnis von Psychologie- und Gesellschaftskritik in: initiative not a lovesong (Hg.): subjekt. gesellschaft. perspektiven kritischer psychologie. Unrast. Münster

Kirshner, Lewis A.; Genack, Abraham; Hauser, Stuart (1978): Effects of gender on short-term psychotherapy. In: Psychotherapy: Theory, Research and Practice. Vol. 15(2), pp 158-167

Klöß-Rothmann, Lisbeth (1992): Geschlechtsspezifische Übertragungs- und Gegenübertragungsphänomene. Praxis der Psychotherapie und Psychosomatik 11, S 113-123

Knapp Hildegard (2006): Geschlecht und Psychodrama – ein blind date? Mit einem Beitrag von Doris Nowak-Schuh. In: Zeitschrift für Psychodrama und Soziometrie, Bd. 2/2006, S 261 – 273

Knapp, Gudrun-Axeli; Wetterer, Angelika (Hg.) (2007): Achsen der Differenz. Gesellschaftstheorie und feministische Kritik 2. Westfälisches Dampfboot. Münster

Koo, Marta B. (2001): Erotized transference in the male patient – female therapist dyad. In: Journal of Psychotherapy practice and Research. No. 39, pp 33-39

Kölbl, Carlos (2006): Die Psychologie der kulturhistorischen Schule. Vygotskij, Lurija, Leont'ev. Vandenhoek & Ruprecht. Göttingen

Köhler, Bruno (2008): Jungen und Geschlechterpolitik. In: Matzner, Michael; Tischner, Wolfgang (Hg.): Handbuch Jungen-Pädagogik. Beltz Verlag. Weinheim. S 331-342

Kolip, Petra (1997): Geschlecht und Gesundheit im Jugendalter: Die Konstruktion von Geschlechtlichkeit über somatische Kulturen. Westdeutscher Verlag. Opladen

Kolip, Petra (Hg.) (2000): Weiblichkeit ist keine Krankheit. Die Medikalisierung körperlicher Umbruchsphasen im Leben von Frauen. Juventa Verlag. Weinheim

Kost, Petra (1992): Weibliche Aggression. In: Bilden, Helga (Hg.) (1992): Das Frauentherapie Handbuch. Frauenoffensive. München, S 90–95

Kottje-Birnbacher, Leonore (1994): Übertragungs- und Gegenübertragungs-bereitschaften von Männern und Frauen. In: Psychotherapeut 39, S 33-39

Kottler, Jeffry A.; Blau, Diane (1991): Wenn Therapeuten irren. Versagen als Chance. Edition Humanistische Psychologie. Köln

Kraus, Heinrich, Das Wiener Anti-Gewalt-Programm. Ein opferorientiertes Täterprogramm. Internet: http://www.maenner.at/images/doku/Das%20Wiener%20Anti-Gewalt-Programm.pdf, Abruf 30.10.2011

Krause-Girth, Cornelia; Oppenheimer Christa (Hg.) (2004): Lebensqualität und Beziehungen. Geschlechtersensible Betreuung psychisch Kranker. Psychiatrie-Verlag. Bonn

Krause-Girth, Cornelia (2004): Psychotherapie, Gesundheit und Geschlecht – Argumente für eine geschlechtersensible gesundheitsförderliche Psychotherapie. In: Psychotherapie Forum 1/2004. Springer Verlag. Wien, S 26-36

Krebs, Barbara (1991): Essstörungen oder die Sehnsucht nach der Frau (Skizzen zum weiblichen Binnenraum). Schriftenreihe des Frankfurter Zentrums für Essstörungen. Bd.1/1991, S 34-47

Krell, Gertraude; Riedmüller, Barbara; Sieben, Barbara; Vinz, Dagmar (Hg.) (2007): Diversity Studies. Grundlagen und disziplinäre Ansätze. Campus Verlag. Frankfurt

Krey, Rana (1998): Ein weiblicher Blick durch die Wörter. Das sprachlich gezeichnete Frauen-Männer-Bild in gestalt-/integrativtherapeutischer Literatur. In: Gestalt und Integration. Sonderheft 2/1996-2/1998, Bd. 2, S 300-325

Kuhlmann, Ellen (2004): Gen- und Reproduktionstechnologien. In: Becker, Ruth; Kortendiek, Beate (2004) (Hg.): Handbuch Frauen- und Geschlechterforschung. Theorie, Methoden, Empirie. Verlag für Sozialwissenschaften, Wiesbaden, S 529-534

Lachmann, Frank M. (1993): Warum sollte eine Frau in der Übertragung nicht ein Mann sein? Forum der Psychoanalyse. Nr. 9, S 1-9

Lamacz-Koetz, Iris; Petzold, Hilarion G. (2009): Nonverbale Kommunikation in der Supervision und ihre leibtheoretische Grundlage. Wenn Sprache nicht ausreicht – Eine explorative Studie. Internet: http://www.fpi-publikation.de/images/stories/downloads/supervision/lamacz-koetz_ams_supervision_03_2009.pdf, Abruf 30.10.2011

Laqueur, Thomas (1992): Auf den Leib geschrieben. Die Inszenierung der Geschlechter von der Antike bis Freud. Campus Verlag. Frankfurt

Leitner, Anton (2010): Handbuch der Integrativen Therapie. Springer. Wien, New York

Leitner, Anton; Märtens, Michael; Höfner, Claudia; Koschier, Alexandra; Gerlich, Katharina; Hinterwallner, Heidemarie; Liegl, Gregor; Hintenberger, Gerhard; Schigl, Brigitte (2011): Psychotherapie: Risiken, Neben-Wirkungen und Schäden. Abschlussbericht Forschungsprojekt 2007-2011 Department für Psychotherapie und Biopsychosoziale Gesundheit. Donau Universität Krems

Liddle, Becky J. (1996): Therapist sexual orientation, gender and counseling practises as they relate to ratings of helpfullness by gay and lesbian clients. In: Journal of Counseling Psychology, No. 43., S 394-401

Lindemann, Geza (1993): Das paradoxe Geschlecht : Transsexualität im Spannungsfeld von Körper, Leib und Gefühl. Fischer Tb. Frankfurt/Main

Lopez-Frank, Ulla; Veith, Andreas; Willutzki, Ulrike (1991): Die Bedeutung der Psychotherapieforschung für die Behandlung in der privaten Praxis. In: Petzold, Hilarion, G.; Märtens, Michael (Hg.): Wege zu effektiven Psychotherapien. Psychotherapieforschung und Praxis. Bd. 1 Settings. Leske + Budrich. Opladen, S 97-114

Lozo, Ljubica (2010): Emotionen der Geschlechter: ein fühlbarer Unterschied? In: Steins, Gisela (Hg.): Psychologie und Geschlechterforschung. VS-Verlag. Wiesbaden, S 43-54

Maccoby, Eleanor E. (2000): Psychologie der Geschlechter. Sexuelle Identität in den verschiedenen Lebensphasen. Klett-Cotta. Stuttgart

Macke, Karin (2010): Ein Plädoyer für mehr Geschlechtersensibilität und gendergerechte Sprache in der personzentrierten Theorie und Praxis der Psychotherapie. Abschlussarbeit Institut für personzentrierte Studien. Wien. Internet: http://www.ips-online.at/kontakt.htm, Abruf 30.10.2011

Mangelsdorf, Almuth (1992): Gestalttherapie – Integrative Therapie. Wege zu Lebendigkeit und Wachstum. In: Bilden, Helga (1992) (Hg.): Das Frauentherapie Handbuch. Frauenoffensive. München, S 182–190

Martin, Carol L. (2000): Cognitive Theories of Gender Development. In: Eckes, Thomas; Trautner, Hanns M. (Hg.): The Developmental Social Psychology of Gender. Erlbaum. Mahwah N.J., S 91-121

Maschewsky-Schneider, Ulrike; Sonntag, Ute; Klesse, Rosemarie (1992): Das Frauenbild in der Prävention. Psychologisierung weiblicher Gesundheit? In: Brähler, Elmar; Felder, Hildegard (Hg.): Weiblichkeit, Männlichkeit und Gesundheit. Medizinsoziologische und psychosomatische Untersuchungen. Westdeutscher Verlag. Opladen, S 111-136

Masson, Jeffrey M. (1993): Die Abschaffung der Psychotherapie. Ein Plädoyer. Goldmann Tb. München

Merleau-Ponty, Marcel (1964) (dt. 1994): Das Sichtbare und das Unsichtbare. Fink Verlag. München

Merz, Ferdinand (1979): Geschlechtsunterschiede und ihre Entwicklung. Hogrefe. Göttingen

Meuser, Michael (2004): Junge Männer: Aneignung und Reproduktion von Männlichkeit. In: Becker, Ruth; Kortendiek, Beate (Hg.). Handbuch Frauen- und Geschlechterforschung. Theorie, Methoden, Empirie. VS Verlag. Wiesbaden, S 370-377

Meuser, Michael (2010 3. Aufl.): Geschlecht und Männlichkeit. Soziologische Theorie und kulturelle Deutungsmuster. Verlag für Sozialwissenschaften. Wiesbaden

Miller, Nancy E.; Luborsky,Lester; Barber, Jacques. P.; Docherty, John P. (eds.) (1993): Psychodynamic treatment research – A Handbook for Clinical Practice. Basic Books. New York

Minsky, Rosalind (1996): Psychoanalysis and gender. An introductory reader. Routledge London.

Mitchell, Juliett (1976): Psychoanalyse und Feminismus. Suhrkamp. Frankfurt /Main

Mogul, Kathleen M. (1982): Overview: the sex of the therapist. In: American Journal of Psychiatry. No. 139, S 1-11

Mohanty, Chandra T. (1988): Aus westlicher Sicht: Feministische Theorie und koloniale Diskurse. In: Beiträge zur feministischen Theorie und Praxis. 11.Jg., S 149-162

Moscovici, Serge (2001): Social Representations. Explorations in Social Psychology. New York University Press. New York.

Motzkau, Heidrun; Rudolf, Gerd (1997): Biografie und Krankheit. Belastende Ereignisse und Faktoren pathogener Sozialisation bei psychisch und psychosomatisch Kranken. Kölner Zeitschrift für Soziologie und Sozialpsychologie. Nr. 49, S 674-701

Müller, Matthias; Lempert, Joachim; Klose, Norbert; Dangers, Thomas (2002): Handbuch Gewaltberatung. OLE Verlag. Wien

Müller, Liselotte; Petzold, Hilarion G. (1998): Projektive und semiprojektive Verfahren für die Diagnostik von Störungen, Netzwerken und Komorbidität in der Integrativen Therapie von Kindern und Jugendlichen. In: Integrative Therapie. 3-4/1998, S 396-438

Müller, Liselotte; Petzold, Hilarion G. (2002a): Problematische und riskante Therapie (nicht nur) in der Arbeit mit älteren und alten Menschen in „prekären Lebenslagen" – „Client dignity?". In: Märtens, Michael; Petzold, Hilarion G. (Hg.) (2002): Therapieschäden. Risiken und Nebenwirkungen von Psychotherapie. Grünewald Verlag. Mainz, S 293-332

Müller, Marianne, Petzold, Hilarion G. (2003): Affiliation, Reaktanz, Übertragung, Beziehung – Modalitäten der Relationalität in der Supervision. Bei www. FPI-Publikationen.de/materialien.htm – SUPERVISION: Theorie – Praxis – Forschung. Eine interdisziplinäre Internet-Zeitschrift -08/2003

Münsterjohann, Michael (1998): Phänomene in der Arbeit mit schwulen Suchtkranken. In: Gestalt und Integration. Sonderheft 2/1996-2/1998, Bd. 2, S 97-107

Nadelson Carol; Notman, Malkah; McCarthy, Mary (2005): Gender Issues in Psychotherapy. In: Gabbard, Glen; Beck, Judith; Holmes, Jeremy (eds.) Oxford Textbook of Psychotherapy. Oxford University Press, S 411-420

Nelson, Mary Lee; Holloway, Elisabeth L. (1999): Supervision and Gender Issues. In: Carroll, Michael; Holloway, Elisabeth L. (Hg.): Counselling Supervision in Context. Sage Publications. London, S 23-35

Neumann, Wolfgang; Süfke, Björn (2004): Den Mann zur Sprache bringen. Psychotherapie mit Männern (2. Aufl.). dgvt-Verlag. Tübingen

Neumann, Wolfgang; Süfke, Björn (2008): Männer in der therapeutischen Beziehung – ein doppeltes Dilemma? In: Hermer, Matthias; Röhrle, Bernd: Handbuch der therapeutischen Beziehung Bd. 2. dgvt-Verlag. Tübingen, S 1529-1549

Nestvogel, Renate (2004): Sozialisationstheorien. In: Becker, Ruth; Kortendieck, Beate (Hg.): Handbuch Frauen- und Geschlechterforschung. Theorie, Methoden, Empirie. VS Verlag. Wiesbaden, S 153-164

Notz, Gisela (2004): Arbeit: Hausarbeit, Ehrenamt, Erwerbsarbeit. In: Becker, Ruth; Kortendiek, Beate (Hg.). Handbuch Frauen- und Geschlechterforschung. Theorie, Methoden, Empirie. VS Verlag. Wiesbaden, S 420-436

Nuber Ursula (Hg.) (1994): Bin ich denn verrückt?! Kreuz-Verlag. Zürich

Ogrodniczuk, John; Staats, Hermann (2002): Psychotherapie und Geschlechterzugehörigkeit. Brauchen Männer und Frauen unterschiedliche Behandlungen? In: Zeitschrift für psychosomatische Medizin und Psychotherapie. Nr. 48, S 270-285

Ogrodniczuk, John; Piper, Wiliam E.; Joyce, Anthony S. (2004): Differences in men's and women's responses to short term group psychotherapy. Psychotherapy Research. No 14, S 231-243

Olivier, Christiane (1987): Jokastes Kinder. Die Psyche der Frau im Schatten der Mutter. dtv. München

Opp, Günther; Fingerle, Michael; Freytag, Andreas (Hg.) (1999): Was Kinder stärkt: Erziehung zwischen Risiko und Resilienz. Ernst Reinhard Verlag. München

Orbach, Susie (2001): Intime Beziehungen, schwierige Gefühle. Was passiert wirklich in der Therapie. Verlag Frauenoffensive. München

Orenstein, Peggy (1996): Starke Mädchen – Brave Mädchen. Was sie in der Schule wirklich lernen. Campus. Frankfurt/Main

Orlinsky, David, E.; Howard, Kenneth I. (1976): The effects of sex of therapist on the therapeutic experience of women. Psychotherapy. No. 13, S 82-88

Orlinksy, David, E.; Willutzki, Urike; Meyerberg Jan Cierpka, Manfred (1995): Die Qualität der therapeutischen Beziehung. Entsprechen gemeinsame Faktoren in der Psychotherapie gemeinsamen Charakteristika von PsychotherapeutInnen? In: Psychotherapie, Psychosomatik, Medizinische Psychologie 46, S 105-113

Orlinsky, David, E.; Ronnestad, Michael, Helge; Willutzki, Ulrike (2004): Fifty years of Process-Outcome Research: Continuity and Change. In: Lambert, Michael J. (eds.) Bergin and Garfields's Handbook of Psychotherapy and Behavior Change. 5th ed. Wiley and Sons. New York

Orth, Ilse; Petzold, Hilarion G. (1993c): Zur Anthropologie des schöpferischen Menschen. In: Petzold, Hilarion, G.; Sieper, Johanna (Hg.) Integration und Kreation. Modelle und Konzepte der Integrativen Therapie, Agogik und Arbeit mit kreativen Medien. Junfermann. Paderborn. Bd.1, S 93-115

Orth, Ilse (2002): Weibliche Identität und Leiblichkeit. Prozesse „konvivialer" Veränderungen und Entwicklung für die Praxis. In: Integrative Therapie 3-4, S 119-140

Orth, Ilse (2007): Einführung – Genderperspektiven. Ihre Bedeutung in der Integrativen Therapie. In: Sieper, Johanna; Orth, Ilse; Schuch, Hans Waldemar (Hg.): Neue Wege Integrativer Therapie. Klinische Wissenschaft, Humantherapie, Kulturarbeit – Polyloge – 40 Jahre Integrative Therapie, Festschrift für Hilarion G. Petzold. Aisthesis Verlag. Bielefeld

Orth, Ilse (2011): Weibliche Identität und Leiblichkeit – Prozesse „konvivialer Veränderung und Entwicklung – Überlegungen für die Praxis. In: Petzold, Hilarion G. Orth, Ilse; Sieper, Johanna Gewissensarbeit, Weisheitstherapie, geistiges Leben. Moderne Psychotherapie als wertgeleitete Praxis. Krammer Verlag. Wien, S 245-278

Osten, Peter (2000): Die Anamnese in der Psychotherapie. UTB E. Reinhardt. München, Basel

Perko, Gudrun (2005): Queer-Theorien. Über ethische, politische und logische Dimensionen des plural- queeren Denkens. PapyRossa. Köln

Petermann, Franz; Niebank, Kay; Scheithauer, Herbert (2004): Entwicklungswissenschaft. Entwicklungspsychologie – Genetik – Neuropsychologie. Springer Verlag. Berlin, Heidelberg, New York

Petzold, Hilarion G. (1991a): Das Ko-respondenzmodell als Grundlage der Integrativen Therapie und Agogik. In: Petzold, Hilarion, G.: Integrative Therapie. Modelle, Theorien & Methoden einer schulenübergreifenden Psychotherapie. Bd. II/1, 2. Auflage 2003, S 93-140

Petzold, Hilarion G.; Petzold, Christa (1991b): Soziale Gruppe, „social worlds" und „narrative Kultur" als bestimmende Faktoren der Lebenswelt alter Menschen und gerontotherapeutischer Arbeit. In: Petzold, Hilarion G. (2003a): Integrative Therapie. Modelle, Theorien & Methoden einer schulenübergreifenden Psychotherapie. Bd. II/3 Klinische Praxeologie, S 563-680

Petzold, Hilarion G. (1996) (Hg.): Die Rolle des Therapeuten und die therapeutische Beziehung. Junfermann. Paderborn

Petzold, Hilarion G.; Sieper, Johanna (1998): Einige Überlegungen zur geschlechtsspezifischen Betrachtung von Identitätsprozessen. In: Sonderheft Gestalt und Integration, 2/1996-2/1998, S 265-299

Petzold, Hilarion G. (1998h): Identität und Genderfragen in der Psychotherapie, Soziotherapie und Gesundheitsförderung. Bd. 1+2. Sonderausgabe von Gestalt und Integration. FPI Publikationen. Düsseldorf

Petzold, Hilarion G. (2000a): Eine „Grundregel" für Integrative Therapie. Dekonstruktive Perspektiven, um „riskanter Therapie", Fehlern und Ungerechtigkeiten in der Psychotherapie entgegenzuwirken. FPI Publikationen. Internet: http://www.fpi-publikation.de/polyloge/alle-ausgaben/nr-04-2005-2000a-update-12-2001-petzold-h-g-eine-grundregel-fuer-integrative-therapie.html, Abruf 16.9.2010

Petzold, Hilarion G. (2001g): „Integrative Therapy in a Nutshell. FPI-Publikationen. Internet: http://www.fpi-publikation.de/images/stories/downloads/polyloge/petzold_nutshell_polyloge_01_2001.pdf, Abruf 30.10.2011

Petzold, Hilarion G. (2002c): Polyloge: Die Dialogzentrierung in der Psychotherapie überschreiten. Perspektiven Integrativer Therapie und klinischer Philosophie. FPI Publikationen. Internet: http://www.fpi-publikation.de/polyloge/alle-ausgaben/04-2002-update-2006-2002c-petzold-h-g-polyloge-die-dialogzentrierung.html, Abruf 30.10.2011

Petzold, Hilarion G. (2003a): Integrative Therapie. Modelle, Theorien & Methoden einer schulenübergreifenden Psychotherapie. BdII/1 Klinische Philosophie; Bd. II/2 Klinische Theorie; Bd.II/3 Klinische Praxeologie

Petzold, Hilarion G. (2005r): Integrative Therapie – neue Wege einer Humantherapie in der Lebensspanne. Das „erweiterte" biopsychosoziale und entwicklungszentrierte Modell moderner Psychotherapie. Internet: http://www.fpi-publikation.de/images/stories/downloads/textarchiv-petzold/petzold_2005r_neue_wege_einer_humantherapie_polyloge.pdf, Abruf 30.10.2011

Petzold, Hilarion G. (2005t): Homo migrans. Der „bewegte Mensch" – Frauen und Männer in Bewegung durch die Zeit. Transversale Überlegungen zur Anthropologie aus der Sicht Integrativer Therapie. Internet: www. FPI-Publikationen.de/materialien.htm – POLYLOGE: Materialien aus der Europäischen Akademie für psychosoziale Gesundheit. Jg. 2005

Petzold, Hilarion G.; Ellerbrock, Bettina; Orth, Ilse; Sieper, Johanna (2006): Gender- und Antidiskriminierungserklärung der Europäischen Akademie für psychosoziale Gesundheit EAG und des Fritz Perls Instituts. Internet: http://www.eag-fpi.com/ethikkommission.html, Abruf 30.10.2011

Petzold, Hilarion G. (2007 2. Aufl.): Integrative Supervision, Meta-Consulting, Organisationsentwicklung. Ein Handbuch für Modelle und Methoden reflexiver Praxis. VS Verlag. Wiesbaden

Petzold, Hilarion G. (2007j): „Hot seat?" – Kritische Überlegungen zu einem problematischen Begriff, zu Therapieideologien und „risikosensibler Praxis" – Über die Notwendigkeit weiterführender Entwicklungen. Internet: http://www.fpi-publikation.de/images/stories/downloads/polyloge/hg_petzold-polyloge-02-2007.pdf, Abruf 28.9.2010

Petzold, Hilarion G. (2009c): Körper-Seele-Geist-Welt-Verhältnisse in der Integrativen Therapie – Der „Informierte Leib", das „psychophysische Problem" und die Praxis. FPI Publikationen http://www.fpi-publikation.de/artikel/textarchiv-h-g-petzold-et-al-/petzold-h-g-2009c-koerper-seele-geist-welt-verhaeltnisse-der-informierte-leib-das-psychoph.html, Abruf 30.10.2011

Petzold, Hilarion G. (2009d): „Macht, Supervisorenmacht und potentialorientiertes Engagement". Überlegungen zu vermiedenen Themen im Feld der Supervision und Therapie, verbunden mit einem Plädoyer für eine Kultur transversaler und säkulär-melioristischer Verantwortung". FPI Publikationen. Internet: http://www.fpi-publikation.de/supervision/alle-ausgaben/04-2009-2009d-petzold-h-g-macht-supervisorenmacht-und-potentialorientiertes-engagement.html, Abruf 30.10.2011

Petzold, Hilarion G. (2010f): „Sprache, Gemeinschaft, Leiblichkeit und Therapie" Materialien zu polylogischen Reflexionen, intertextuellen Collagierungen und melioristischer Kulturarbeit – Hermeneutica. FPI Materialien. Internet: http://www.fpi-publikation.de/artikel/textarchiv-h-g-petzold-et-al-/petzold-h-g-2010f-sprache-gemeinschaft-leiblichkeit-und-therapie.html, Abruf 30.10.2011

Petzold, Hilarion G.; Orth, Ilse (2011): „Genderintegrität" als neues Leitparadigma für Supervision und Coaching in vielfältigen Kontexten – ein ko-reflexiver Beitrag zu „Genderkompetenz". In: Abdul-Hussain, Surur: Genderkompetenz in Supervision und Coaching. Verlag für Sozialwissenschaften. Wiesbaden, S 195-298

Pinnow, Marlies (2010): Motivationspsychologie. Gendering motivation: Geschlechterdifferenz im Wechselspiel von Nature und Nurture. In: Steins, Gisela (Hg.): Handbuch Psychologie und Geschlechterforschung. Verlag für Sozialwissenschaften. Wiesbaden, S 55-69

Prengel, Annedore (2006): Pädagogik der Vielfalt: Verschiedenheit und Gleichberechtigung in interkultureller, feministischer und integrativer Pädagogik. Verlag für Sozialwissenschaften. Wiesbaden

Proctor, Gillian; Napier, Mary (eds.) (2004): Encountering Feminism: Intersections between feminism and the person-centred approach. PCCS Books. Ross-on-Wye

Psychologinnengruppe München (1978): Spezifische Probleme von Frauen und ein Selbsthilfeansatz. In: Keupp, Heinrich; Zaumzeil, Manfred: Die gesellschaftliche Organisation psychischen Leidens. Frankfurt. Suhrkamp, S 695–732

Rauchfleisch, Udo (2006): Transsexualität – Transident. Begutachtung, Begleitung, Therapie. Vandenhoeck + Ruprecht. Göttingen

Reiche, Britta (2008): Das Genderskript. Ein Handbuch für psychodynamische TherapeutInnen und PsychoanalytikerInnen. Pro Business Gmbh. Berlin

Rendtorff, Barbara (2003): Kindheit, Jugend und Geschlecht. Einführung in die Psychologie der Geschlechter. Beltz. Weinheim.

Rendtorff, Barbara (2006): Körper- und Geschlechterbilder im Jugendalter. Vortrag zur Veranstaltung „Körper und Identität im Jugendalter beim Kongress der DGS 2006. Internet: http://barbara-rendtorff.de/?s=06texte, Abruf 30.10.2011

Riecher-Rössler, Anita; Rhode, Anke (Hg.) (2001): Psychische Erkrankungen bei Frauen. Für eine gendersensible Psychiatrie und Psychotherapie. Karger. Basel

Riecher-Rössler, Anita (2003): Psychotherapie von Frauen – Chancen und Grenzen der Geschlechtersensibilität. In: Psychodynamische Psychotherapie 2, S 91-101

Rieder, Anita; Lohff, Brigitte (Hg.) (2004): gender medizin. geschlechtsspezifische aspekte für die klinische praxis. Springer. Wien

Rohde, Anke; Marneros, Andreas (Hg.) (2007): Geschlechtsspezifische Psychiatrie und Psychotherapie. Ein Handbuch. Kohlhammer. Stuttgart

Rohde-Dachser, Christa (1991): Expeditionen in den dunklen Kontinent. Weiblichkeit im Diskurs der Psychoanalyse. Springer Verlag. Berlin

Rohde-Dachser, Christa; Baum-Dill, Beate; Brech, Elke; Grande, Tilman; Hau, Stephan; Jockenhövel-Poth, Annemarie; Richter, Angelika (1993): „Mutter" und „Vater" in psychoanalytischen Fallvignetten. Über einige latente Regeln im Diskurs der Psychonanalyse. In: Psyche. Nr. 47, S 613-646

Rosenberg, Jack Lee, Kitaen-Morse, Beverly (1995): The intimate Couple. Turner Publications, Atlanta.

Ruble, Diane N.; Martin, Carol L. (1998): Gender development. In: Eisenberg, Nancy (ed.): Handbook of Child Psychology: Vol. 3. Personality and social development. 5th ed. Wiley. New York, pp 933-1016

Ruble, Diane N.; Martin Carol L.; Berenbaum, Sheri A. (2006): Gender Development. In: Eisenberg, Nancy (Hg.) handbook of Child Psychology. Vol.3 Social, Emotional and Personality Development. 6th ed. Wiley. New York, pp 858-932

Rudolf, Gerd; Stratmann, Hubert (1989): Psychogene Störungen bei Männern und Frauen. In: Zeitschrift für psychosomatische Medizin und Psychoanalyse. Nr. 35, S 201-219

Rudolf, Gerd (1991): Die therapeutische Arbeitsbeziehung. Untersuchungen zum Zustandekommen, Verlauf und Ergebnis analytischer Psychotherapien. Springer Verlag. Heidelberg

Rudolf, Gerd (2002): Gibt es nachweisbare Einflüsse der Geschlechtszugehörigkeit auf die Psychotherapie? Schweizer Charta für Psychotherapie (Hg.): Mann oder Frau? Wie bestimmend ist das Geschlecht in der Psychotherapie. Edition Diskord. Tübingen, S 75-95

Rudolf, Gerd (2006): Symptome und Einstellungen von Therapeuten. In: Kernberg, Otto; Dulz, Birger; Eckert, Jochen: Wir, Psychotherapeuten über sich und ihren „unmöglichen" Beruf. Schattauer. Stuttgart, S 123-132

Sampson, Harold (1992): A new psychoanalytic theory and its testing in formal research. In: Barron, James, W.; Eagle, Morris, N.; Wolitzky David L. (eds.) The Interface of Psychoanalysis and Psychology. American Psychological Association Publications. Washington, 586-604

Scheffler, Sabine (1991): Gesehen werden ohne gesehen zu werden. (Zur Beziehungsproblematik in der Arbeit mit adipösen Frauen) In: Schriftenreihe des Frankfurter Zentrums für Essstörungen. Nr. 1/1991. Eigenverlag. Frankfurt

Scheffler, Sabine (2004a): Psychologie: Arbeitsergebnisse und kritische Sichtweisen psychologischer Geschlechterforschung. In: Becker, Ruth; Kortendiek, Beate (Hg.): Handbuch Frauen- und Geschlechterforschung. Theorie, Methoden, Empirie. Verlag für Sozialwissenschaften. Wiesbaden, S 540- 548.

Scheffler, Sabine (2004b): Frauengemäße Psychotherapie. In: Beckermann, Maria (Hg.): Handbuch für Gynäkologie. Schwabe Verlag. Basel

Scheffler, Sabine (2007): Kritische Anmerkungen zur Traumaforschung aus der Geschlechterperspektive. In: Zeitschrift für Frauenforschung & Geschlechterstudien. 25. Jg., Heft 2/2007, S 75–83

Scheffler, Sabine (2010): …und sie bewegt sich doch! Entwicklung und Zukunft frauenspezifischer Psychotherapie und Beratung. In: Frauen beraten Frauen (Hg.): In Anerkennung der Differenz. Feministische Beratung und Psychotherapie. Psychosozial Verlag. Gießen, S 45-60

Schemmel, Heike (2002): Sex und Gender in der Krise?! Zur Rolle des Geschlechts bei der sozialen Konstruktion von Krisenbewältigung. VwF. Berlin

Schenk, Herrad. (1979): Geschlechtsrollenwandel und Sexismus. Beltz Verlag. Weinheim

Scheu, Ursula (1977): Wir werden nicht als Mädchen geboren. Fischer TB. Frankfurt/Main

Scheyd-Hölzer, Nicola; Hegi Fritz (2002) Der Therapeut als Mann und Mutter, die Therapeutin als Frau und Vater. Geschlechterneutrales parenting in der Musiktherapie . Intetnet: http://www.fritz-hegi.ch/docs/Vortr.-Hegi-Scheytt.pdf, Abruf 30.10.2011

Schiepek, Günther (2000): Perspektiven der Psychotherapieforschung. In: Hermer, Matthias (Hg.): Psychotherapeutische Perspektiven am Beginn des 21. Jahrhunderts. dgvt Verlag. Tübingen, S 67-92

Schigl, Brigitte (1998): Evaluation der Integrativen Gestalttherapie – Wirkung und Wirkfaktoren aus Sicht der KlientInnen – eine katamnestische Studie. Fachsektion f. Integrative Gestalttherapie. Wien. Internet: http://www.gestalttherapie.at/downloads/studie_wirkfaktoren.pdf, Abruf 30.10.2011

Schigl, Brigitte (1999): Wirkungen und Wirkfaktoren von Gestalttherapie aus katamnestischer Sicht der KlientInnen – Ausgewählte Ergebnisse einer evaluativen Studie. In: Hutterer-Krisch, Renate; Luif, Ingeborg; Baumgartner, Gertrud (Hg.): Neue Entwicklungen in der Integrativen Gestalttherapie. Wiener Beiträge zum Theorie-Praxis-Bezug. Facultas. Wien, S 222-252

Schigl, Brigitte (2000): Wirkung und Wirkfaktoren von Gestalttherapie aus katamnestischer Sicht der KlientInnen. Ausgewählte Ergebnisse einer praxisnahen evaluativen Untersuchung. In: Psychotherapie Forum, Bd. 8, Nr. 2/2000. Springer-Verlag. Wien; New-York, S 79 – 86

Schigl, Brigitte (2006a): Überlegungen zu einer gendersensiblen Gestalttherapie: Wir sind als PsychotherapeutInnen Teil des Feldes. In: Gestalt und Integration. Nr. 57 4/ 2006, S 16-21
Schigl, Brigitte (2006b): „Doing gender by doing therapy“. Überlegungen zu einer gendersensiblen Gestalttherapie. In: Gestalttherapie. Forum für Gestaltperspektiven. 20. Jg, Heft 2, S 97-107
Schigl, Brigitte: (2007a): „Geschlechtskrankheiten“ oder: Was brauchen Frauen und Männer um gesund zu sein? In: Gestalt und Integration. Nr. 58 1/ 2007, S 51-58
Schigl, Brigitte (2007b): „Geschlechtskrankheiten – Geschlechtsgesundheiten“: Gendertypische Konstruktionen von Gesundheit und Krankheit. In: Integrative Therapie Vol. 33, Nr. 3, S 299-322
Schigl, Brigitte (2009): Zur Diagnose und Therapie von Essstörungen: Ein gendersensibler Fokus. In: MEDMIX 05/2009. Internet: http://medmix.at/detail.asp?ID=46&TID=5225, Abruf 30.10.2010
Schigl, Brigitte (2010a): Frauenspezifische/Feministische Arbeit mit Integrativer Gestalttherapie. In: Frauen beraten Frauen (Hg.): In Anerkennung der Differenz. Feministische Beratung und Psychotherapie. Psychosozial Verlag Gießen, S 135-146
Schigl, Brigitte (2010b): Psychotherapie – Emanzipation oder Anpassung? Eine Betrachtung am Beispiel der Feminismus- und Genderdiskurse. In: Gestalt und Integration Nr. 69, S 4-14
Schigl Brigitte (2011): Feministische + Gendertheorie – Diskurse und ihre Bedeutung für das psychosoziale Feld In: Journal für Psychologie. Nr. 3/2010. Internet: http://www.journal-fuer-psychologie.de/jfp-3-2010-02.html, Abruf 30.10.2011
Schigl, Brigitte; Abdul-Hussein, Surur (2012; in Vorber.): Menschenbildannahmen im feministischen Diskurs – Perspektiven für die Psychotherapie und psychosoziale Praxis. In: Petzold, H.G. (Hg.) Die Menschenbilder in der Psychotherapie. Interdisziplinäre Perspektiven und die Modelle der Therapieschulen. Krammer Verlag. Wien
Schmidt-Lellek, Christoph; Heimannsberg, Barbara (Hg.) (1995): Macht und Machtmissbrauch in der Psychotherapie. Edition Humanistische Psychologie. Köln.
Schneider, Doris; Tergeist, Gabriele (Hg.) (1993): Spinnt die Frau? Ein Lesebuch zur Geschlechterfrage in der Psychiatrie. Psychiatrieverlag. Bonn
Schneider, Susanne (2004): Goldgrube Gynäkologie. Das große Geschäft mit der Angst der Frau. Ueberreuter Verlag. Wien
Schocklitsch, Angela (2004): Therapeut oder Therapeutin? Die Bedeutung des Geschlechts der Therapeutin bzw. des Therapeuten in der Psychotherapie. Diplomarbeit im Fachbereich Psychologie. Universität Salzburg
Schölzhorn, Martin (2009): Differentielle Arbeit mit Missbrauchs- und Gewalttätern im Kontext der Kinderschutzarbeit – Perspektiven Integrativer Therapie. FPI Publikationen. Internet: http://www.fpi-publikation.de/images/stories/downloads/polyloge/schoelzhorn_martin_polyloge_31-2009.pdf, Abruf 30.10. 2011
Schuch, Hans Waldemar (1991): Die Psychoanalyse als Maß aller Dinge – Alles Übertragung? Internet: http://dr.hans-waldemar-schuch.de/pdf/psychotherapie/Alles_UEbertragung.pdf, Abruf 24.9.2010
Schuch, Hans Waldemar (2000): Grundzüge eines Konzepts und Modells Integrativer Psychotherapie. In: Integrative Therapie 2-3, S 145-202
Schuch, Hans Waldemar (2001a): Integrative Therapie. Eine kurze Übersicht. In: Leitner, Anton (Hg.): Strukturen der Psychotherapie. Edition Donau Universität Krems. Krammer Verlag. Wien, S 129-195
Schuch, Hans Waldemar (2001b): Geschichte und Psychotherapie. Chronosophische und diskursanalytische Vorüberlegungen zu Geschichte und Mythologie der Psychotherapie als integrativer Pers-

pektive. Internet: http://dr.hans-waldemar-schuch.de/pdf/philosophie/Geschichte_und_Psychotherapie.pdf, Abruf 30.10.2011

Schweizer Charta für Psychotherapie (Hg.) (2002): Mann oder Frau? Wie bestimmend ist das Geschlecht in der psychotherapeutischen Interaktion? Edition diskord. Tübingen

Seiberl, Sabine (2011): Der Leib sagt mehr als Worte – Körperbildstörungen und Anorexie aus dem Blickwinkel der Integrativen Therapie. Masterthesis am Department für Psychosoziale Medizin und Psychotherapie der Donau Universität Krems. Internet: http://webthesis.donau-uni.ac.at/thesen/90625.pdf, Abruf 30.10.2011

Sells, James N.; Goodyear, Rodney K.; Lichtenberg, James W.; Polkinghorne, Donald E. (1997): Relationship of supervisor and trainee gender and client severity to in-session verbal behavior, session impact, trainee ratings. Journal of Counseling Psychology. Vol. 44, pp 406-412

Sellschopp, Almuth; Buchheim, Peter (1997): Das Weibliche und das Männliche in der Psychotherapie. In: Janssen, Paul; Cierpka, Manfred; Buchheim Peter (Hg.): Psychotherapie als Beruf. Vandenhoeck&Ruprecht, Göttingen. S 99-117

Sellschopp, Almuth (1999): Primäre Feminität und das Geschlecht des Analytikers in Übertragung und Gegenübertragung. In: Psyche. Nr. 53, S 1042-1070

Sieper, Johanna; Orth, Ilse; Petzold, Hilarion G. (2010): Warum die Sorge um Integrität uns in der Integrativen Therapie wichtig ist. Überlegungen zu Humanität, Menschenwürde und Tugend in der Psychotherapie. In: Petzold, Hilarion G.; Orth, Ilse; Sieper, Johanna: Gewissensarbeit, Weisheitstherapie, geistiges Leben. Moderne Psychotherapie als wertgeleitete Praxis. Krammer-Verlag. Wien

Singer, Mona (2004): Feministische Wissenschaftskritik und Epistemologie: Voraussetzungen, Positionen, Perspektiven. In: Becker, Renate; Kortendiek, Beate (Hg). (2004): Handbuch Frauen- und Geschlechterforschung. Verlag für Sozialwissenschaften.Wiesbaden, S 257–266

Sozialwissenschaftliche Forschung & Praxis für Frauen e. V. (Hg.) (1986): Beiträge zur feministischen Theorie und Praxis. Heft 17 „Neue Heimat Therapie“, 9. Jg. 1986. Eigenverlag. Frankfurt/Main

Spilles, Georg; Weidig, Ulf (2005): Überlegungen zu männerspezifischen Behandlungsansätzen in der Suchtkrankenhilfe am Beispiel der Ambulanten Rehabilitation Sucht (ARS) unter besonderer Berücksichtigung des Modells der Integrativen Therapie. Internet: http://www.fpi-publikation.de/images/stories/downloads/polyloge/SpillesWeidigPolyloge-10-2005.pdf, Abruf 30.10.2011

Steins, Gisela (2010) (Hg.): Handbuch Psychologie und Geschlechterforschung. Verlag für Sozialwissenschaften. Wiesbaden

Steinrücke, Margareta (2005): Was ist weiblich, was ist männlich? In jeder Klasse etwas anderes! In: Vogel, Ulrike (Hg.): Was ist weiblich – was ist männlich? Aktuelles zur Geschlechterforschung in den Sozialwissenschaften. Kleine Verlag. Bielefeld, S 153-170

Stirn, Aglaja (2002) Gegenübertragung. In: Psychotherapeut. Bd. 47, S 48 – 58

Stoller, Sylvia (2010): Existenz – Differenz – Konstruktion. Phänomenologie der Geschlechtlichkeit bei Beauvoir, Irigaray und Butler. Wilhelm Fink Verlag. Paderborn

Strauß, Bernhard; Hartung, Johanna, Kächele Heinz (2002): Geschlechtsspezifische Inanspruchnahme von Psychotherapie und sozialer Arbeit. In: Hurrelmann, Klaus, Kolip, Petra (Hg.): Geschlecht, Gesundheit und Krankheit. Männer und Frauen im Vergleich. Hans Huber . Bern, S 533-547 und Internet: http://www.apdeba.org/images/stories/Biblioteca/ComisionInvestigacion/ALEMAN/psychotherapie.pdf, Abruf 30.10.2011

Streek, Ulrich (2004): Auf den ersten Blick. Therapeutische Beziehungen unter dem Mikroskop. Clett Kotta. Stuttgart

Streit, Monica (1992): Autonomie in Beziehungen. In Bilden, Helga (Hg.) (1992): Das Frauentherapie Handbuch. Frauenoffensive. München, S 95–101

Strupp, Hans H. (1991): Können PraktikerInnen von der Forschung lernen? In: Petzold, Hilarion. G.; Märtens, Michael (Hg.) (1999a): Wege zu effektiven Psychotherapien. Psychotherapieforschung und Praxis. Bd. 1: Modelle, Konzepte, Settings. Leske + Budrich. Opladen, S 13-30

Strupp, Hans H. (1993): Psychotherapie: Zeitgenössische Strömungen. Psychotherapie Forum. Nr. 1/1, S 1-7

Strupp, Hans H. (1997): The tripartite Model and the Consumer Reports Study. In: American Psychologist. Nr. 51, S 1017-1024

Stuhr, Ulrich; Wirth, Ursula (1990): Die Bedeutung des Therapeuten als inneres Objekt des Patienten. In: Tschuschke, Volker; Czogalik, Dietmar (Hg.): Psychotherapie – welche Effekte verändern. Zur Frage der Wirkmechanismen therapeutischer Prozesse. Springer. Berlin. S 54-70

Sturzenhecker, Benedikt; Winter, Reinhard (Hg.) (2002): Praxis der Jungenarbeit. Modelle, Methoden und Erfahrungen aus pädagogischen Arbeitsfeldern. Juventa Verlag. Weinheim

Süssenbach, Jürgen (1996): Männer in der Psychotherapie. Welchen Einfluss hat Männlichkeit auf die therapeutische Beziehung zwischen Psychotherapeut und Klient? In: BauSteinMänner (Hg.): Kritische Männerforschung. Neue Ansätze in der Geschlechtertheorie. Argument Verlag. Berlin, S 217-248

Suwelack, Dorit M. (1998): Die stumme Beziehungssprache der Geschlechter. Eine Mikroanalyse des nonverbalen Interaktionsverhaltens gegen- und gleichgeschlechtlicher Dyaden. Peter Lang. Bern

Szasz, Thomas (1976): Psychiatrie, die verschleierte Macht. Walter Verlag. Olten

Tannen, Deborah (1991): Du kannst mich einfach nicht verstehen. Warum Männer und Frauen aneinander vorbeireden. Ernst Kabel Verlag. Hamburg

Thürmer-Rohr, Christina (1989): Frauen in Gewaltverhältnissen – Zur Generalisierung des Opferbegriffs. In: Studienschwerpunkt Frauenforschung am Institut für Sozialpädagogik der TU Berlin (Hg.): Mittäterschaft und Entdeckungslust. Orlanda Verlag. Berlin. S 87-103

Thürmer-Rohr, Christina (2004): Mittäterschaft von Frauen: Die Komplizenschaft mit der Unterdrückung. In: Becker, Ruth; Kortendiek, Beate (Hg.): Handbuch Frauen- und Geschlechterforschung. Theorie, Methoden, Empirie. Verlag für Sozialwissenschaften. Wiesbaden, S 85-90

Tolle, Marianne; Stratkötter, Andreas (1998): Die Geschlechtszugehörigkeit von Therapeutinnen und Therapeuten in der psychotherapeutischen Arbeit: Ein integratives Modell. In: Breuer, Franz: Qualitative Psychologie. Grundlagen, Methoden und Anwendungen eines Forschungsstils, S 252-267. Internet: http://www.qualitative-forschung.de/information/publikation/modelle/breuer/breuer.pdf, Abruf 30.10.2011

Trautner, Hanns Martin (2008): Entwicklung der Geschlechtsidentität. In: Oerter, Rolf; Montada, Leo (Hg.): Entwicklungspsychologie. 6.Aufl. Beltz PVU. München, S 625-651

Trömel-Plötz, Senta (Hg.) (1994): Gewalt durch Sprache. Die Vergewaltigung von Frauen in Gesprächen. Fischer Tb. Frankfurt/Main

Tschuschke, Volker; Kächele Horst; Hölzer, M. (1994): Gibt es unterschiedlich effektive Formen von Psychotherapie? In: Psychotherapeut. Nr. 39, S 281-297

Ulbing, Madelaine (1999): Geschlechtsspezifische Aspekte der Gestalttherapie. In: Fuhr, Reinhard et al. (Hg.): Handbuch der Gestalttherapie. Hogrefe. Göttingen, S 599–634

Villa, Paula-Irene (2003): Judith Butler. Campus Einführungen. Campus Verlag Frankfurt; New York

Villa, Paula-Irene (2004): (De)Konstruktion und Diskurs-Genealogie. In: Becker, Ruth; Kortendiek, Beate (Hg.): Handbuch Frauen- und Geschlechterforschung. Theorie, Methoden, Empirie. Verlag für Sozialwissenschaften. Wiesbaden, S 141-152

Virilent, Trio (1996): Kann man Männer beraten? Bedingungen männerspezifisch niedrigschwelliger psychosozialer Beratung. In: BauSteineMänner (Hg.): Kritische Männerforschung. Neue Ansätze der Geschlechtertheorie. Argument Verlag. Berlin

Vogel, Elisabeth (2004): Ausgewählte Aspekte zur Geschlechterdifferenzierung in der ambulanten Suchtbehandlung und -beratung. In: Petzold, Hilarion G.; Schay, Peter; Ebert, Wolfgang (Hg.): Integrative Suchttherapie. Theorie, Methoden, Praxis, Forschung. 2. Auflage 2007. VS Verlag. Wiesbaden, S 53-75

Vogel, David; Epting, Franz; Wester, Stephen R. (2003): Counselors Perceptions of Female and Male Clients. In: Journal of Counselling and Development. Vol. 81, No. 1, S 131-141

Vogelsang, Monika (2009): Psychotherapie für Frauen. Ein Lehrbuch für weibliche und männliche Psychotherapeuten. Pabst Science Publishers. Lengerich

Vogt, Irmgard (2000): Perspektiven einer geschlechtsspezifischen Psychotherapieforschung. In: Hermer, Matthias (Hg.): Psychotherapeutische Perspektiven des 21. Jahrhunderts. dgvt-Verlag. Tübingen, S 93-105

Voigt, Diana; Jawad-Estrak, Hilde (Hg.) (1991): Von Frau zu Frau. Feministische Ansätze in Theorie und Praxis psychotherapeutischer Schulen. Frauenverlag. Wien

Von Braun, Christina; Stefan, Inge (Hg.) (2000): Gender Studies. Eine Einführung. Metzler. Stuttgart

Walendzik, Anke; Rabe-Menssen, Cornelia; Lux, Gerald; Wasem, Jürgen; Jahn, Rebecca (2010): Erhebung zur ambulanten psychotherapeutischen Versorgung 2010. Universität Duisburg/ Essen. Internet: http://www.deutschepsychotherapeutenvereinigung.de/fileadmin/main/g-datei-download/News/2011/Studie_DPtV.pdf, Abruf 30.10.2011

Waller, Glenn; Katzmann, Melanie (1998): Female or Male Therapists for Women with Eating Disorders? A Pilot Study of Expert's Opinions. International Journal of Eating Disorders. No. 23, pp 117-123

Wedgewood, Nikki; Connell, Robert W. (2004): Männlichkeitsforschung. In: Becker, Ruth; Kortendiek, Beate (Hg.): Handbuch Frauen- und Geschlechterforschung. Theorie, Methoden, Empirie. Verlag für Sozialwissenschaften. Wiesbaden, S 112-121

Welter-Enderlin, Rosemarie (1987): Familialismus, Sexismus und Familientherapie. In: Familiendynamik. Nr. 12/3, 261–281

Werner, Emmy (1999): Entwicklung zwischen Risiko und Resilienz. In: Opp, Günther; Fingerle, Michael; Freytag, Andreas (Hg.): Was Kinder stärkt: Erziehung zwischen Risiko und Resilienz. Ernst Reinhard Verlag. München, S 25-36

West, Candace; Zimmerman, Don H. (1987): Doing Gender. In: Gender & Society. No. 2/1, pp 125-151

Wetterer, Angelika (2002): Arbeitsteilung und Geschlechterkonstruktion. „Gender at work" in theoretischer und historischer Perspektive. UVK-Verlag. Konstanz

Wetterer, Angelika (2004): Konstruktion von Geschlecht: Reproduktionsweisen der Zweigeschlechtlichkeit. In: Becker, Ruth; Kortendiek, Beate (Hg.): Handbuch Frauen- und Geschlechterforschung. Theorie, Methoden, Empirie. Verlag für Sozialwissenschaften. Wiesbaden, S 122-131

Wetterer, Angelika (2005): Gleichstellungspolitik und Geschlechterwissen. In: Vogel, Ulrike (Hg.): Was ist weiblich, was ist männlich? Aktuelles zur Geschlechterforschung in den Sozialwissenschaften. Kleine Verlag. Bielefeld, S 48-70

Wetterer, Angelika (Hg.) (2010): Körper Wissen Geschlecht. Geschlechterwissen und soziale Praxis II. Ulrike Helmer Verlag. Königstein/Taunus

Wieck, Wilfried (1990): Männer lassen lieben. Auf der Suche nach der Frau. Fischer. Frankfurt

Wiederkehr, Katrin (2002): Geschlechtsspezifischer Umgang mit Macht in der Psychotherapie. In: Schweizer Charta für Psychotherapie (Hg.): Mann oder Frau? Wie bestimmend ist das Geschlecht in der psychotherapeutischen Interaktion? Edition diskord. Tübingen, S 41-52

Willutzki, Ulrike (2001): Feministische Perspektiven für die psychosoziale Versorgung. In: Franke; Kämmerer (Hg.): Klinische Psychologie der Frau. Ein Lehrbuch. Hogrefe. Göttingen, S 689 – S 714

Willutzki, Ulrike; Orlinsky, David; Cierpka, Manfred; Ambühl, Hansruedi; Laireiter, Anton-Rupert; Meyerberg, Jan; SPR Collaborative Research Network (2006): WIR – Daten über uns. Psychotherapeuten in Deutschland, Österreich und der Schweiz. In: Kernberg, Otto, F.; Dulz, Birger; Eckert, Jochen: Wir, Psychotherapeuten über sich und ihren „unmöglichen" Beruf. Schattauer. Stuttgart, S 26-38

Wirtz, Ursula; Zöbeli, Jürg (1995): Neubesinnung auf alte Werte. Feministische Psychotherapie. In: Wirtz, Ursula; Zöbeli, Jürg (Hg.): Hunger nach Sinn. Menschen in Grenzsituationen. Kreuz Verlag Zürich. Internet: http://www.wirtz.ch/texte/Feministische%20Psychotherapie%20aus%20Hunger%20nach%20Sinn.pdf, Abruf 30.10.2011

Wolf, Maria A. (2008): Eugenische Vernunft. Eingriffe in die reproduktive Kultur durch die Medizin 1900 – 2000. Böhlau-Verlag. Wien

Wolf, Maria A. (2010): Geschlechter-Wissen und psychotherapeutische Professionalität. Perspektiven für die Integrative Therapie. Internet: http://www.oegit.at/oegit_hp/dokumente/vortrag_wolf pdf, Abruf 30.10.2011

Worringen, Ulrike; Zwingmann, Christian (Hg.) (2001): Rehabilitation weiblich-männlich. Geschlechtsspezifische Rehabilitationsforschung. Juventa. Weinheim

Zenmore, Sarah E.; Fiske, Susan T.; Kim, Hyun-J. (2000): Gender Stereotypes and the Dynamics of Social Interaction. In: Eckes, Thomas; Trautner, Hanns M. (eds.): The Developmental Social Psychology of Gender. L. Erlbaum Association. Mahwah, N.J., S 207-241

Verzeichnisse

Abkürzungen

IT: Integrative Therapie

Geschlechterzusammensetzung entlang der Therapiedyaden:
ww: weibliche Therapeutin mit weiblicher Patientin
wm: weibliche Therapeutin mit männlichem Patient
mw: männlicher Therapeut mit weiblicher Patientin
mm männlicher Therapeut mit männlichem Patient

Abbildungen

Tabellen